JN025148

恐ろしい感染症から
たくさんの命を救った
現代ワクチンの父の物語

［原著者］ **Paul A. Offit, M.D.**
［翻訳者］ **堀越裕歩**

VACCINATED
One Man's Quest to Defeat the World's Deadliest Diseases

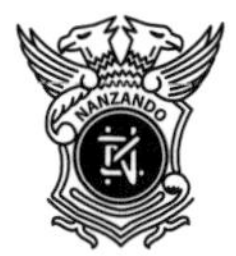

南山堂

VACCINATED by Paul A. Offit

Japanese translation published by arrangement with Paul A. Offit
c/o The Ross Yoon Agency LLC. through The English Agency (Japan) Ltd.

訳者の序

赴任地のナイジェリアで，仕事で訪れた病院の小児科病棟で黄熱病ウイルスによって小さな子どもが息を引き取った．ワクチンを接種していれば助かったであろう命である．ワクチンが計り知れない数の命や病気の合併症から人類を救ってきた実績と歴史は動かしようがない．しかしながら，世界やアメリカのワクチンの歴史を振り返ると，すべてが順調だったわけではない．今の時代ではとても許容されないが，ワクチン学の先駆者たちの避けることができなかった失敗の歴史があったことは事実である．

科学の進歩とともに，医療倫理をめぐる考え方や仕組みも大きく変わった．過去に問題があったからこそ，現在の有効で安全なワクチンが開発されて，常にワクチンを科学的に評価できる体制の恩恵にあずかれるようになった．ただし，問題を克服するための大前提として，ワクチンの評価は科学的に行われるべきである．この本で書かれているように，科学者が繰り返してきた試行錯誤の歴史がそれを物語っている．

ワクチンは洗練された科学の産物で高い専門性を有するにもかかわらず，多くの人が意見を述べて，それ自体は良いことであるが，ときに科学的根拠のない反ワクチン思想が偏った強固な信念をもって語られる．訴訟にまつわる巨額な利得が絡むと，反ワクチンはビジネスですらあり，さらに複雑な問題になる．2019 年に WHO は，ワクチン忌避を世界の健康脅威となる 10 大原因の一つに挙げている．

インターネットや SNS の普及によって，信ぴょう性のない情報の拡散が容易な時代になった．日本だけでなく世界中で偽科学の情報に惑わされる人が少なくない．今でもヒルマン博士の言動の一部分を切り取り，存在しない陰謀説や危険性を煽ることで，世間に不安が撒き散らされている．情報社会の現代においてワクチンの正しい情報を発信することは，今までになく重要性が増している．

2020 年，パンデミックとなった新型コロナウイルスの影響で，感染症は再び世界中の注目を集めた．感染症に対峙するうえで，ワクチンはなおも人類がもちうる叡智の盾である．2020 年 6 月には，20 世紀にあれだけ人々を恐怖とパニックに陥れた野生型ポリオウイルスが，ついにアフリカ大陸から排除された．それを可能にしたのはワクチンの普及である．

現代医学以降，世界中で最も多くの命を救った男，モーリス・ヒルマン博士を通して，偉大な科学者たちがたどったワクチンの歴史をひも解き，正しい理解を深めてもらえたら幸いである．

2020 年 7 月

堀越裕歩

夢を叶えさせてくれた妻ボニー，
私たちの命から飛び出た２人の流星，
わが子のウィルとエミリーに捧げる．

ポール・オフィット

“今だ！”マックスが叫んだ．“怪獣たちの大騒ぎを始めるぞ”

モーリス・センダック
『かいじゅうたちのいるところ』
（Where the Wild Things Are）

目次

Contents

プロローグ

科学者は通常，有名人ではない．商品の宣伝をしたり，サインをせがまれたり，叫ぶ支持者の群衆をかき分けて意見を戦わせたりしない．それでも幾人かの科学者の名前は知っているかもしれない．ポリオワクチンを開発したジョナス・ソーク，アフリカで病院を建設した伝道師のアルベルト・シュヴァイツァー，殺菌する方法を発明したルイ・パスツール，放射線を発見したマリ・キュリー，質量とエネルギーの関係を定義した物理学者のアルベルト・アインシュタインなどである．だが，これらの科学者すべてを合わせても敵わないほど多くの人々の命を救った科学者の名前は，誰も知らないのではないだろうか．気候が厳しくて過酷なモンタナ州南東の大地で父親に見捨てられ，幼くして母親を亡くし，不景気の時代に貧困を生き抜き，人生の晩年においても彼が誰なのか，何をしたのか，ほとんど誰にも知られていないことをひっそりと悟った男の名を……現代ワクチンの父，モーリス・ヒルマンである．

ヒルマンのつくり上げた科学は，歴史の深い豊かな伝統に端を発している．18 世紀の終わり頃，イギリス南部で働いていた医師エドワード・ジェンナーが世界で最初のワクチンを編み出した．ジェンナーは，5 億人の犠牲者を出していた疾患である天然痘に，親戚のような牛痘ウイルスを注射することで，人々を発症から守れることを発見した．それから 100 年が過ぎ，19 世紀の終わりには，パリで働いていた化学者のルイ・パスツールが世界で 2 番めのワクチンを開発した．パスツールのワクチンは，感染したウサギの脊髄を乾燥させてつくられ，人類にとって最も死の脅威をもたらす感染症，狂犬病を防ぐことに成功した．今でも歴史上で，ワクチンを接種せずに狂犬病から生き延びた人間は，たった 1 人しかいない．

20 世紀の前半で，科学者はさらに 6 つのワクチンを開発している．1920 年代にフランスの研究者が細菌の毒素産生を発見し，毒素を化学処理することでワクチンとして使用できることを見出した．これらの研究結果は，ジフテリアと破傷風のワクチン，部分的ではあるが百日咳ワクチンの開発につながった．1930 年代に入ると，ニューヨーク市のロックフェラー研究所の研究者は，マウスとニワトリでウイルスを培養することで黄熱病のワクチンを開発した．1940 年代には，ミシガン大学勤務のトーマス・フランシスが卵で培養したウイルスをホルムアルデヒドで不活化して，インフルエンザウイルスのワクチンを開発した．そして 1950 年代に入ると，ジョナス・ソークとアルバート・セービンがサルの腎臓を用いてポリオワクチンを作成し，西半球地域をはじめとして世界のほとんどの地域からついにポリオを排除した．

20 世紀後半は，爆発的なワクチン研究成果と開発を目の当たりにすることになる．麻疹（はしか），ムンプス（おたふくかぜ），風疹（三日ばしか），水痘（水ぼうそう），A 型肝炎，B 型肝炎，肺炎球菌，髄膜炎菌，インフルエンザ菌 b 型（ヒブ）の 9 つの病気がワクチンで予防できるようになった．これらのワクチンが開発される前は，アメリカでは毎年，麻疹による重症肺炎で死に至ったり，生まれる前の胎児に風疹が発病して先天性（生まれつき）の失明や難聴，精神発達遅滞をきたしたり，インフルエンザ菌 b 型が脳や脊髄に感染して，何千人もの乳幼児を死に至らせたり後遺症を残したりしていた．この 9 つのワクチンは，これらの病気による苦しみ，後遺症と死を，事実上，過去のものにした．そして，これらのワクチンすべてをつくったのは，モーリス・ヒルマンである．

2004 年 10 月，医師は，ヒルマンが進行性の癌に侵され，すでに肺に転移し，まもなく病魔が命をむしばむであろうことを彼に告げた．彼が息を引き取るまでの 6 ヵ月間，ヒルマンは私に歩んできた人生と仕事について語った．この本は，栄光，悲劇，論争にあやどられ，現代ワクチンの不確かな未来を映し出す．そしてそれらの多くがヒルマン自身の物語である．

タイムカプセル

国立ミレニアムタイムカプセルの設置が，20世紀最後の記念に行われた．タイムカプセルの中に入れる物を決めるために，当時のファースト・レディだったヒラリー・クリントンは，400人の大統領勲章とアメリカ議会勲章の受勲者に招待状を送った．手紙には，「あなたが国に貢献してくださったことを評価しています．もう一つの貢献をお願いさせてもらえないでしょうか．20世紀最後を迎え，未来に残すべきアメリカを代表するただ一つの物やアイデアを選ぶとしたら何を選ぶかを教えてもらえますでしょうか」と書かれていた．

レイ・チャールズ（ミュージシャン）は，彼の代名詞であるサングラスを選んだ*1．チェロキー族（アメリカ先住民族）の長であるウィルマ・マンキラーは，100年後も彼女たちの言語が話されていることを願って，85文字のチェロキー族のアルファベットを選んだ．数学者で科学者のハンス・リープマンは，電気の時代の到来を記念して，ベル電話研究所で開発された最初のトランジスタを選んだ．歴史家のデヴィッド・マックロウは，初めて公共の図書館として読者が本を家に持ち帰れるように貸し出したボストン公共図書館の貸し出しカードを選んだ．ロナルド・レーガン元大統領は，共産主義ではなく民主主義を選択した国を代表して，ベルリンの壁のひとかけらを選んだ．映画監督のケン・バーンズは，ルイ・アームストロング（ジャズ・ミュージシャン，愛称サッチモ）の楽曲『ウェスト・エンド・ブルース』の原盤を選んだ．それまで白人のみが通学していた公立リトル・ロック中央高校に，武装した国の護衛を付けながら黒人として初めて入学したアフリカ系アメリカ

*1　アメリカを代表する世界的な黒人ミュージシャンで，盲目のハンディキャップを負いながらもピアノを学んだ．サザンオールスターズの『愛しのエリー』を英語でカバーした．

人であり，1957 年 9 月 2 日にアーカンソー州知事のオーヴァル・フォーバスと対立して捕まったアーネスト・グリーンは，その高校の卒業証書を選んだ*2.

他の人たちは，マイクロチップ，最初の人工心臓，海底ケーブルの一部，ジョン・スタインベック（小説家）の『怒りの葡萄』の原稿*3，アポロ 2 号の月面着陸のフィルム，メトロポリタン歌劇場（ニューヨーク）からの放送，コーニングウェア（アメリカの調理用器）の一つ，ジャクソン・ポロック（画家）の塗料を滴らせる絵の作成手法の動画*4，遺伝子コードの写し，ベッシー・スミス（歌手）の『町の誰も私のように甘いジェリーロールは焼けない』のレコード*5，宇宙から撮影した地球の写真，広島に落とされた原爆のキノコ雲の写真*6，ナチスのブーヘンヴァルト強制収容所から囚人を解放しているアメリカ兵の写真などを選んだ.

1999 年 12 月 31 日金曜日，澄み切った空に風がなびく冬日のワシントン DC で，タイムカプセルに選ばれた物を入れる式典が開催された．イベントでは，ナショナル・モール近くの道に一目見ようと 1 万人が詰めかけ，ビル・クリントン大統領とファースト・レディのヒラリー・クリントンがスピーチを行った．クリントン夫人が，「情報時代の幕開けとなったのは，トランジスタのおかげであり，さらに人が月の上を歩くことができるようになった」「サッチモのトランペットが世界中にアメリカ音楽であるジャズを広め

---

*2 当時のアメリカ南部では，黒人の人種差別が根強く，白人と黒人の分離教育が違憲であったにもかかわらず，白人のフォーバス知事は州兵を送って，白人だけが通っていた高校への黒人学生の登校を阻止した．州知事に対抗するため市長は連邦政府に要請し，アメリカ国軍が黒人学生を護衛して登校させた．アメリカ公民権運動の代表的な事件である.

*3 アメリカの代表的な作家でピューリッツァー賞，ノーベル文学賞を受賞している.『怒りの葡萄』は，1930 年代の不況時代にオクラホマ州から厳しい生活のためにカリフォルニア州に移住した家族の葛藤を描いた作品である.

*4 アメリカを代表する抽象表現主義の画家で，キャンパスに絵の具を垂らして描く手法を用いた.

*5 ブルースの女帝といわれる歌手で後世の多くの歌手に影響を与えた．ジェリーロールは，イチゴジャムなどを巻いたロールケーキのようなアメリカのお菓子である.

*6 アメリカでは原子爆弾が日本との終戦を早めて，多くの若いアメリカ兵の命を救ったと主張されている.

た[*7]．ベルリンの壁の落書きだらけの壊れたコンクリートの塊が，独裁政治ではなく民主政治の勝利を宣言した」と述べると，ビル・クリントン大統領は，未来への希望をこう述べた．「われわれの希望と夢，そして子どもたちに残すべき贈り物に思いを馳せる，これ以上の瞬間はない」．

その日，1人の男が式典のステージに並んでいた．モーリス・ヒルマンである．参加者の誰も彼が何者か知らない．少し腰の曲がった80歳のヒルマンは，ゆっくりと転ばないように歩いてマイクの前に立ち，ひと言ふた言を述べて，タイムカプセルに彼の遺物をそっと収めた．縦15 cm × 横5 cm × 高さ5 cmの透明なプラスチックであった．プラスチックの中に置かれていたのは，いくつかの小さなバイアルである．式典中に触れられることはなかったが，アメリカ人は20世紀が始まった頃よりも今では30年も長く生きられるようになっていた．寿命が延びた理由は，抗菌薬，浄化した飲み水，衛生の改善，安全な職場環境，より良い栄養，安全な食べ物，シートベルトの着用，喫煙の減少などで前進がみられたからだ．しかし，あらゆる医療の革新の中でヒルマンのバイアルの中身ほど偉大な影響を与えたものはない．それはワクチンである．

式典が行われた4年後のこと，「20世紀，最後の日にアメリカ大統領の隣に立ったのはどんな気分でしたでしょうか．今までのキャリアが認められた瞬間にどのようなことを感じましたでしょうか」と，あるレポーターがヒルマンに尋ねた．いつも口数が少なく不愛想で謙遜する男・ヒルマンは，成し遂げたことに対しての称賛を受けること，栄光を振り返ることを心地よく思わず，ひと言ぼそっと「寒かったね」と答えた．

---

*7　ルイ・アームストロングの愛称は“サッチモ”で20世紀を代表するジャズ・ミュージシャンである．『この素晴らしき世界』は世界的にヒットした名曲である．

"なんてことだ．これはパンデミックだ．ここまできた"

> 私は小さな鳥を飼っているの．名前はエンザというのよ．私が窓を開けると，エンザが中に飛んできたわ*1．
>
> 1918年のインフルエンザのパンデミックのときの子どもたちの言葉遊び

1997年5月，香港で3歳の男の子がインフルエンザ感染症によって死亡した．この子の死は，通常とはかなり異なっていた．毎年どの国でも，世界中のどこにいても，健康な子どもが病気によって命を落とすことはある．しかし，この感染症は何かが違っていた．保健当局は，この男の子を死に至らしめたインフルエンザウイルスの型を特定することができなかったため，アトランタのアメリカ疾病予防管理センターCenter for Diseases Control and Prevention（CDC）に検体の解析を依頼した．そこで研究者は，このインフルエンザウイルスは，今までにヒトに感染したことがない新しい型であることを発見したのである．感染から1，2ヵ月がたっても，この珍しいインフルエンザウイルスは，男の子の両親，親戚，友達，クラスメイトを含めて他の誰にも感染しなかった．

のちにCDCは，科学者で構成された調査チームを香港に派遣した．地元の農家がニワトリを絞めて売っている生鮮市場の雑踏の中で，科学者たちは死の脅威をもたらすウイルスの発生源を発見した．「ここの人たちは新鮮な鶏肉に目がありません」と，ある調査員は語った．「ここでの衛生環境は大

*1 "I had a little bird, and its name was Enza, I opened the window, and in-flew-Enza." 英語の原文で"エンザが中に飛んできた"というのをインフルエンザと聞こえるようにもじっている．

量の冷たい水によって維持されています．あるとき，立っていたニワトリが餌をつつくのをやめ，静かに傾いたかと思うとゆっくりと倒れて横になり，死んでいるように見えました．くちばしからは血が流れていました．これまで見たことがない，とても異常で奇妙な光景でした」．この病気は，次々とニワトリの間に広がっていった．

東南アジアでトリに感染したインフルエンザウイルスの型は特に致死率が高く，感染した10羽のうち7羽を死に至らしめた．1997年12月30日，香港の保健当局は，トリインフルエンザのアウトブレイクがヒトへと広がる前に，100万羽以上のニワトリを殺処分にした．それでもウイルスは広がっていった．トリインフルエンザは，日本，ベトナム，ラオス，タイ，カンボジア，中国，マレーシア，インドネシアのニワトリにも感染した．そして地元の医師たちを震え上がらせたのは，このトリインフルエンザウイルスは，18人のヒトに感染し6人を死亡させ，致死率が33%に上ったことである(通常のインフルエンザウイルスの死亡率は2%未満である)．しばらくしてこのウイルスは検出されなくなった．当局は翌年にアウトブレイクが起こらないか身構えていたが流行らなかった．次の年も，そしてその次の年も流行らなかった．そのウイルスは，静かに潜んでいたのである．

2003年の後半，最初のアウトブレイクから6年を経て，トリインフルエンザは東南アジアで再び姿を現した．このとき，保健当局による制御はさらに困難であった．前回と同様にウイルスは最初にニワトリへ感染し，当局は何億羽ものニワトリの殺処分を行うことで対応した．それにもかかわらず，トリインフルエンザはニワトリからカモ，ガチョウ，七面鳥，ウズラへと広がっていった．そしてウイルスは，哺乳類にも感染し，最初はネズミ，次にネコ，タイの動物園のトラに続き，ブタ，ついにヒトへと広がっていった．2005年4月の時点で，トリインフルエンザは97人に感染し，53人を死亡させ，致死率は55%に上った．

2006年9月までには，ウイルスはアジアのトリから広がり，ヨーロッパ，近東，アフリカのトリに感染した．感染したトリと密接に暮らしていた250人が発症し，146人が死亡した．国際保健当局は，東南アジアでのトリインフルエンザの登場は，世界的な大流行（パンデミック）の始まりとなる危険信号かもしれないと恐れ，「(パンデミックへの）時計の針は着実に進んでいる．今，われわれがどこら辺にいるのかもわからない」と述べた．

保健当局がインフルエンザのパンデミックを恐れるのは，どれだけ壊滅的な影響が出るかを知っているからである．1918～1919年のパンデミックは最後の大疫病と呼ばれ，世界の人口の半分である5億人がインフルエンザに感染した．ウイルスは，事実上，世界中のすべての国や地域に広がり，特にアメリカには猛烈に襲いかかった．1918年10月の1ヵ月だけで，40万人のアメリカ人がインフルエンザで命を落とした．インフルエンザは通常，病人や高齢者などの重症化しやすい人たちの命を奪う．しかし，1918年のウイルスは違った．健康な若い成人の命をも奪ったのだ．たった1年で20～30代のアメリカ人の平均寿命を25%も短くした．1918年のパンデミックが収束したとき，この医学の歴史上，最も壊滅的な感染症のアウトブレイクは，わずか1年の間に世界中で5,000万～1億人を死に至らしめた．一方，1970年代以降(30年ちょっとの期間)，エイズによるパンデミックの死亡数は2,500万人である．

インフルエンザのパンデミックを避けることはできない．過去300年間で，世界は10回のパンデミックを経験しており，実に1世紀に約3回の頻度である．どの世紀もパンデミックを経験しなかったことがない．しかし，これだけの頻度で繰り返されているにもかかわらず，インフルエンザのパンデミックの予想に成功して，対策をとった人間はたった1人しかいない．

彼の名前はモーリス・ヒルマン．歴史上，最悪のインフルエンザパンデミックのさなか，1919年8月30日に生まれた．ヒルマンは，母アンナと父グスターヴ・ヒルマンの間の8人めの子であった(第一次世界大戦後，ドイツ人に対して強烈な反感があり，ヒルマンの両親は出生証明からヒルマンの2番めのnを抜いて登録した*2)．敬虔で信心深かったアンナとグスターヴは，モーリスと姉(エルシィ)，兄たち(ウォルター，ハワード，ヴィクター，ハロルド，リチャード，ノーマン)の名前を，1800年代後半に人気のあったキリスト教的信念を取り上げた物語である，エルシィ・ディンスモアの子ども向けのシリーズ本に出てくる有名な登場人物から名づけた．モーリスは，モン

---

*2　ヒルマンの両親の姓のスペルは，Hillemannとドイツ系であったが，出生届けにはHillemanと改変しドイツ系らしくないようにした．モンタナ州は歴史的にはドイツ系の移民が多い．

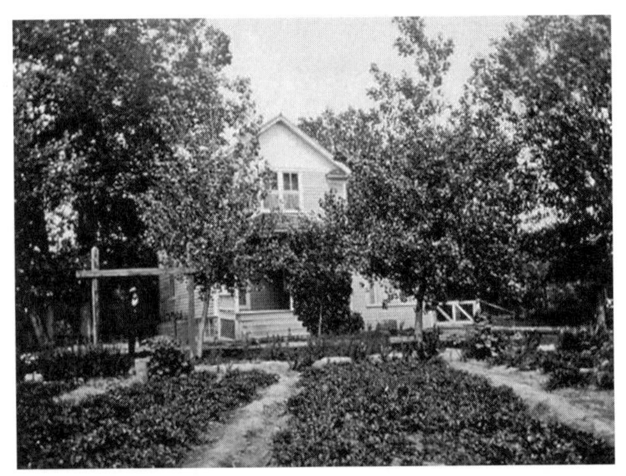

モンタナ州カスターカントリーのヒルマンの生家（1919年頃）

タナ州マイルズ市の近くのタン川とイエローストーン川のほとりにある実家で誕生した．

モーリスが生まれた直後，取り上げたホメオパシー医は，続いて生まれた2人めの赤ん坊，モーリーンが動かず息をしていない様子に驚いた．医師は一生懸命，蘇生を試みたが叶わなかった．両手で背中から包み込むように手を添えて，親指で小さな胸を律動的に圧迫した．同時にモーリーンの口から肺に息を吹き込みもした．だが，彼女はすでに息絶えていた．アンナ・ヒルマンは，部屋の片隅から生まれたての娘が蘇生されている姿を静かに見ていた．モーリーンは助からないと悟ったとき，アンナは静かに目を閉じた．グスターヴは，翌日の8月31日，モーリーンを埋葬した．

出産から数時間後，アンナが生まれたての息子を抱いているとき，彼女の身体が強直して眼球が上転し，口角から泡を噴き始め，腕と足が止まることなく律動的に痙攣しだした．痙攣は何回も繰り返され，止まるたびに数時間ベッドの上で意識を失った．医師は，アンナは妊婦に発症する特有の疾患で，進行性の脳浮腫によって発症する子癇痙攣発作を起こしていると告げた．アンナは自分が死にかけていることを悟った．夫のグスターヴ，義兄弟のロバートと妻エディスをベッドの傍らに呼んだ．上の息子たちはグスター

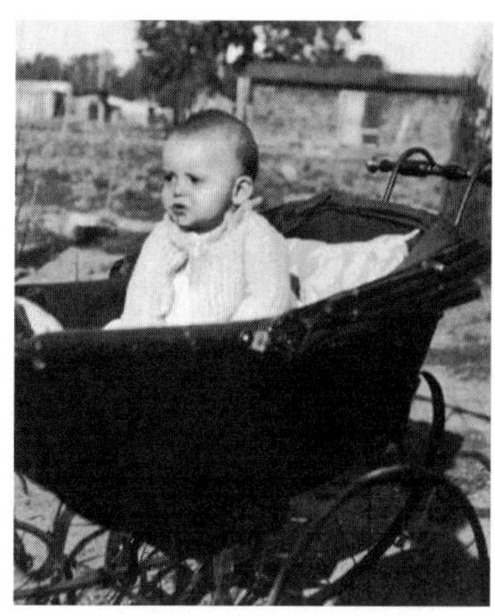

モーリス・ヒルマン（1920 年頃）

ヴと一緒に家族の農場に残るように，エルシィ，リチャード，ノーマンはミズーリ州の親戚と暮らすように，そして生まれたばかりのモーリスは，道を隔てたすぐ近くに住んでいるロバートとエディスに育ててもらえるように頼んだ．子どものいないロバート夫婦を不憫に思い，生まれたばかりの息子を託したのである．生まれてから 2 日後，亡くなった娘モーリーンを追うかのように，アンナ・ヒルマンは息を引きとった．彼女は亡くなる前に，もう一つだけお願いをしていた．2 日後，グスターヴはその願いを叶えるために，亡くなった赤ん坊のモーリーンを墓から掘り起こし，母親アンナの腕に抱かせて，ともに埋葬したのである．モーリスはその出産で，たった 1 人の生き残りであった．「九死に一生を得たものだよといつも思っていた」とのちに彼は語った．

モーリスは兄や姉から離れた家で叔父ロバートと叔母エディスと住むことになったが，のちに父グスターヴたちと一緒に暮らすようになる．モーリスは，家族の農場リバービュー庭園・種苗場で働くことになった．「あるとき，マイルズ市の自警団に追われた窃盗犯やならず者に農場で逃げ場所を提供したことがあってね」とヒルマンは語った．「地面から高い位置の枝に絞首刑の輪っかのロープがくくりつけてある，丈の高いポプラの木がまだあったよ」．ヒルマンは，農場での生活を振り返った．「人が買うものは何でも売った．ジャガイモ，トマト，キャベツ，レタス，ハツカダイコン，コーン，ウリ，カッテージチーズ，下ごしらえしたチキン，種卵，食用卵，カボチャ．サトウモロコシの藁から頑丈で壊れないほうきもつくった．マイルズ市では，造園や木の手入れ，毛虫や昆虫のいる木にスプレーもした．売春小屋の造園すらもしたね（マイルズ市では売春は合法だった）．多年草や 1 年草を育てて，いつも日曜日に地元の花屋に花を売りに行ったね．雑草と植物の違いがわかるくらいの歳になったら，日の出から日が沈むまで太陽の下で働きに出されたよ．仕事といえば，ベリー摘み，馬の世話，水汲み，鶏の餌と水やり，卵集め，鶏小屋を本当にきれいに掃除して，巣にある糞をシャベルで取り除き，豆の収穫もした．働いたのは夏の間だけだったよ．なぜなら学校がある間は，霜や寒さが全部ダメにしてしまうからね」

「モンタナ州では，必要なものは自分で何とかしないといけなかったわ」とヒルマンの長女ジェリルは回想した．「東の平原では，生活はとても，本当にとても過酷なものよ．焼けるように暑い夏，凍える寒さの冬，雪が頭の上に吹き溜まるの．父が 4 歳のときには，いくらで売りなさいとストロベリーを売りに行かされたけど売れなくて．日がたつとストロベリーも柔らかく，おいしくなさそうになって，父は結局，言われた値段の何分の 1 かで売る羽目になったそうよ．それで父はひどいお仕置きを受けたわ．たとえ 4 歳でも容赦なし．父は厳しいところで育ったのよ」

ヒルマンは 10 歳までに，溺水，頑強な貨物列車，ジフテリアで命を落としかけた*3．「モンタナ州では，自分の命は自分で守らないといけない」と回想した．「誰も面倒なんかみてくれない．山からの水でイエローストーン川が洪水するとき，植木や家なんかも流されてしまうんだよ．ある日，短期雇いの農夫が小さな平らな舟で下流へと漂っていた．彼は，たった 1 ドルで小さなガラクタのような木の舟を売ってくれた．その舟で兄と 2 人でイエローストーン川に漕ぎ出したんだ．あたかもナイアガラの滝の上に漕ぎ出すようにね．そこに大きなポプラの木が流れてきて，そのガラクタ舟や全部をひっくり返されて，川に放り出された．私は泳げなかったけど，泥まみれに

---

*3　ジフテリア菌の産生する毒素による疾患で，上気道の浮腫を起こし，しばしば窒息死した．致死率は 10%だが，現在はワクチンで予防されるためまれな疾患となった．

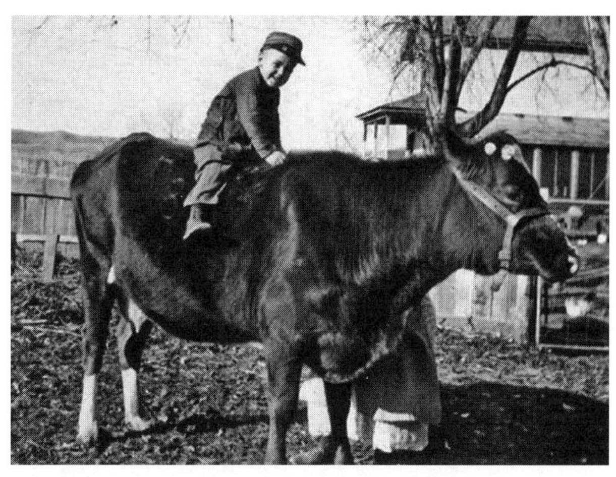

モーリス・ヒルマン（1923 年頃）

なりながら何とか岸までたどり着くことができた」．ヒルマンは，叔母のところへ息を切らしながら泥まみれで走って戻り，溺れかけたことを伝えた．エディスは顔を上げてモーリスを一瞥すると，何も言わずに洗濯をするために戻っていった．「叔母はルター派の信者だった*4」とヒルマンは言った．「彼女は，死ぬときがきたら死ぬものということを冷静に悟っていたね」

もう一つのヒルマンの間違った冒険は，タン川にかかっている狭い橋に予期せぬ貨物列車がやってきたときに起きた．「ミルウォーキー鉄道は，マイルズ市を通って，シカゴからシアトルに，オリンピック号とコロンビア号の 2 つの汽車を走らせていた．私たちは毎朝，タン川の小さな橋を自転車で渡っていた．いつもオリンピック号がきていないことを確認して，線路の向こうの端を見ていた．私たちはいつものように橋を渡り始めて 2/3 くらいにきたところで，驚いたことに貨物列車がきた．ろくでもない奴が，臨時の貨物列車を走らせたんだ．私は兄のノーマンと一緒だった．貨物列車は止めたら何百万ドルの損害が出る．線路もダメにしてしまう．機関車は汽笛を鳴ら

＊4　ドイツで宗教改革を行ったマルティン・ルターが起こしたキリスト教の教派で，19 世紀以降ドイツや北欧よりアメリカに移民した．

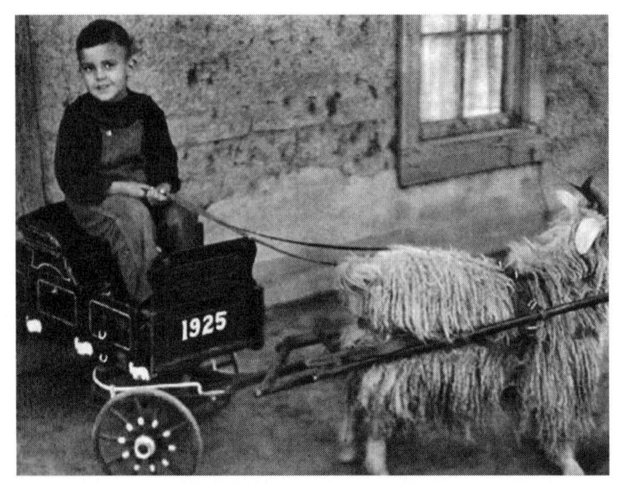

モーリス・ヒルマン（1925年）

しながら，ブレーキをかける様子もない．後ろを振り返ると橋が揺れ始めている．私達は自転車を漕いで逃げ，橋の終わりにきたら，自転車を地面に投げて飛び降りた．1，2秒の差で貨物列車に轢かれるところだった」

ヒルマンは8歳のとき，ジフテリアによって窒息死しかけた．「子どもの頃から何度も死の宣告を受けたよ．いつも朝まではもたないだろうと言われていたよ」

ヒルマンは法的にも叔父と叔母の養子として育てられたが，厳格なルター派である実の父が100ヤード（91.44 m）先に住んでいた．ヒルマンは，父の保守的な原理主義を毛嫌いしていた．「モンタナ州の人はいい人だ．−17℃も下回る環境で，コミュニティとしてお互いを助け合うんだ．教会は法と秩序を守り，社会としての仕組みと西部の前線で人々に重要な粘り強さを与えている．適切で秩序のある社会だ．ただ，私はそれらの宗教神話のみに染まらなかった．教会の原理に縛られたくなかったんだ」．彼は，少年の頃，穴があくほど読んだチャールズ・ダーウィンの『種の起源』のページをめくるのが楽しみだった．「私はダーウィンにすっかり魅了されたよ．だって教会が激しく彼に反対していたからね」と思い返した．「世界中でこんな

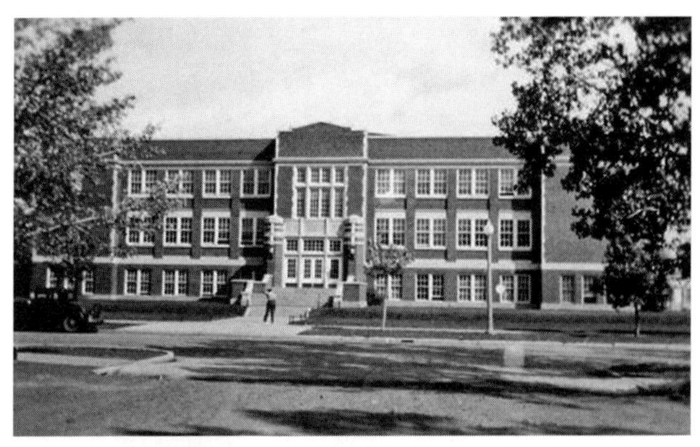

カスター・カントリー高校（1937 年）

に嫌われている彼はきっと何かいい面もあるに違いないと」. ヒルマンは, 手当たり次第にあらゆる科学と科学の偉人の本を読みあさった. 彼のお気に入りは, 多くのモンタナ州の子どもたちと同じで, ハワード・テイラー・リケッツだった.

1900 年代の初めの頃, 奇妙な病気がモンタナ州西部のビタールート峡谷の住民を襲い, 高熱, 強烈な頭痛, 筋肉痛から低血圧, ショックのような状態となり, そして死に至らしめた. モンタナ州の州知事ジョセフ・トゥールは, ハワード・リケッツに原因の調査を依頼した. 中西部出身でノースウェスタン大学卒業のリケッツは, ただちにボーズマン市の近くのモンタナ州立大学の学生を応援に呼んだ. 多くの学生はのちに同じ病気で死んでしまうことになる. 彼自身驚いたことに, リケッツは, この死の感染症がダニの中にいる細菌によって引き起こされることを突き止めた. 「彼はまさにそこにいる神のようなものだったよ」とヒルマンは思い起こした. 今日では, 細菌はリケッチア・リケッチと名づけられ, 病名はロッキー山紅斑熱と呼ばれる.

マイルズ市のカスター・カントリー高校に通う 10 代のとき, ヒルマンは JC ペニーのお店でアシスタント・マネージャーの仕事を得て, カウボーイがガールフレンドに買うシェニール織りのバスローブを選ぶ手伝いをしていた. 不景気の真っただ中のモンタナ州で, この仕事はとても人気が高く, ヒルマンの将来を約束するものであったが, ヒルマンの兄は, JC ペニーなん

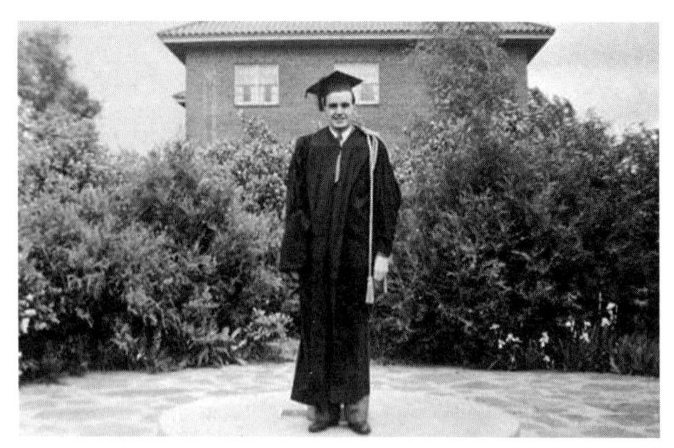

モンタナ州立大学の卒業式でのモーリス・ヒルマン（1941 年）

か忘れろ，大学に行けとアドバイスをした．「マイルズ市に住んでいる賢い奴は，コンコーディア大学に行き，その後，神学校でルター派の牧師の資格をとるものだった．でもそれは嫌だった」．そこでヒルマンは，モンタナ州立大学の奨学金に応募して，全額を見事勝ち取った．化学と微生物学を専攻して，1941 年に首席で卒業した．

卒業後，ヒルマンは医学部に進みたかったが，学費を払うお金がなかった．「私はあのとき，医学部に進学できるわずかな可能性もなかった」と彼は言った．「レジデントとして薄給の研修医をしなければいけない．どこからお金を工面すればいい？」．そこでヒルマンは，最終的には微生物学の博士号を取得したいと考え，10 ヵ所の大学院に応募した．「私はモンタナ州立大学という小さな農業大学卒業だ．モンタナのどこぞのカウボーイの応募なんて相手にされず，応募書類は真っすぐごみ箱行きだと思った」．ヒルマンの行きたかった第一志望はシカゴ大学であった．「アメリカの西部人がシカゴにたどり着く」と夢を見た．「シカゴは，メッカだった．シカゴの偉大な大学が当時の知性の中心地だった」．ヒルマンは，応募した 10 の大学院すべてから合格通知を受け取り，いずれも全額の奨学金付きだった．「シカゴに行くことができた．全部に受かった．信じられるかい？　まさに山の頂上にいるような気分だったよ」

シカゴの生活は，決して農場での生活よりも楽なものではなかった．「彼は 62 kg しかなかったのよ」とヒルマンの妻ロレインは振り返った．「彼はお金がなくて，1 日 1 回しか食事をしなかったの．寝るときもトコジラミに苦しめられていたわ．棒状石けんをおいてトコジラミを捕まえようとしていたわ」．またシカゴの学術界の伝統的スタイルもヒルマンを苦しめた．「教授たちが考えるシカゴのシステムは，とりあえず邪魔をしないでくれ，何か発見したら知らせなさい，だった」．ヒルマンは，研究課題を見つけるのに苦労し，最終的には，科学者たちがウイルスと思っていた性感染症のクラミジアに落ち着いた（クラミジアは，アメリカで毎年 300 万人に感染して，卵管に瘢痕を残すために何万人もの女性の不妊の原因になる）．1 年もしないうちに，ヒルマンはクラミジアがウイルスでないことを突き止めた．それは，小さな変わった細菌で，他の細菌と異なり細胞の中だけで培養された．ヒルマンの発見は，疾患の治療へとつながった．この業績は，病理学と細菌学における学生の最も素晴らしい研究業績に当たる賞をとり，ヒルマンの子どもの頃の憧れであるハワード・リケッツの未亡人，マイラ・タブス・リケッツから賞を授けられた．ヒルマンは述懐している．「人生がどこで結びつくかわからないものだろ．あのハワード・テイラー・リケッツだよ！」

1944 年，モーリス・ヒルマンは人生の岐路に立った．シカゴの大学院での勉強をちょうど終えたところだった．彼は，教職，研究者として，学術界のエリートの中で立場を固めることを期待された．しかし，ヒルマンは，ニュージャージー州のニューブランズウィックにある製薬企業 E.R. スクウィブで働きたかった．彼の指導者たちは，製薬企業で働くことは選択肢の一つにすらならないとはっきり述べた．「私はシカゴを脅迫に曝された中で去らなければいけなかった」と述懐している．「なぜなら当時のシカゴは，生物学における知性の中心だったので，産業界に行く人は誰もいなかった．シカゴ大学を卒業して，科学の分野でデビューを飾る．産業界で就職活動をするなど許されなかった」．しかし，ヒルマンは学術界に辟易としていた．「私はどうすればいい？　教育をしてもいいし，研究をしてもいいと言われた．でも，もう学術界のことは十分に学んだので，産業界に進みたいと言った．産業界のマネジメントの何かを学びたい．私は農場の出身だ．マーケティングをしないといけない．販売もしなければいけない．何かをしたい．物をつくりたいんだ」．ヒルマンの決断は，教授たちを苛立たせた．そこで教授たちは，もう一つ卒業のハードルを課すことにした．フランス語の試験である.「フランス語を学ぶのに6ヵ月を費やしたよ」彼は当時を思い起こした.「毎日10ページの哲学的なフランス語と100個の熟語と比喩を覚えて，試験に合格したよ」. ヒルマンの指導者たちは，渋々と主張を取り下げた.「それでは，君は産業界に行ってもよろしい」と述べた. 就職したE. R. スクウィブでは，ヒルマンはインフルエンザワクチンの大量生産の方法を学んだ.

4年後，1948年の春が終わりを告げる頃，ヒルマンは，ワシントンDCにあるウォルター・リード研究所に到着した. そこでの彼の任務は，インフルエンザのすべてを学んで，次のパンデミックを防ぐことであった. 自信に満ちた，背の高いハンサムなヒルマンは，知的で罰当たりな言葉を吐きながらも，ユーモアを合わせもって，彼の研究チームの一切を指揮した.

1909年5月1日に設立されたウォルター・リード陸軍医学研究所は，戦争の結果を左右するあらゆる感染症の研究を援助した. 歴史がその特殊任務の必要性を支持している. 1800年代初期のイギリスによるインド占領期に，1/3の兵隊はコレラで死んだ. 1800年代中期から後期のクリミアとボーアの戦争では，イギリス軍は戦闘よりも赤痢でより多くが命を落とした. 第一次世界大戦中，シラミで広がる細菌感染症，発疹チフスは，何十万人ものセルビア人，ロシア人に感染した. 第二次世界大戦では，何千人ものアメリカ人兵士がインフルエンザで亡くなった.

しかし，感染症がいかに戦争の結果を変えさせたかの証明は，16世紀のスペインのメキシコ征服に匹敵するものはない. ヘルナンド・コルテスは，たった400人の陸軍兵で400万人のアステカ文明を征服したのである. コルテスは，彼の兵がより勇敢だったからとか（アステカ人は獰猛で高潔な戦士だった），他のインディアンの部族を仲間に引き入れるのに長けていたとか（同盟者は勝利が確実になった段階でコルテスに味方した），より多くの銃と馬をもっていたとかで（銃は粗雑で馬はあまり役に立たなかった）アステカ人を打ち破ったわけではない*5. それでは何であったのか？　何百万人のアステカ文明が武器を下ろし，数百人のスペイン人の侵略者に，完全で明らかな降伏を強いられた原因は何か？　答えは，ヨーロッパで何世紀も流行していたが，一度も大西洋を渡ったことがなかった感染症である天然痘が持ち込まれたからである. スペインの侵攻から1年以内で，天然痘という疫病は，免疫のない何百万人ものアステカ人を死に至らしめた．アステカ人は，侵略者たちには神の加護があって，疫病は天罰だという解釈をした．「宗教，聖職者たち，古いインディアンの神々によって成り立つ生活では，スペイン人の崇拝する神の優位な力の証明に対抗して生き残ることはできない」と，『疫病と人々』の著者のウィリアム・マックニールは書いている．「インディアンがキリスト教を受け入れ，従順にスペインの支配に従ったのは驚きに値しない．新しい神が彼らに神性をみせつけて，ヨーロッパから，しばらくしてアフリカからも新しい感染症が持ち込まれるたび，その教訓は強いものになっていった」

1940 年代の終わり頃，2 つの機関が世界で流行しているインフルエンザウイルスの型を監視していた．ウォルター・リード研究所とスイスのジュネーヴに新しく設置された世界保健機関 World Health Organization（WHO）である．「私は，パンデミックのウイルスを早期発見するための，軍の世界中のサーベイランスを監視する中央研究所の責任者だった」ヒルマンは述べた．「1957 年のときは，最初はみんな見逃した．軍もダメだったし，WHO でも発見できなかった」

1957 年 4 月 17 日，オフィスに座って，ヒルマンはニューヨークタイムズ紙の「香港でインフルエンザが流行」という見出しを読んでいた．「診療所に連れて行かれた 2 万人が列をなしているという記事を見た．うつろな目をした子どもたちが母親の背中におんぶされて，診察の順番を待っていた」．公衆衛生担当者は，ウイルスが香港の人口の 10％に相当する 25 万人に感染したと推測した．ヒルマンは新聞を置くと，「なんてことだ」と言った．「パンデミックだ．ついにきた」

翌日には，ヒルマンは，日本の座間市にある陸軍の第 406 医学一般研究所に連絡した．香港で起きていることを調べるようにスタッフに指示した．調査に派遣された医務官は，ついに香港でウイルスに曝露した海軍兵を見つ

*5 コロンブスがアメリカ大陸を発見したときにインド大陸と勘違いし，アメリカ大陸の先住民をインド人に当たるインディアンと呼び，言葉として定着したが，現在は差別的とみられることがある．本書では原文のまま訳した．アメリカでは Native Americans，カナダでは First Nations と呼ぶことが多い．

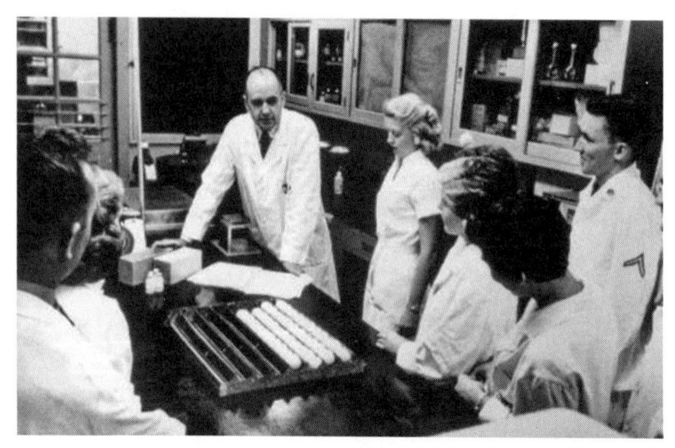

ウォルター・リード軍医学研究所の
モーリス・ヒルマンとパンデミックインフルエンザのチーム（1957年）

けた．彼は日本に戻る船の中で発症した．医務官は，彼に塩水でうがいをしてコップに吐き出すように指示し，そこからウイルスを捕まえようとした．

検体は，1957年5月17日にはヒルマンに届けられた．5日間，昼夜を問わず，香港で流行しているウイルスがパンデミックの型かどうかを調べた．ヒルマンは，孵化している雛鶏の卵に小さな穴を開け，海軍兵の咽頭うがい液を注入した．インフルエンザウイルスは，ヒヨコの胚芽の周囲の膜で容易に培養することができる．ウイルスを含む液体を抽出精製し，アメリカ陸軍の隊員から採った血清をかたっぱしから添加していった．この新しいウイルスに抗体をもっている隊員はいなかった（血清は，血液の一部分で抗体を含んでいる．抗体は，体に侵入してきたウイルスや細菌を中和する免疫システムからつくられるタンパク質である）．ヒルマンは，次に何百人ものアメリカ市民の血清で検査した．同様に抗体をもつ者はいなかった．彼は，過去にこの特定のウイルスに免疫システムが感作された人間を1人も見つけることができなかった．

ヒルマンはこの結果を確定させるために，ウイルスをWHO，アメリカ公衆衛生サービス，軍疫学部のインフルエンザ委員会にも送付した．これらの機関は，世界中の成人の血清を用いて検査を行った．オランダとアメリカのわずかな人だけが，このウイルスへの抗体を保有していた．この全員が600

万人を殺した1889〜1890年のパンデミックインフルエンザの生存者で，70〜80代の高齢の男女であった．1889年のパンデミックを起こしたウイルスは，不思議なことにすぐに消えてしまっていた．そして今，戻ってきた．誰もウイルスを止める抗体をもっていない．

ヒルマンは，自分が，世界中をこれから我が物顔で席巻するインフルエンザウイルス株を扱っていることを理解していた．彼は，これを阻止する唯一の方法はワクチンであることも理解していた．それも急いで作成しなければいけない．1957年5月22日，彼は，次のインフルエンザのパンデミックが起きたことを記者発表した．「あのときは，それを信じさせるのにとても苦労したよ」ヒルマンは思い返した．「マックファーレン・バーネット（オーストラリアの免疫学者）から電話を受けた．彼はこのウイルスが今までと違うということは断言できないと言っていた．ジョー・ベル（アメリカ公衆衛生サービス）も信じなかった．彼は，“パンデミックだって？　インフルエンザだって？　この世の中でそんな馬鹿なことがあるものか”とすら言った」

ヒルマンの予想はさらに続いた．香港で局地的に流行していたウイルスが，すでにアジア風邪と呼ばれ，世界中に広がるだけでなく，1957年の9月の1週めにはアメリカにも襲いかかると信じていた．「私が記者発表で学校の始まる1日めか2日めにパンデミックがくると言ったとき，お前は狂っていると宣言されたよ」．彼は言った，「でも予想とぴったりの時期にインフルエンザはやってきた」

ヒルマンがニューヨークタイムズ紙で香港のインフルエンザアウトブレイクの記事を読んでいたとき，そのウイルスはすでにパンデミックへの道をたどり始めていた．アジア風邪の最初のケースは，中国南西の貴州省で1957年2月に発生した．3月には湖南省に広がった．中国人の難民が香港にウイルスを持ち込んだ．4月の終わりには，ウイルスは台湾に飛び火した．5月の初めには，マレーシア，フィリピンにも拡散した．フィリピンでは約200人の子どもが感染により死亡した．5月の終わりには，インド，南ベトナム，日本にも到達した．小さな流行がアメリカ海軍の船で起き，結局，ウイルスを残りの世界中の地域に運ぶことになった．ヒルマンは振り返った．「海軍兵の船で流行が起きていて，任務で行った港の酒場の女の子たちにうつして，やがて極東まで本当に広がっていったんだろうよ」

ヒルマンは，世界で過去70年間はアジア風邪が流行ったことがないことを示していた．しかし，トーマス・フランシス（アメリカ軍のインフルエンザ委員会委員長）はヒルマンを信じず，ワクチン開発を拒んだ．ヒルマンはあきらめなかった．「軍は，インフルエンザ委員会を動かせなかった．ウイルス株をフランシスの研究室にも送った．彼らはみてみるよと言っていた．ある晩，トミー・フランシス（トミーはトーマスの愛称）がワシントンDCの街のコスモス倶楽部で夕食をとるのを知って，私は彼がやってくるまでドアの傍らに座って待った．“トミー・フランシス，見せたいものがあるんだ．君はとても大きな間違いを犯している．われわれに遊んでいる時間は残されていない”．彼は渡されたデータをまじまじと見て，こう言った．“なんてことだ．パンデミックのウイルスだ”」

ヒルマンは，アジア風邪のウイルスをアメリカ国内にある6つのインフルエンザワクチンをつくる会社に送った．彼は，アメリカ人の命を救うためには，4ヵ月でワクチンをつくるよう，ワクチン会社を説得しないといけなかった．それまでインフルエンザワクチンがそんな短期間で生産されたことはなかった．ヒルマンは，アメリカの主要なワクチン監督機関の生物製剤基準局を無視することで，プロセスを早めた．「もちろん，システムの仕組みは知っていたさ」彼は言った．「だから生物基準局を通さずに，直接私がワクチン会社に電話をして，生産プロセスを手早く進めたんだ．最重要事項として私が伝えたのは，養鶏農家に雄鶏を殺さないようにと指示することだった．そうしないと受精卵が足りなくなる」．ヒルマンは，何百万回分のインフルエンザワクチンを生産するには，1日何十万個もの卵が必要になることを知っていた．彼に養鶏の経験があったおかげで，農家は通常，産卵期の最後には雄鶏を殺してしまうことを知っていたのである．

ヒルマンの予想が的中し，1957年9月，西と東の両方の海岸からアジア風邪がアメリカにやってきた．最初の検査で確定した症例は，カリフォルニア州のサンディエゴとロードアイランド州のニューポートで，海外で海軍の船の中で発生した．サンディエゴの少女が，アイオワ州のグリネルで国際教会会議に参加したときにウイルスを運び，最初のアウトブレイクが起きた．2番めのアウトブレイクは，ペンシルベニア州のフォージ渓谷で起きた．「たしかハワイ州から派遣されたボーイスカウトだった」ヒルマンは思い返した．「彼らは西海岸から汽車に乗り，はるばるフォージ渓谷までアメリカ大陸を横断した．流行が始まった際，公衆衛生担当者は，車両で隔離とかいろいろなことを試みたが，子どもたちはそこら中で横たわっていた．フォージ渓谷に着いて，小型テントに収容してやっとアウトブレイクは収まった」

製薬会社は，アジア風邪のインフルエンザワクチンの最初のロットを1957年7月に完成させた．ワクチン接種は，7月に始まった．秋の終わり頃までには，製薬会社は4,000万回分のワクチンを供給した．アジア風邪はあっという間にアメリカ中で広がった．国立健康調査は，1,200万人が10月13日の週にインフルエンザを発症したと推測した．わずか1〜2ヵ月で2,000万人のアメリカ人が罹患した．1918年のパンデミックで死亡した割合に比べると，1957年のパンデミックではかなり低い割合ではあったが，この2つのパンデミックには一つの悲しい共通点があった．高い割合で若い健康な人を死に至らしめたのである．50%以上の感染は子どもと10代に起きて，少なくとも1,000人近くが死亡した．

終息したときには，7万人のアメリカ人，400万人の世界の人々を死亡させた．それでも，ヒルマンの素早い行動は，何千人ものアメリカ人の命を救った．アメリカの公衆衛生局長官のレオナード・バーニーは，「私たちは確信している．何百万人の人がアジア風邪に罹患しなかったのは，ワクチンで守られたおかげだ」と言った．この業績で，モーリス・ヒルマンは，アメリカ軍の殊勲賞（軍務以外では最高の賞）を受勲した．「その日はね」ヒルマンは回想した．「ホワイトハウスに朝10時にこいと言われたよ，妻を連れてね．そして頼むからネクタイを着けてくるようにと」

ヒルマンの1人で全部やってしまう方法は，今日では再現するのは難しい．アメリカ国産の製薬企業は，不活化インフルエンザワクチンをもう生産していない．アメリカにワクチンを提供している3つの会社は，フランス，スイス，ベルギーに本社がある．そして，ワクチンを規制監督しているアメリカの食品医薬品局 Food and Drug Administration（FDA）を無視するのは不可能だ．

2003〜2005年にかけて，モーリス・ヒルマンは晩年の数年間，彼の1957年の記憶と不気味に一致して，再び香港からトリインフルエンザが拡散するのをみていた．トリインフルエンザが，ニワトリから小さな哺乳類，やがて大きな哺乳類，そして人間と広がっていった．モーリス・ヒルマンが亡くなる数ヵ月前，この世界でパンデミックインフルエンザを正確に予想した唯一の男は，パンデミックについて，もう一つだけ予想を残した．彼の予想を理解するには，インフルエンザの生物学を理解する必要がある．

インフルエンザの名前は，イタリアの占星術師が天体の“影響”で，疾患が周期的に起きることからつけられた．イタリア語で“影響”をインフルエンザ（Influenza）という．インフルエンザウイルスの最も重要なタンパク質は，ウイルスと気管や肺にある細胞を接着させる血球凝集素である．血球凝集素に対する抗体は，インフルエンザウイルスが細胞に付着することを阻害することで感染から守る．しかし，インフルエンザウイルスがもつ血球凝集素の型は1つだけでなく16種類ある．ヒルマンは，血球凝集素が毎年少しずつ変化することを初めて突き止めた．そのため，インフルエンザウイルスワクチンは毎年接種しないといけないことを，ヒルマンは1950年代初期に予想した．「年を追うごとに，これらのウイルスはひたすら変化し続けていることがわかった」ヒルマンは続けた．「それが，なぜこのウイルスが毎年やってくるかを説明しているんだよ」

しかし，ときどきインフルエンザウイルスは，人々の誰も抗体をもっていない大規模で完全な変化を起こす．ウイルスがそのような変化を起こしたときパンデミックが起こる．公衆衛生担当官が恐れるのは，2003年より東南アジアで流行しているトリインフルエンザがそういったウイルス株に変異することだ．だがヒルマンはそうは考えなかった．トリインフルエンザの血球凝集素は5型でH5とも記載される．H5のウイルスは人間に対して重症や致死的な感染症は滅多に起こさず，ヒトからヒトへ感染伝播する能力はきわめて弱い．1957年にアジア風邪が始まったときは，ウイルスは効率よくヒトからヒトへと感染伝播して，人口の10%をも感染させた．しかし，トリインフルエンザが1997年と2003年の再燃で東南アジアのニワトリから猛威を振るったとき，ヒトからヒトへの感染はたった3人で，それ以外はすべてトリからの直接感染であった．ヒルマンは，トリインフルエンザはヒトからヒトへ効率よく伝播しない限り，パンデミックにはならないと考えた．H5のウイルスは，100年以上伝播をし続けているが，ヒトへの感染力を増したことはなく，ヒルマンは，これからもそうしたことは起きないだろうと考えた．今まで人間にパンデミックを起こした型はH1，H2，H3の3つだけであることから，ヒルマンは，未来のインフルエンザのパンデミックは過去のパンデミックから予想できるとした．

> 1889 年のパンデミックは H2 ウイルス
> 1900 年のパンデミックは H3 ウイルス
> 1918 年のパンデミックは H1 ウイルス
> 1957 年のパンデミックは H2 ウイルス
> 1968 年のパンデミックは H3 ウイルス
> 1986 年の小さなパンデミックは H1 ウイルス

ヒルマンはパンデミックには 2 つのパターンがあることを見出していた．一つめは，血球凝集素の型の順番で H2，H3，H1，H2，H3，H1 であること，二つめは，同じ型同士のパンデミックの間隔は 68 年置きであることである．だいたい 68 年ではなく，きっかり 68 年である．例えば，H3 のパンデミックは 1900 年と 1968 年に起きて，H2 のパンデミックは 1889 年と 1957 年に起きている．68 年は，丸々一つの世代が生まれて，育ち，死ぬのにちょうど十分な時間である．「この長さは現代人の寿命の長さである」とヒルマンは言った．「68 年のウイルスの再興の制限が本当ならば，過去のウイルスがヒトへの感染力を取り戻し，ヒトに対して新しいインフルエンザウイルスとして確立するには，ヒト側の免疫が十分に消失しないといけない」．ヒルマンは，この理論を用いて，1889 年と 1957 年に疾患を起こしたウイルスに似た H2 ウイルスによって，次のパンデミックが 2025 年に起きると予想した．少しだけからかい半分に，しかし真面目に，自分の予想は「ノストラダムスの大予言か，農家の年鑑（アメリカで毎年出版される天候などの予想本だがそんなに当たらない）よりは，予想の信ぴょう性は高い」と宣言した．ヒルマンが 2005 年のパンデミックを予想したときは，彼の最期が差し迫っていた．彼は言った．「私の予想が正しいか間違っているかは，すぐにわかる．私はきっと見ているよ．天国から下を眺めているか，あるいは地獄から見上げているか，何が起きたかをね」[*6]

*6 残念ながらヒルマンの予想は外れ，2009 年に H1 のパンデミックが生じた．しかし，トリインフルエンザがパンデミックにならないのは，今もその予想どおりである．

ジェリル・リン

> “私が有名なのは，たぶんムンプスにかかったせいね”
>
> ジェリル・リン・ヒルマン

1957年のインフルエンザのパンデミックのあと，モーリス・ヒルマンは，ウォルター・リード研究所を去り，メルク社（日本ではMSD社）の研究機関でウイルスと細胞生物の局長に就任した．メルク社での彼の目標は，子どもたちを傷害したり死亡させる頻度の高いすべてのウイルス性および細菌性疾患を予防することで，普通に考えれば到底不可能であった．30年近くの研究生活で，ヒルマンは20種類以上のワクチンをテストして作成にもこぎつけた．すべてがうまくいったというわけではない．しかし驚くべきことは，彼が当初の目標の近いところまで達成したことであろう．

あるワクチンは彼の娘の咽頭の後ろから作成された．

1963年3月23日，午前1時，ジェリル・リン・ヒルマンは喉が痛くて目が覚めた．鋭い青い瞳と妖精のようなかわいい髪形をした5歳の女の子ジェリルは，静かにつま先歩きで父の寝室に行き，ベッドの足元に立つと，「パパ？」とささやいた．ヒルマンは目を覚ますと，185 cmの体を起こしてかがみ，優しく娘の顔の横に触れた．下顎角にしこりがあり，ジェリルは痛みで顔をゆがめた．このときヒルマンは，シングル・ファーザーであった．4ヵ月前に彼の妻，テルマは乳癌でこの世を去っていた．「カスター・カントリー高校でテルマは一番の美人だったよ」ヒルマンは言った．「1944年の大晦日にマイルズ市で結婚したんだ．ハネムーンは，マイルズ市からシカゴ大学まで汽車に乗ったことだね．彼女が乳癌を患ったときは，まるで野火のように進行が早かった．当時の化学療法はきつかった．昼間は仕事して，夜はフィラデルフィアの病院で一晩中テルマに付き添ったよ」

彼はジェリルに何が起きたかわからなかったが，良いことを思いついた．彼のベッドの近くに『メルクマニュアル』という本があり，医学情報の要約が書かれていた．親指でページをめくりながら，すぐに探していたものを見つけた．「はー，なるほどね」と彼は言った．「ジェリルは，おたふくかぜ（ムンプス）にかかったんだよ*1」．そこでヒルマンは，普通の父親があまりやらないことをした．廊下を歩き，家政婦の部屋のドアをノックして，しばらく出かけると伝えた．彼は寝室に戻ると娘を抱きかかえ，ベッドに寝かしつけた．「1時間ほどで戻るね」と彼は言った．「パパ，どこに行くの？」とジェリルは尋ねた．「お仕事だよ．そんなに遅くならないから」．ヒルマンは車に乗ると，メルク社まで24 km，車を走らせた．彼は研究室の中を引っかき回し，引き出しを開けたり閉じたりして，綿棒と藁色の栄養培養液を見つけた．彼が自宅に戻ったときには，ジェリルは再び眠りについていた．そこで彼は肩をさすって優しく起こすと，綿棒で咽頭の後壁をこすって，培養液のバイアルに綿棒を浸けた．そして娘を慰めると職場に再び車を走らせ，研究室の冷凍庫に栄養培養液を入れて家に戻った．ほとんどの親は，おたふくかぜは軽い病気ですぐに治ると考えていたが，ヒルマンにはそれ以上の知識があった．彼は娘にも悪いことが起こるかもしれないことを恐れていた．

1960年代，アメリカでは，毎年100万人がムンプスウイルスに感染した．通常，ウイルスは耳の前にある唾液腺に感染し，子どもたちはシマリスのように頰が腫れる．そして，ウイルスはときどき脳や脊髄に感染し，髄膜炎，痙攣，麻痺，難聴を引き起こすことがある．それだけにとどまらず，男性の精巣に感染し，不妊の原因になることもある．妊婦では，先天性（生まれつき）の奇形や胎児死亡を起こすことがある（訳者注：妊婦のムンプス感染により先天性の奇形を起こすことは，現在の考えでは否定的である）．まれに膵臓を侵して糖尿病の原因になることもある．ヒルマンはかかってしまった

*1　おたふくかぜは，流行性耳下腺炎，ムンプスともいわれ，唾液をつくる腺にムンプスウイルスが感染を起こして腫れる．

ジェリルにとっては遅かったとしても，ムンプスの予防法を見つけたかった．彼は，自分の娘から採取したムンプスウイルスを使うことにしたのである．

彼はインフルエンザウイルスの仕事と同様に，ニワトリに注目した．彼は研究室に戻って，ジェリルのムンプスウイルスを含む培養液を採り，孵化している雌鶏の卵の中に植えつけた．卵の中心には，まだ生まれていないヒヨコ（胚芽）がいた．次の1，2日で，ウイルスはヒヨコの胚芽の周囲の膜で培養される．ヒルマンは，培養されたウイルスを取り出し，次の卵に植えつけた．いくつかの違う卵でウイルスが継代培養されると，今度は違うことを行った．12日間培養した卵を取り出し，ゼラチン状の濃い茶色のヒヨコの胚芽を取り除いた．通常，卵が孵るのに3週間かかるので，ヒヨコの胚芽はまだとても小さく，小さじ1杯の塩とほぼ同じ重さである．ヒルマンは，生まれていないヒヨコの頭部を切断し，体部をハサミで微塵切りにし，断片を強力な酵素で分解処理した．ドロッとした個別の細胞に溶けたヒヨコの胚芽細胞を，実験用フラスコの底に植えつけた（細胞とは，独立して機能することができる体の最も小さな単位である．人間の臓器は，数十億個の細胞からできている）．ヒヨコの細胞はしばらくするとフラスコの底を覆いつくすまで増殖分裂する．ヒルマンは，ジェリル・リンのムンプスウイルスをヒヨコの細胞の一つのフラスコから次へと移し，段々とムンプスウイルスが細胞を破壊する力が強くなっていくのを観察した．彼はこの手技を5回繰り返した．

ヒルマンは，娘から採取したムンプスウイルスがヒヨコの細胞での増殖により適応していくことで，逆にヒトの細胞での増殖は悪くなると考えた．別の言葉で説明すると，彼は娘から採取したウイルスを弱らせたのである．彼は，弱らせたムンプスウイルスは，子どもたちに感染を予防する免疫を誘導するだけの増殖能はあるが，病気を引き起こすほどではないことを期待したのである．ウイルスが十分に弱毒化したと考えられたとき，2人の友人，ロバート・ウィーベルとジョセフ・ストークス・ジュニアに助けを求めた．ウィーベルは，フィラデルフィアのハヴァータウン地区で働く小児科医で，ストークスは，フィラデルフィア小児病院小児科の主任教授であった．ストークス，ウィーベル，ヒルマンの3人は，当時としては一般的な選択だが，現在の常識では全く許容されない決断をした．精神発達遅滞の子どもで

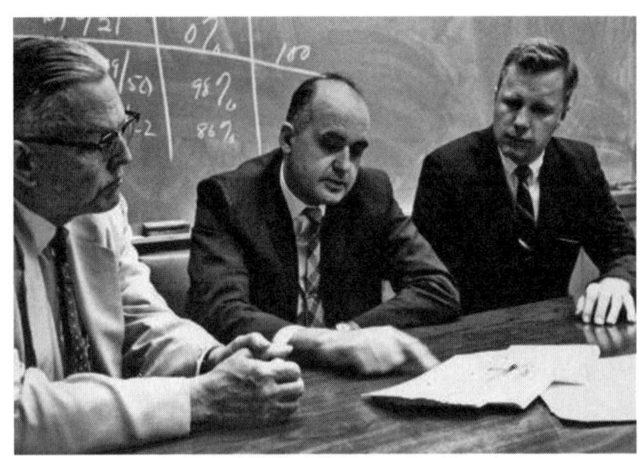

モーリス・ヒルマンと同僚のジョセフ・ストークス・ジュニア（左）とロバート・ウィーベル（1960年半ば頃）

実験段階のムンプスウイルスワクチンをテストすることにしたのである*2.

1930～1960年代までは，科学者たちは，よく精神発達遅滞の子どもでワクチンのテストを行った．ジョナス・ソークは，初期の開発中のポリオワクチンをピッツバーグ郊外のポーク州立学校において，精神発達遅滞の子どもでテストをした．当時のソークの実験に対して，政府，一般民衆，メディアの誰もそのようなテストに反対はしなかった．誰もがやっていたのだ．製薬会社のレダーレ研究所で働くヒラリー・コプロウスキーは，チョコミルクに開発中の経口ポリオワクチンを混ぜて，カリフォルニア州のペタルマの精神発達遅滞の子どもに投与した．ボストン小児病院の研究チームは，開発中の麻疹ワクチンを精神発達遅滞の子どもに使用した．

今日では，精神発達遅滞の子どもでテストを行うことは，道徳上，あまりにも酷いことである．当時の科学者は，精神発達遅滞の子どもを，危険な可

*2　ワクチンの開発には，安全性，有効性，投与量や方法などを決めるためにヒトに投与して確認する必要がある．臨床試験と呼ばれ，現在は国際的な実施手順，倫理的な妥当性を得ることなどが細かく定められているが，この時代はワクチンだけに限らず，あらゆるヒトを対象にした医学の臨床試験は，今ほど整備されていなかった．

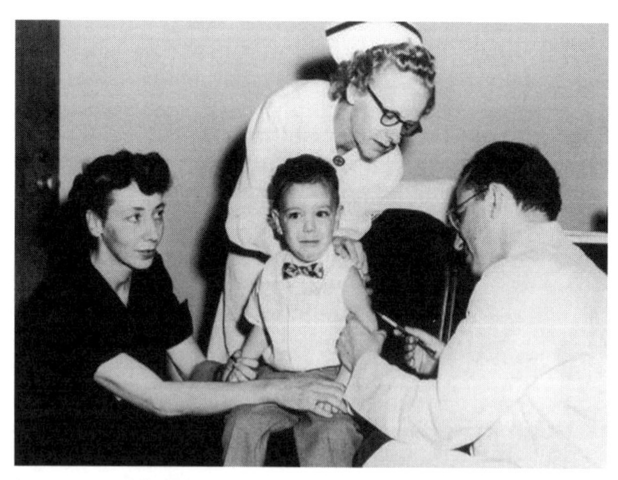

ジョナス・ソークが息子ジョナサンにワクチンを注射している（1953 年 5 月 16 日）
（マーチ・オブ・ダイムス先天性欠損財団の厚意）

能性のあるワクチン試験で万が一何かあってもその犠牲を許容できる対象とみていたと推察される．しかし，精神発達遅滞の子どもだけが，これらのワクチンの最初の試験対象となっていたわけではない．研究者たちは，自分たちの子どもにも使用していた．1934 年 7 月，フィラデルフィアのテンプル大学のジョン・コルマーは，不運にもポリオワクチンで意図せず子どもたちを麻痺させ命までも奪ったが，その 1 年前に同じワクチンを自分の 15 歳と 11 歳の息子たちにも接種していた．1953 年の春，ジョナス・ソークは自分自身に注射をし，妻と 3 人の子どもたちにも実験的にポリオワクチンを投与した．それは，ポーク州立学校で精神発達遅滞の子どもたちに使用したワクチンと同じものであった．

ソークは自分の開発したワクチンを信じ，自分の子どもたちが最初に守られてほしいとすら思っていた．「それは勇気に基づく自信で，向こう見ずなことではない」とソークは言った．「子どもたちはワクチンを受けるためにキッチンで並んでいたくらいよ」と彼の妻ドナは回想した．「私は当然のことと思っていたわ．ジョナスに完全で断固たる自信をもっていたわ」

そして，ヒルマンの実験的なムンプスワクチンを最初に接種した子どもの

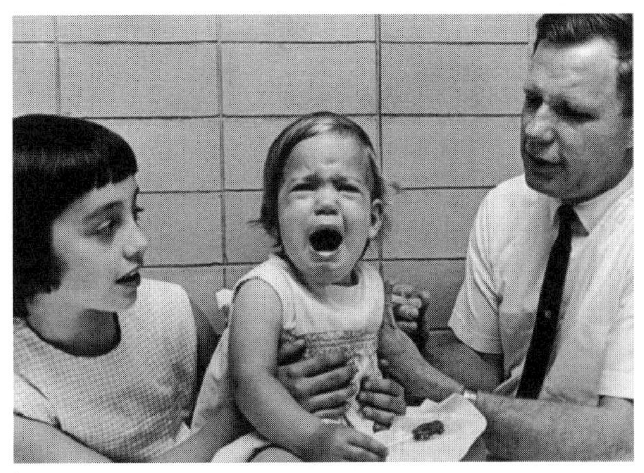

ロバート・ウィーベルがジェリル・リン株のムンプスワクチンをカーステン・ヒルマンに注射している．ジェリル・リン・ヒルマンがそれを見ている（1966年）

1人は，次女のカーステンだった（ヒルマンは1963年後半に再婚した）．

なぜ研究者は，精神発達遅滞の子どもに注射をして，同時に実験的なワクチンを自分たちの子どもにも注射したのだろうか．これらの明らかに一致しない2つの事実をどのように説明しうるのだろうか．答えは，精神発達遅滞の子どもは，衛生状態が悪くケアも行き届かない，広さも十分でない施設に閉じ込められ，他の子どもよりも感染症に罹患し，死亡に至るリスクが高かったことにある．大きなグループホームにおいて精神発達遅滞のある子どもは，他の子どもよりもしばしば重症に陥ったり致死的な感染症に苦しめられることが多かった．精神発達遅滞の子どもでテストをしたのは，犠牲を許容できると考えたのではなく，それらの感染症に対して曝されやすいと考えられたからだ．

何年かたったあとのこと，モーリス・ヒルマンは，精神発達遅滞の子どもでムンプスワクチンをテストするという決断に対して後悔はしていなかった．「ほとんどの子どもは，精神発達遅滞があろうがなかろうがムンプスに罹患する」彼は言った．「私のワクチンは，すべての子どもにその病気を予防する機会を与える．精神発達遅滞の子どもにその機会はないというのだろうか．精神発達遅滞の子どもは，むしろ，より助けが必要なことが多い．投与された注射への理解，試験に参加する意思は，それが健康な赤ちゃんや子どもであっても何ら変わらない．違いは，精神発達遅滞の子どもはしばしば州が後見人になっていて，その権利は両親によって守られていなかった．州は通常，それらの権利を守る良い働きをしていると思うが，やはりそこには権利の侵害があった．そしてこれらの権利の侵害が，私たちが精神発達遅滞の子どもで研究を行うことへの考え方を，最終的に変えてしまった」．ヒルマンは，ウィローブルック事件について語っていた．

ウィローブルック州立学校は，1938 年に設立され，ニューヨーク州議会がスタテン島に 1.5 km^2 の土地を購入し，精神発達遅滞の子どものケア施設の建築を認可した．1942 年に建物は竣工した．ウィローブルックの住居人は，重度の精神発達遅滞や障がいをもち，ニューヨーク州のシステムの中で最も日常ケアの助けを必要とする人たちであった．ウィローブルックは 3,000 人が住むように設計されていたが，1950 年代中頃には 5,000 人が住んでいた．ウィローブルックの校長ジャック・ハモンドは，その生活環境はひどく，まるで中世時代のようだったと述べている．「患者が起きているデイルームでは，狭いところで密集させられ，便で汚れ，お互い喧嘩をしたり，自傷行為をしたり，着ている服を破いたりしていた．夜は，共同寝室の多くで全員に十分なスペースを設けるために，ベッドを隙間なく並べなければいけなかった．そのために狭い廊下側を除き，事実上，子どもたちに到達するにはベッドをよじ登っていかなければいけなかった」

小規模で，スタッフも十分なトレーニングを受けておらず，すし詰めの超過状態であったために，ウィローブルックでは何度も繰り返し悲劇が生じた．1965 年，10 代のスタッフの不適切な管理で，42 歳の入居者がシャワーによる火傷で死亡した．数ヵ月後，同じシャワーで 10 歳の男の子が同じ運命をたどった．同年，12 歳の男の子が緩くなっていた拘束具を首に引っかけ窒息により死亡した．翌月，入居者が他の入居者の喉を叩いて死亡させた．この年の終わりに上院議員のロバート・ケネディが，ウィローブルック学校を事前通告なしに訪問した．彼は見たものに驚きを隠せなかった．ケネディは，ウィローブルックを“新しい蛇の穴（不潔でまともな治療がされない精神科病院を揶揄する言葉）”と呼び，施設は，「動物園の動物を入れる檻よりも快適さや心地よさがない」と言った．ケネディの訪問によって，その場しのぎの不適切な改善だけが行われた．数年後，ニューヨークの

WABC テレビ番組のタイトル『ウィローブルック，最後の重大な恥さらし』という暴露放送のあと，ようやく議員たちは，意味のある改善に着手した．この放送のリポーターは，最近テレビ局に雇われたばかりの 29 歳のジャーナリストで，ジェラルド・リヴェラ（のちにアメリカの有名なジャーナリストになり，看板番組をもった）であった．

ウィローブルックでは，虐待やネグレクトに加えて，過密な環境，不潔な衛生状態，不適切なスタッフによって，麻疹，インフルエンザ，帯状疱疹，消化管の寄生虫による疾患など多くの感染症が広がる原因になっていた．感染症の中でも肝炎の蔓延が最もひどかった．肝炎のアウトブレイクを制御するため，ウィローブルックの医療スタッフは，ニューヨーク市のベルビュー病院の感染症専門家サウル・クリューグマンに相談した．クリューグマンは，ウィローブルックの施設に入所した子どもの 90% は，すぐに肝炎を発症することを知った．肝炎はウイルスによって引き起こされることは知られていたが，当時は肝炎ウイルスがどのように広がるのか，どうしたら防げるのか，病気を起こす肝炎ウイルスが何種類あるのかもわかっていなかった．クリューグマンは，これらの疑問に答えるために，ウィローブルックの子どもを利用した．彼は研究の一つとして，60 人の健康な子どもに生きた肝炎ウイルスを口から投与した．クリューグマンは，皮膚や眼が黄色になり，肝臓が腫れてくるのを観察した．嘔吐や食事を摂らなくなるのも観察した．肝炎ウイルスを飲まされたすべての子どもたちは具合が悪くなり，何人かは重症化した．クリューグマンは，ウィローブルックの精神発達遅滞の子どもにウイルスを投与するのは正当化される，なぜならほとんどの子どもは何もしなくてもどうせ肝炎に罹患するのだから，と考えた．結局，クリューグマンは，100% の子どもに意図的に肝炎ウイルスを投与した．「これは今までにアメリカの子どもに行われた最も非倫理的な医学実験である」とヒルマンは述べた．ペンシルベニア大学の生命倫理センター長であるアート・カプランは，これに同意した．「ウィローブルック研究は，精神発達遅滞の子どもで医学実験を行うことをどう考えるかのターニングポイントになった」とカプランは言った．「肝炎ウイルスを投与された子どもは，処置によって何かしらの利益を受ける可能性は全くない，ただ害を受けるだけだ」

カプランは，ウィローブルック研究だけが，精神発達遅滞の子どもで実験をすることへの民衆感情を変えたとは考えていない．1950 年初め，マサチューセッツ工科大学の科学者たちは，ヒトがどのようにして食べ物から鉄分，カルシウム，その他のミネラル成分を吸収するのかに興味をもった．科学者たちは，ボストンから 19 km ほど郊外にあるマサチューセッツ州のワルサムにあった精神発達遅滞と障がいをもった子どもの施設，ウォルター E. ファーナルド学校に向かった．ファーナルド学校の状況は，ウィローブルックの野蛮なそれとは似ても似つかないくらいに違った．ウィローブルックとは異なり，ファーナルド学校は，（精神発達遅滞の子どもに実験を行う）10代のための科学クラブがあった．この科学クラブのメンバーは，精神発達遅滞の子どもで行う研究に終止符を打ったある実験に参加することになる．

国立衛生研究所 National Institutes of Health（NIH）の研究費で，原子力エネルギー委員会，クエーカーオーツ社（アメリカのシリアルメーカーの大手企業），マサチューセッツ工科大学の研究者は，少量の放射性コバルトを含んだ朝食を子どもに食べさせたのである．クエーカーオーツ社の製品に含まれるミネラルが，他の朝食のミネラルに比べて体内でより良い働きをすることを明らかにしたかったのだ．放射線の曝露量は 300 ミリレム（3 mSv）で，デンバーのような高い標高の地域に住んでいて浴びる年間の放射線量よりも少ないが，放射性物質入りの食事を摂った子どもが，この実験から何かしらの利益が得られることは全くない．

今日では，ウィローブルックとファーナルドで行われた研究の反省により，医学研究者は，精神発達遅滞の子どもを対象に，参加者が利益を受けることがない研究をしなくなった．さらには，参加者が利益を受ける可能性がある研究でも，精神発達遅滞の子どもを対象としなくなった．

1965 年 6 月 28 日，ジェリル・リン・ヒルマンが父の寝室に入ってから約 2 年後，ロバート・ウィーベルは，トレンドラー学校を訪れた．ペンシルベニア州のブリストルにある改築された 2 階建ての古い建物で，その学校は 30 人の重度の精神発達遅滞の子どもの家にもなっていた．ウィーベルは，ヒルマンの実験段階にあるムンプスワクチンをそこの 16 人の子どもに注射した（精神発達遅滞の子どもに接種するというウィーベルの決断には，特別な意味があった．1956 年に生まれたウィーベルの息子は，ダウン症候群であった）．ウィーベルは，ヒルマンのワクチンは安全で，接種した子どもにはムンプスの抗体価が得られたことを証明した．結果に勇気づけられたウィーベルは，ペンシルベニア州の北東の田舎に隔絶された施設，メルナ・オーウェンズとセント・ジョセフの家に向かった．1965年8月13日，60人の重度の精神発達遅滞の子どもがムンプスに免疫がないことを見つけ，半分の子どもにヒルマンのワクチンを接種した．結果は同じであった．子どもたちは抗体を獲得するが，病気にはならなかった．

ヒルマン，ウィーベル，ストークスは，ワクチンがムンプスの抗体価を獲得させるのを確認したが，病気そのものを予防することを証明していなかった．証明するには，もっと多くの子どもの被験者が必要であった．次の何ヵ月間，ストークスとウィーベルは，フィラデルフィア地区の保育園や幼稚園に，新しいムンプスワクチンの説明をしたビラを配布した．もし興味のある親がいれば，地元の教会で行われる説明会に参加するようにとした．「子どもの親は参加したがったよ」ウィーベルは言った．「私たちを信用してくれた．私たちは正直に向き合った．親たちは，麻疹やムンプスのような病気になったら，かなり悪いことが起こる可能性があることを知っていたからね．何とかしたかったんだ．あの頃の人たちは，自分たち自身のことを考えるより，もっとコミュニティのことを考えていたんだ．何か違いをつくり出したかったんだ」

ヒルマンは，ハヴァータウンの郊外で行われた2つの説明会に参加したが，何も話さなかった．「神聖なる教会の中では，モーリスは人目をひきたくなかった」とウィーベルは思い返した．「だから彼は後ろのほうに立っていた．彼はドアの縁に寄りかかっていたけど，誤って壁に釘付けしてあった聖水の器のところへ下がってしまった．シャツの後ろがびしょ濡れになってしまい，（聖水をこぼしてしまったことに）かなり動揺して，ずっといつまでも司祭に謝っていた．司祭は，たくさんあるからと安心させようとしていたのにね」．他の説明会では，親がどうやってワクチンをつくるのですかという質問をしたことをヒルマンは思い返した．ジョー・ストークス（ジョーはジョセフの愛称）が質問に答えた．ストークスは，ハンサムで銀色から灰色がかった髪で，クエーカー（キリスト教のプロテスタントの一派）の生い立ちで優しい精神をもっていた．ストークスは，ベッドの横の小さなテーブルに結婚指輪を置き忘れたドイツ人の男の話をした．夜の間，クモが前に後ろに右に左にと，隙間のない入り組んだクモの巣を張った．朝までに指輪の開いている輪の部分は完全にクモの巣で覆われた．「彼は，実験のフラスコに培養したヒヨコの細胞がどんな感じに見えるかを説明したかったんだ」とヒルマンは言った．「彼はそれを Gewebekultur（ドイツ語で組織培養）と呼んだよ．クモの巣の培養だって．なんてこった，すっかり魅了されたよ」

研究に参加することに興味をもった親たちは，“私は私の子どもにムンプスワクチンを接種することを許可します”と書かれた 7.5 cm × 12.5 cm のカードを受け取った．カードの下には親がサインをする欄だけがあった．現在の同意書と違って，病気の説明，ワクチンの説明，ワクチン成分のリスト，過去の研究の説明，血液検査の必要性，起こりうる利益とリスクなどは記載されていなかった．また，親にはロバート・ウィーベルの職場と自宅の電話番号が渡された．ワクチンについて質問があったり，問題を起こしているのではないかと心配になったり，何かあれば昼でも夜でもいつでも電話してよかった．ウィーベルは研究に参加してくれたお礼として，必要があれば家まで車を走らせ，子どもを診察するとした．

ストークスとウィーベルは，400 人の子どもを研究に組み入れ，200 人がヒルマンのワクチンを接種し，残りの 200 人には何もしなかった．「そして待ったんだ」ウィーベルは言った．数ヵ月後，ムンプスの流行がフィラデルフィアの街を襲った．研究に参加した 63 人の子どもがムンプスを発症した．63 人のうち 2 人がワクチンを接種しており，61 人がワクチンを接種していなかった．ヒルマンのワクチンは効果があった．とてもよく効いた．1967 年 3 月 30 日，ジェリル・リンがムンプスになってから 4 年後，ジェリル・リン株のムンプスワクチンが認可された．それ以来，1 億 5,000 万回分以上のワクチンがアメリカで流通した．2000 年までにムンプスワクチンは，毎年 100 万人をムンプスの発症から予防し，何千人もの髄膜炎や難聴を予防した．さらにヒルマンのワクチンは，デンマーク，フィンランド，ノルウェー，スウェーデン，スロベニア，クロアチア，イングランド，ウェールズ，イスラエル，ポーランド，ルーマニア，ラトビアで導入され，事実上，これらの国から病気を排除した．

ジェリル・リン・ヒルマンは，カリフォルニア州のサンタクララにある研究テクノロジー会社のシミックスの会計責任者，副社長をしている．「ジェリル・リンというワクチンと同じ名前であることの意味について，どう思うとよく聞かれるわ．私は，それは父のことをとても誇りに思わせてくれる，と答えているわ．いい時期に正しいウイルスで病気になったことが助けになったなんて，素敵なことね」．あるリポーターがのちにこう書いている．「ジェリルはムンプスから回復したけど，ムンプスウイルスは感染したジェリルから回復することはできなかった」

8つの扉

> “私が他の人よりも遠くを見渡せたのは，
> 巨人の肩の上に立っていたからです”
>
> アイザック・ニュートン*1

娘のムンプスウイルスを採取して，雌鶏の卵に注入し，ヒヨコの胚芽を切り刻む，モーリス・ヒルマンをこのような行動に駆り立てたものは何だったのであろうか？　なぜ彼は，胚芽を使用する前に頭を切り落としたのだろうか？　そして大事なことは，なぜ彼は1960年代に，荒っぽく不可解で，入り組んだ実験方法を選択したのだろうか？　このヒルマンの研究は，過去に行われた8つの決定的な実験結果に基づいている．

ヒルマンは，エドワード・ジェンナーからワクチンの力を学んだ．ジェンナーのワクチンは，人類にとって最も恐ろしい感染症，天然痘を地球上から根絶した．何百万のウイルスを含む唾液の小さな飛沫で簡単に広がる天然痘は，ごくありふれた，しかし，重症で人を衰弱させる感染症だった．ウイルスは高熱を引き起こし，膿疱性の皮疹は悪臭を放ち皮膚を腐らせて永久的な痕（あばた）を残した．感染者の3人に1人は死亡し，大勢の視力も奪った*2．1492年にクリストファー・コロンブスが大西洋を横断したとき，北ア

---

*1　イギリスの自然哲学者．先人達の発見や知見があったから，新しいことを見つけられたという比喩．

*2　あばたといわれるえぐれたような痕を顔に残して醜くなるため，天然痘は器量定め，見た目を決める病気といわれた．独眼竜といわれた伊達政宗の片目の視力を奪ったのも天然痘とされている．

メリカには7,200万人ものインディアンが住んでいたが，1800年までにわずか60万人しか生き延びられなかった．ヨーロッパの入植者により持ち込まれた天然痘によって，ほとんどが死亡したからである．事実，他のすべてを合わせた感染症による死亡よりも，天然痘は最も多くの人を死に至らしめた疾患である．

1768年，エドワード・ジェンナーは，13歳でイングランドのチッピング・ソドバリーで薬剤師の見習いをしていた．彼は病気のようにみえた若い乳しぼりの女性に近づいた．「あなたは天然痘にかかったの？」と彼は尋ねた．「私はかからないわ，だって牛痘にかかったことがあるもの」と彼女は答えた．牛痘は，ウシの乳房に水疱をきたすウシの病気である．ときどき，ウシの乳しぼりをする人もかかって，手に同じような水疱をきたすことがあった．ジェンナーは少年だったので，乳しぼりの女性が言った病気にかからないということにあまり気を引かれなかった．しかし，エドワード・ジェンナーは，このときの会話を生涯忘れなかった．

何年かして，ロンドンで訓練を受けていたジェンナーは，有名な外科医のジョン・ハンターに乳しぼりの女性の観察の話をした．ハンターは，ジェンナーに「考えてばかりいないで，やってみなさい」とその理論を試してみることを勧めた．「忍耐強く，そして正確にね」とハンターは言った．1796年5月14日，アメリカ初代大統領のジョージ・ワシントンが辞任演説を行う数ヵ月前，エドワード・ジェンナーは，そのチャンスを得た．ジェンナーの雇っていた乳しぼりの女性，サラ・ネルムズが手と手首に牛痘を発症した．ジェンナーは，水疱の1つから膿を取り出し，地元の労働者の8歳の息子，ジェームス・フィップスの腕に注射した．6週間後，ジェンナーは，天然痘の症例から採取した膿をフィップスの腕に注射した．牛痘のウイルスに体が少し影響を受けただけで，天然痘の感染から少年が守られるかどうかを試すためだった．通常は，天然痘を接種すると高熱，悪寒，潰瘍化する有痛性の皮疹，時折死亡することもあった．しかし，ジェームス・フィップスには何も起きなかった．のちにジェンナーは，20回以上も天然痘の人から採取した膿を注射したが，フィップスには一度として何も起きなかった．牛痘ウイルスは天然痘ウイルスに非常に似ているので，天然痘ウイルスを接種しても発症せずに牛痘ウイルス感染によって守られたのである．

2年後，ジェンナーは，長いタイトルの論文『イングランドの西部地方，特にグロスターシャーで発見された牛痘性疱瘡（*Variolae Vaccinae*），牛痘という名前で知られる病気の原因と効果についての調査』を発表した．ジェンナーは，*Variolae Vaccinae* という単語，ウシの天然痘という意味を用いて，それがのちのワクチンという単語の元になった．論文発表から1年以内に，医師たちは1,000人に牛痘ウイルスを接種し，ジェンナーの観察も複数の言語に翻訳された．やがて地球上から天然痘をジェンナーのワクチンで根絶するのに200年ほどかかった（病気はなくなっても，天然痘ウイルス自体は保管されている．科学研究所に秘密裏に保管され，天然痘ウイルスはテロ兵器として使用されることが懸念されている．アメリカ政府は，イラク侵攻の5ヵ月前の2002年10月に病院職員に短期間，天然痘ワクチン接種を行った）*3．

ジェンナーの成功にもかかわらずワクチンの前途は悲劇に満ちていて，しばしば科学の進歩には代償を払わなければいけなかった．ジェンナーは，信頼できる安定的，継続的な牛痘ウイルスの供給源を確立できなかった．そこで彼はボランティアの腕に牛痘ウイルスを接種し，8日間待って水疱ができたら膿を採取して，次の人の腕に接種した．たくさんの子どもがこの腕から腕の接種法でワクチンを受けた．例えば，ロシアのサンクトペテルブルクでは，1801年に地元の孤児院に接種を受けたばかりの少女が送り込まれ，他の子どもたちの牛痘の供給源とされた．この孤児院は，なんと90年以上も腕から腕への接種を継続した．しかし，この腕から腕の牛痘ウイルスの受け渡しは，危険も伴っていた．5歳の男の子ジョン・ベーカーは，ジェンナーが牛痘ワクチンを投与した子どもの1人であるが，一度も天然痘の接種実験を受けることはなかった．「この少年は，牛痘接種の実験を受けたすぐあとに，救貧院で感染性の発熱をきたし，天然痘の接種対象としては適合しなかった」とジェンナーは言った．ジョンは，おそらく牛痘ワクチンが細菌で汚染されていたせいで，細菌性感染症を併発して亡くなってしまったので，天然痘の接種試験ができなかったのである．1861年のイタリアでは，診断されていない梅毒患者だったある子どもからごく少量の血液が連鎖式に注射されたせいで，腕から腕へと伝染していき41人の子どもが梅毒に感染した．1883年のドイツ，ブレーメンでは，腕から腕の接種が大量の肝炎のアウトブレイクを引き起こした．

＊3　天然痘は根絶されたため，現在は天然痘ワクチン接種は行われていない．

エドワード・ジェンナーは，世界で初めてのウイルスワクチンをつくったが，天然痘や牛痘がウイルスによって引き起こされることは知らなかった．なぜならウイルスの存在も知らなかったし，エドワード・ジェンナーの観察は，科学者がウイルスを発見し，増殖するのを証明する数十年前の出来事だったからだ．

ヒルマンは，フランスの生化学者ルイ・パスツールから，ワクチンは危険なヒトウイルスから作成できることを学んだ（ジェンナーが使用したのはウシのウイルスである）．パスツールは，人間にとって2つめのワクチンである，狂犬病という確実に死を招く病気を予防するワクチンを開発した．1885年7月4日，フランスのアルザス地方の小さな村にあるメゾンスグットの街で，狂犬病にかかったイヌが9歳の男の子，ジョセフ・マイスターを襲った．学校に行く途中だった彼は，イヌに倒され14回も噛まれているあいだ顔を覆っていた．近くを通りかかったレンガ職人が鉄の棒でイヌを叩いてジョセフを助け，家まで運んであげた．のちにそのイヌの飼い主が殺処分をしたところ，胃の中から（食べるはずのない）大量の麦わら，干し草，木の破片が出てきて，イヌが狂犬病で狂っていた証拠が見つかった（感染症疾患の昔話は，まるでグリム童話にでてくるような話に聞こえる）*4．

大昔，狂犬病になった人は野生動物のように捕まえられ，絞殺されるか窒息死させられた．19世紀末までには狂犬病の治療が考案され，雄鶏の脳みそ，ザリガニの眼，狂犬病のイヌの肝臓，ヘビの皮とワインを混ぜたもの，マムシの毒などを口から投与するか，噛まれた人を水に沈めて足をバタバタさせるまで待つ“水没治療”などが行われるようになった．実際に狂犬病の発症を予防した治療として，熱い鉄や火薬をまぶした木に火をつけて噛まれた傷をただちに焼くことが行われ，この処置は狂犬病ウイルスを殺すことができた．

イヌに襲われてから2日後，ジョセフ・マイスターと母親は，パリの45番ウルム通りにあるパスツールの家（研究所）のドアの前にいた．パスツー

---

*4　グリム童話の赤ずきんを指している．寝ている悪い狼の胃を切り開いて，おばあさんと赤ずきんを助けた猟師は代わりに胃に石を詰め，目が醒めた狼は石の重さで動けず，絶命した．

ルが玄関で出迎えると，母親は跪いて，彼にどうか息子を救ってくださいと懇願した．パスツールは少年の手をとり，優しく家の中に招き入れた．のちに彼のノートに記述されていたのは，“ズボンを引きちぎり，少年を地面に倒した狂犬病のイヌによって，右手の中指，太腿，脚をひどく噛まれている．2本の鉄の棒をもったレンガ職人がきてイヌを叩いて追い払わなければ，貪り食われていただろう”．ジョセフが研究所にくる数年前から，パスツールは狂犬病ウイルスの研究をしていた．実験的な狂犬病ワクチンをつくるために，狂犬病で死んだイヌを見つけてきて，イヌの脊髄をすりつぶし，ウイルス感染した脊髄をウサギに注射し，ウサギが狂犬病で死ぬのを観察した．次に彼はウサギの脊髄を取り出し，一片に薄く切り出して密閉した瓶の中で乾燥させた．パスツールは長く乾燥させるほど，感染した脊髄で病気を発症させるのに時間がかかることを見つけた．15日間乾燥させると，病気は全く発症しなかった．長く乾燥することで，明らかに狂犬病ウイルスを不活化する（殺す）ことができた．彼はそこで革新的な実験を行った．15日間乾燥させた脊髄をイヌに注射し，続いて乾燥期間を少しずつ短くした脊髄を順々に注射していった．実験の最後に，パスツールは，生きている状態の致死性狂犬病ウイルスが感染している脊髄をイヌに注射した．通常であれば，狂犬病を発症してイヌは死んでしまう．ところが，パスツールのワクチンを受けたイヌはすべて生き残ったのである．

ジョセフ・マイスターが研究所にきたとき，パスツールがワクチンを投与したことがあるのは動物だけでヒトに投与したことはなかったが，1885年7月6日の午後8時，15日間乾燥させた狂犬病ウイルスに感染したウサギの脊髄をジョセフに注射した．パスツールは，この脊髄ではウサギやイヌが狂犬病を発症しないのを知っていた．彼はジョセフも発症しないでくれと願うしかなかった．次の11日間，乾燥させた時間を徐々に短くしていったウサギの脊髄を12回，ジョセフに注射していった．つまり狂犬病を発症するリスクは，徐々に高くなっていく．7月16日，最後の投与は1日しか乾燥させていない脊髄で，これはウサギならば確実に死んでしまう．パスツールは，最後の注射は死を招く可能性があることを知っていた．彼の子どもに書いた手紙の中で，「お前の父親にとって再び悪夢の夜になりそうだ．この子の最後の頼み綱の方法を実行する決心に折り合いをつけられない．それでもやり遂げないといけないだろう．この小さな子は，まだとても元気でいる」

7月末，ジョセフは元気にアルザス地方の家に帰っていた．パスツールは，不活化したウイルス，部分的に不活化したウイルス，生きたウイルスを順に使用することによって，狂犬病に感染した動物に噛まれた人を発症から守ることが可能なワクチンを，初めて開発したのである．道をうろつく狂犬病のイヌに毎日怯えて暮らしていたパリの人々は，パスツールのワクチンを19世紀の最も偉大な医学の凱旋として歓呼した．しかし，ジェンナーのワクチンのように，パスツールのワクチンも代償を伴った．彼のワクチンをより多くの人に投与するにつれ，予想もしなかったことに遭遇した．200人に1人くらいの割合で，麻痺を起こして亡くなってしまう人がいた．最初，パスツールは，狂犬病によって亡くなってしまっているのだと解釈していた．しかし，ワクチンの副反応で亡くなっていたのである．

今日，パスツールの狂犬病ワクチンの問題は解明されている．脳や脊髄の細胞は，ミエリン塩基性タンパク質と呼ばれる物質を含んでいる．このタンパク質は，神経の周囲の鞘を形成していて，ちょうど電線を包んでいるゴム製の絶縁体のようなものだ．ミエリン塩基性タンパク質を接種された人の中には，たまに自分の神経システムにも免疫ができてしまい，自己免疫で神経を攻撃してしまうことがある．ウサギの脊髄から作成されたパスツールのワクチンは，ミエリン塩基性タンパク質を含んでいて，この自己免疫を起こしていたのである（これが，ヒルマンがヒヨコの胚芽の頭を切り落としていた理由である．ヒヨコの脳に含まれる微量のミエリン塩基性タンパク質を子どもの体に注射したくなかったのである）．

狂犬病のイヌに噛まれて生き残ったジョセフ・マイスターは60歳まで生きた．1940年，パリを占領していたナチスがルイ・パスツールの墓を見たがったとき，パスツール研究所の守衛であったマイスターが最初にナチスの対応をした．しかし，ナチスの侵略者が彼の救世主パスツールの墓を暴くという屈辱は，耐えられるものではなかった．マイスターは，のちに小さなアパートに閉じこもって自殺した．

ヒルマンは，オランダのデルフト工科大学の細菌学の教授，マルティヌス・ベイエリンクから，ウイルスとは何か，どうやって増殖するのか，どうやって病気を起こすのかを学んだ．ベイエリンクは，ピーター・ラデツキーの著書『ウイルスの追跡者たち』の中で，“研究室に勢いよく飛び込む，ダークコートと高い襟を身に着けた背の高い，際立った姿の人物だった．部屋の中では，すべての窓を閉め切ってうろつきまわり，タバコの煙のほんのわずかな残り香を高慢に嗅いで，実験台にこぼした水の1滴まで隈なく調べあげた”と描写され，意地悪な気性の横柄かつ攻撃的な男であった．学生を訓練されていないサルにたとえ，若い助手の結婚を許さなかった．しかし，彼の性格と業績は関係なかった．1898年，マルティヌス・ベイエリンクは，微生物学に革命を起こした実験を行った．

ベイエリンクは，ヨーロッパやロシアでよくみられた植物の成長を止めてしまうタバコモザイク病の研究を行っていた．この時代，科学者は顕微鏡で細菌を実際に見ることができて，それらが特定の病気を起こすこともわかっていた．水を素焼磁器でろ過することで，細菌を取り除く方法も判明していた（素焼磁器のポットは，飲み水を浄水するのにしばしば家に置かれていた）．ベイエリンクは，細菌がタバコモザイク病を起こすと推測していた．それを証明するために，病気にかかった植物を圧縮機で絞って汁を集め，健康な植物に汁を擦りつけて，それが枯れていく様子を観察した．確かに汁に含まれる微生物が病気を引き起こした．そこでベイエリンクは，画期的な実験を行った．彼は感染性の汁を磁器のフィルターでろ過させたが，驚いたことに，ろ過した汁でも病気が起きたのだ．ベイエリンクは，細菌ならフィルターで捕捉されることを知っていた．何かがそこをすり抜けているのだ．ベイエリンクは，『タバコの葉の斑点病の原因として生きている伝染性の液体（ラテン語でcontagium vivum fluidum）の問題』というタイトルで彼の発見を論文に発表した．contagium vivum fluidumという単語は，生きている伝染性の液体と訳された（のちにベイエリンクは，contagiumがウイルスと言及した）．ベイエリンクは，「この伝染性のものが増殖するには，細胞の生きている原形質の中に取り込まれないといけない」と言った．マルティヌス・ベイエリンクは，細菌とウイルスの間で最も重要な一つの違いに気づいていた．独立して増えることができる細菌は，家具の表面，ホコリの中，雨水の中，皮膚や鼻，喉などの粘膜で増殖する．しかし，独立して増えることのできないウイルスは，“細胞の生きている原形質”の中でだけ増殖することができる．47歳にして，マルティヌス・ベイエリンクは，ウイルス学の父となった．

……

ジェンナーは，天然痘ワクチンをつくるのにウシが必要であった．パスツールは，イヌとウサギが必要であった．ヒルマンは，アレクシス・キャレルから，動物の臓器を体の外に生きたまま保存し，研究者がワクチンをつくるときに動物を丸ごと必要としないで済む方法を学んだ．

1912年1月17日，大西洋に蒸気船タイタニックが沈む3ヵ月前，ニューヨーク市のロックフェラー研究所で働くフランス人の外科医キャレルは，生まれる前のヒヨコの胚芽から心臓の一部分を取り出し，フラスコの底に置いた．彼は，2日ごとにニワトリの血漿とニワトリの胚芽からそのまま抽出した液体を栄養として足した．彼は，ニワトリの心臓の一部分をどのくらい長く生き永らえさせられるのかをみたかったのだ．心臓がうっかり細菌で汚染されてしまうことを恐れたキャレルは，その維持にある儀式を持ち込んだ．壁を黒く塗って，彼の技師が研究室に入るときは部屋の中にかけてある，フード付きの黒いコートを着るようにと指示した．この成功を祝うため，ロックフェラー研究所の医師と看護師は，毎年1月になると研究室の外に並んで手を組み，小さな心臓の一片のハッピー・バース・デーをキャレルと一緒に力強く歌った．キャレルと同僚たちは，ニワトリの心臓の一部分を彼が亡くなる1944年まで維持することができた．

ヒルマンは，1930年代初頭にアーネスト・グッドパスチャーから，ウイルスは卵の中で培養できることを学んだ．この発見は，ウイルス学者と鶏農家のつながりを強くした．テネシー州のクラークヴィル近くの農場で生まれたグッドパスチャーは，物静かで気取らない病理学者で，天然痘ウイルスに近い鶏痘ウイルスに興味をもっていた．鶏痘はニワトリに感染するので，無菌で安価な雌鶏の卵にウイルスを感染させようと考えた（この時代にはまだ抗菌薬は発明されていない）．ナッシュビルのヴァンダービルト大学で働いていたグッドパスチャーは，培養する雌鶏の卵の殻をアルコールに浸けて火で炙ることで無菌化した．そして，卵立ての容器を使って殻に小さな穴を開け，卵の中に鶏痘ウイルスを注射した．ウイルスは，ヒヨコの胚芽の膜周囲で容易に培養された．ヒルマンは，グッドパスチャーの技法をパンデミックのインフルエンザウイルスやムンプスウイルスのワクチンを作成するのに用いたのだった.

ヒルマンは，マックス・タイラーから，ヒトウイルスは弱毒化でき，動物の細胞で培養してワクチンをつくれることを学んだ(事実，ヒルマンはヒヨコの細胞で娘のムンプスウイルスを弱毒化した)．南アフリカの移民で，ロックフェラー研究所でも働いていたタイラーは，出血を起こして黒色嘔吐と黄疸を呈し(特に黄疸で眼や皮膚が黄色くなることがウイルスの名前の由来にもなっている)，死に至ることもある熱帯のウイルス疾患である黄熱病を予防するワクチンをつくりたかった．黄熱病ウイルスは重症の内出血を起こすので，ウイルス性出血熱とも呼ばれていた．黄熱病はアメリカでもかつて流行し，1700年代末のフィラデルフィアのアウトブレイクでは市民の10%が死亡し，1800年代半ばのニューオーリンズのアウトブレイクでは30%が死亡した．かつて黄熱病が引き起こした恐怖は，もう一つのウイルス性出血熱，現在のエボラウイルスのそれを連想させる.

1930年代半ば，マックス・タイラーは，次の70年間，研究者がウイルスワクチンをどのように作成するかを決定づける実験を行った．タイラーは，キャレルの技術を用いて実験フラスコの中に動物の臓器を刻んだ細胞の培地をつくり，マウスの胚芽の中で黄熱病ウイルスが培養できることを発見した．そこで，マウスの胚芽から次の胚芽へウイルスを継代培養し，さらにニワトリの胚芽から次の胚芽へとウイルスを培養していった．タイラーは，黄熱病ウイルスがマウスやニワトリなどの違う種の細胞で培養されると，ヒトに対しての病原性を失っていくと考えた(今日，ヒトウイルスが動物の細胞で強制的に培養されることで遺伝子変異をきたし，増殖能やヒトへの病原性を失っていくことがわかっている)．タイラーがこの理論を試すために，1,000人のブラジル人に弱毒化したと思われる黄熱病ウイルスを注射したところ，ほとんどの人が黄熱病ウイルスの抗体を獲得して，発症しないことを発見した．1930年代末までにタイラーは，50万人以上のブラジル人にワクチンを投与し，ブラジルでの黄熱病の流行は終息していった．1930年代中頃にマックス・タイラーによってマウスの胚芽で作成された黄熱病ワクチンは，現在もまだ使用されている.

他の種の細胞で培養することによってヒトウイルスを弱毒化するタイラーの手法は，弱毒化生ウイルスワクチンを作成する，最も重要で唯一の手段になっている．この手法を用いて，麻疹，ムンプス，風疹，水痘，ポリオのワクチンが作成されている．1951年，マックス・タイラーは，黄熱病の封じ込め手段を発見した功績で，ノーベル医学賞を受賞した．3万6,000ドルの報奨金の使い道を聞かれたとき，彼は，「スコッチを1箱買って，（ブルックリン）ドジャースの試合を観るよ」と答えている*5．

過去にジェンナーやパスツールがそうであったように，タイラーもまた彼のワクチンによる悲劇を経験した．1940年代初め，科学者はタイラーのワクチンを作成する際に，ウイルスを安定化するため何人かのボランティアの血清を用いた．不運なことに，当時は気づかれなかったが，少なくとも1人のボランティアには黄疸があり，B型肝炎ウイルスに感染していた．結果として，汚染した黄熱病ワクチンを投与された30万人以上のアメリカ軍人が肝炎に罹患し，60人が死亡した．これ以来，ヒトの血清がワクチンを安定化するために使われることは，二度となかった．

ヒルマンは，1940年代末のボストン小児病院（ハーバード大学医学部の一部）で働くジョン・エンダース，トーマス・ウェラー，フレードリック・ロビンスの研究チームから，研究室で動物やヒトの細胞を培養する方法を学んだ．切り刻んだ動物の臓器を使用したアレクシス・キャレルの手法は，組織培養と呼ばれた．エンダースのグループの手法は，実験フラスコに一層の動物やヒトの細胞だけを培養するので，細胞培養と呼ばれた．現在では，研究者がウイルスを培養したいときは，冷凍庫から細胞のバイアルを取り出し，解凍して実験フラスコの底に置いて，フラスコの底が一層の増殖した細胞で覆われるのを待って，そこにウイルスを培養する．動物を丸ごと使用したり，動物の臓器を切り刻んだりしてウイルスを培養する時代ではなくなった．エンダースのグループの手法は，今日でもウイルスワクチンを作成するときに使用されている．

ボストンのグループの最初の細胞培養の一つは，ヒトの胎児を用いてつくられた．1948年3月30日，午前8時半，トーマス・ウェラーは，ボストン小児病院の前の道を横切り，ボストン分娩病院で働く産婦人科医のダンカ

*5　今のメジャーリーグのドジャースは，日本人選手も多く所属したロサンゼルスだが，当時の本拠地は，ニューヨークのブルックリンであった．

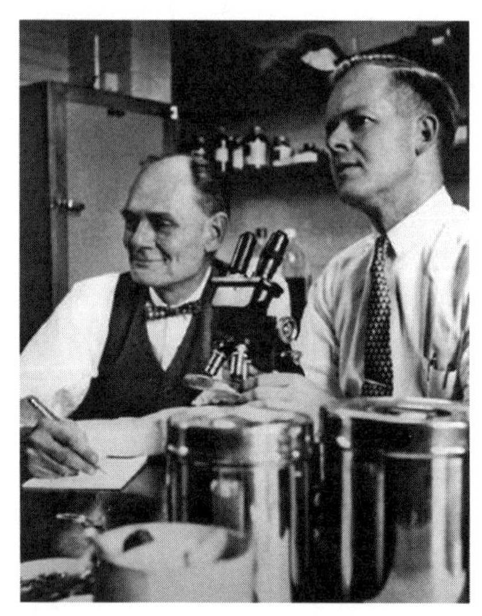

ボストン小児病院の研究室でジョン・エンダース（左）とトーマス・ウェラー（1954 年 11 月）
（マーチ・オブ・ダイムス先天性欠損財団の厚意）

ン・リードのオフィスに入った．ちょうど在胎 12 週の人工妊娠中絶を行ったところであった．この母親は，胎児に先天異常をきたす風疹ウイルスに罹患してしまったので中絶を選択した．リードは，ウェラーに中絶した胎児を渡した．実験フラスコの底に胎児の細胞を慎重に培養させたあと，ウェラーはポリオウイルスがその細胞で培養できることを発見した．のちにウェラー，ロビンス，エンダースは，ポリオウイルスはさまざまな異なる動物やヒトの細胞で培養できることも発見した．この発見の前は，ポリオウイルスは脳や脊髄の細胞だけでしか培養できないと考えられていた．研究者は，神経組織から作成したポリオワクチンの使用は，パスツールのワクチンと同様に（神経への）自己免疫の危険な副反応を恐れていた．1954 年，エンダース，ウェラー，ロビンスは，さまざまな組織の細胞でポリオウイルスを培養できることを発見した功績で，ノーベル医学賞を受賞した．これらの研究成果は，ジョナス・ソーク，アルバート・セービンによるポリオウイルスワクチンの作成につながり，世界のほとんどからポリオを排除した．

ヒルマンは，初めてポリオを予防できることを発見したジョナス・ソークから，ワクチンでアメリカ民衆の心を捉えることができることを学んだ．ソークは，ニューヨーク市でロシア系移民の息子として生まれ育ち，やる気に満ちて，頑固で自信をもっていた．1950年代初め，ピッツバーグ大学で働いていたとき，ソークはエンダースのグループの手法を用いてサルの腎臓細胞でポリオウイルスを培養していた．そしてウイルスを精製し，ホルムアルデヒドでウイルスを不活化し，ピッツバーグ市内外の700人の子どもたちに注射した．ソークは，不活化したウイルスはポリオの抗体を誘導するが，ポリオの発症はきたさないと考えた．1954年，マーチ・オブ・ダイムス（アメリカのボランティア団体）からの資金を得て，医師と看護師はソークのワクチンを40万人の子どもに注射し，20万人の子どもにプラセボと呼ばれるワクチンにみえる不活性の液体を注射した．このプログラムは当時，そして現在も最も大きな規模で行われた医療製品の試験とされている．ワクチンの効果があったという発表のあと，アメリカ人は，熱狂的に病院，学校，道，赤ちゃんにソークと名づけ，彼にお金，衣類，車までも送った．大学は名誉学位の授与を申し出て，政府はソークの栄誉を称える声明文を発表した．ソークはピッツバーグ大学の科学者から身を起こし，地球上で最も尊敬を集める1人になった．今日，人がワクチンという言葉を聞いたとき，最初に思い浮かべる人物がジョナス・ソークである．

しかしジェンナー，パスツール，タイラーと同様に，ソークもまたワクチンにまつわる悲劇を経験することになる．ソークがホルムアルデヒドによってポリオウイルスを不活化してワクチンをつくれるとわかったとき，5つの会社が製造を申し出た．1955年4月12日，5社すべてに公共にワクチンを販売する許可が下りた．そのうちの1社のカリフォルニア州バークレーのカッター研究所は，質の悪いワクチンを製造した．カッターの研究者と執行役員は，まさにジョナス・ソークが規定したとおりにポリオワクチンを作成したと自信をもっていて，職員の450人の子どもにも投与した．しかし，カッターの研究者は，ポリオウイルスを培養した細胞を適切にろ過せず，ウイルスの一部はホルムアルデヒドによって不活化されなかった．結果として，10万人以上の子どもに生きている危険なポリオウイルスが意図せず注射されてしまった．さらに悪いことに，カッターのワクチンは周囲にポリオを拡散し，史上初めての人為的なポリオの流行を起こしてしまった．事態が収まったときには，カッターのワクチンに含まれていた生きているポリオウイルスは，20 万人に感染を起こし，7 万人に軽度のポリオが発症し，200 人（ほとんどが子どもであった）に回復しない重症麻痺を生じさせ，10 人が死亡した．これはアメリカ史上，最悪の生物学的災害の一つになってしまった．連邦政府の規制当局は，すぐにカッターのワクチンの問題を突き止めて，ワクチン製造と安全性試験の基準を見直した．カッター研究所は，二度とポリオのワクチンを生産しなかった．それでもソークのワクチンは，世界で最も障害を起こす感染症の一つを劇的に減少させることを助け，いくつかの国ではポリオ排除すら達成した．

ヒルマンは，過去に何がうまくいって，何がうまくいかなかったかを学んだ．彼がムンプスのワクチンをつくったときには，（ワクチン開発の）途方もない道筋にあった錯綜はすでに取り払われていた．「天才たちの時代だったんだよ」彼は言った．「私がしたことを成し遂げることができたのは，先人たちが成し遂げてくれたことのおかげなんだよ」

破壊の天使

"1759 年，あの死をいざなう忘れることのできない年に，主は破壊の天使を遣わし，この場所を通り過ぎて，わずかな時の間に多くの友人をあの世へ連れ去り，一つの家も見逃すことなく，一つの家族も惨事からは逃れることはできなかった．それはとても恐ろしいことで，私と私の家族はこの恐ろしい混乱，はしかを心配することで，すべての耳がちくちくと痛み，あらゆる心から血を流した．しかし，神のお恵みで私たちの命は残された"

エファイム・ハリス（入植者，農民，ニュージャージー州フェアフィールド）

モーリス・ヒルマンは，ムンプスワクチンを作成しているとき，同時に麻疹ワクチンも開発していた．麻疹感染は，最初は静かに発熱，咳，鼻汁，眼の充血，そして皮疹から始まるが，やがて麻疹ウイルスは肺を侵して致死的な肺炎へと進行し，痙攣や難聴，不可逆的な脳障害をきたす中枢神経にも感染する．そして肝臓，腎臓，心臓にも感染し，生き残ってもその人の眼に感染して失明させる．さらに，麻疹ウイルスは小児期に知らない間に進行して，まれではあるが最も容赦ない疾患である亜急性硬化性全脳炎を発症すると，例外なく死亡する．亜急性硬化性全脳炎の症状は，通常，麻疹感染から 7 年くらいで始まる．最初は子どものささいな性格の変化から始まり，書くことができなくなり，物忘れが多くなる．やがてこの疾患の恐怖は全貌を現す．子どもは進行性に歩けなくなり，立てなくなり，話せなくなる．そして性格が攻撃的になり，痙攣し昏睡に陥り，死に至る．何十年もの研究，さまざまな薬，果敢な支持療法にもかかわらず，亜急性硬化性全脳炎を生き延びた子どもは 1 人もいない．

1960 年代初め，モーリス・ヒルマンがワクチンをつくろうとしたとき，麻疹ウイルスは世界中で毎年 800 万人の子どもの命を奪っていた．医師と公衆衛生の担当官は，予防する方法を見つけるのに必死であった．

麻疹のワクチンができるまでの道のりはボストンで始まった．1954 年，トーマス・ピーブルスは，ボストン小児病院のジョン・エンダース研究室で働いていた．ポリオの仕事でちょうどノーベル医学賞を受賞したチームには，ニューハンプシャー州の優秀な感染症専門家の小児科医サム・カッツ，ユーゴスラビアのベオグラードからの科学者ミラン・ミロバノビッチがいた．マサチューセッツ総合病院でのインターンシップから上がりたての新人ピーブルスは，第二次世界大戦で 4 年間海軍に従軍したため，遅れたキャリアをスタートさせた．エンダースは，ピーブルスに麻疹ウイルスを捕捉する仕事を与えた．研究者はウイルスが麻疹を引き起こすことを確信していたものの，誰も試験管の中で増殖させてウイルスを取り出した者はいなかった．

1954 年 1 月，ピーブルスは待ちかねていたチャンスを得た．セオドア・インガールス医師がピーブルスに電話をし，ボストンの西の郊外にあるサウスボローの私立男子校，フェイ学校で麻疹のアウトブレイクがあると伝えた（1866 年に設立されたこの学校は，アメリカで最も古い全寮制の学校の一つである）．ピーブルスは車に乗り，48 km を運転した．フェイ学校の校長ハリソン・レインケを説得して，少年たちから血液のサンプルを集める許可をもらった．そしてそれぞれの生徒のところに行き，「少年よ，君たちは科学の最先端に立っている．われわれはこのウイルスを初めて培養しようとしている．もし成功すれば，君たちの名前はその発見の科学論文に載ることになる．ちょっとだけ（採血は）痛いけど，この賭けに乗りたくないかい？」と言った．

次の数週間，ピーブルスは麻疹ウイルスを捕まえようとしたが上手くいかなかった．しかし 1954 年 2 月 8 日，彼の運は転機を迎えた．フェイ学校の 13 歳の生徒のデビッド・エドモンストンが腹痛，悪心，発熱を訴え，淡い赤い皮疹が顔から始まり，胸，腹部，背中へと症状が広がっていった．デビッドの体温が 40℃まで上がったとき，大量の麻疹ウイルスが血管を駆け巡った．

トーマス・ピーブルスは，誰も過去に試みたことのない方法でワクチンをつくろうとしていた．人間の臓器を使用してワクチンをつくるのである．1950 年代初めの医師は，水頭症と呼ばれる状態，言葉どおりに脳に水が貯まる病気の子どもに，現在では行われない医学手術を行っていた．脳の中心に脊髄を包む脳脊髄液を産生する特別な細胞がある．この液体は，いくつかの狭い管を通って循環している．ときどき感染症や先天性異常で，この管が詰まってしまい，循環が滞って脳脊髄液が脳を圧排することがある．この閉塞を解除するために，外科医は脳の中心にドリルで穴を開け，プラスチックのカテーテルを挿入し，皮膚の下にトンネルをつくって，腎臓と膀胱をつないでいる尿管にそのカテーテルの先端をつなぐ．そのためには，外科医は完全に健康で機能しているヒトの腎臓を1つ摘出する必要があった*1．これによって，脳で脳脊髄液が滞らずに，尿管から膀胱に流れて体の外へと出すことができた．

しかしエンダースは，健康な腎臓が無駄に捨てられるのをみていられなかった．「彼は典型的な貧乏性の北部アメリカ人だった」サム・カッツは回想した．「彼はものが無駄にされるのを嫌った．彼の貧乏性は（研究室の）物品までに及んだよ」．そこでエンダースは，捨てられる前に腎臓を回収してくるようにトーマス・ピーブルスに命じ，それで麻疹ウイルスを培養してみるようにと言った．最初にピーブルスは，強力な酵素で腎臓の細胞が再集合しないように腎臓を処理した．そして滅菌フラスコの中に細胞を入れ，それぞれのフラスコの底が覆われるまで細胞が増殖するのを待ち，デビッド・エドモンストンの血液を加えた．わずか数日で，腎臓の細胞は縮んで死んでしまった．エドモンストンの麻疹ウイルスは明らかに細胞の中で増殖し，その過程で細胞を死滅させたのであった．

ついにボストンの研究者たちは，研究室の細胞で麻疹ウイルスの培養に成功し，ワクチン作成のためにウイルスが弱毒化する取っかかりをつくることができた．ピーブルス，カッツ，ミロバノビッチは，ヒトの腎臓で連続して24回，胎盤で28回ウイルスを培養をし（ここでも貧乏性のエンダースは，胎盤も廃棄されるのをみていられなかったようだ），さらに雌鶏の卵で6回，細かく刻んだニワトリの胎芽で6回培養した．彼らは，寄せ集めたヒトと動物の細胞で強制的に培養したことで，ウイルスがワクチンとして使えるくら

*1　腎臓は2つあるので1つを摘出しても健康であれば，すぐに命に別状をきたすようなことはなかった．現在は，尿管ではなく腹腔内などにカテーテルの先端を留置するので，腎臓を摘出することはない．

い十分に弱毒化されることを願った．どうやれば弱毒化できるかなどの決まったやり方や秘訣はなかった．

トーマス・ウェラーは，ヒトの腎臓や胎盤で埋め尽くされた研究室で働く様子がどのようだったかを回想している．「ボストン分娩病院へ道を渡って歩いていくと，産婦人科医がちょうど生まれたばかりの赤ちゃんの重たい胎盤を渡してくれたよ．あるときは胎盤はなかったし，またあるときは6つも胎盤があった．エンダース先生の研究室に戻って，2つのリングを設置して，そのリングに滅菌した金属製の太い棒を平行になるように通した．その棒に，まるで物干し竿に服をかけるように胎盤を掛けたよ」

そしてボストンチームは麻疹ワクチンのテストをすることになった．サム・カッツは，数年前に科学クラブの部員が放射性物質のシリアルを食べさせたファーナルド学校に車を走らせた．「ファーナルド学校を選んだのは，毎年，（学校内で）麻疹のアウトブレイクがあったからだ」とカッツは回想した．「そして毎年，何人かは亡くなっていたからね」．1958年10月15日，カッツは，エンダースの研究室で開発したワクチンを11人の精神発達遅滞または障害のある子どもに注射した．子どもたちは皆，感染防御となる抗体価を獲得した．しかし8人が発熱し，9人に軽い皮疹を認めた．ワクチンは本格的な症状こそ発症させず麻疹から子どもを守ったが，ワクチンの弱毒化は十分ではなかった．

ウイルスのさらなる弱毒化をしないまま，ボストンチームは，サウル・クリューグマンがかつて肝炎ウイルスで議論を呼ぶ実験を行った，ウィローブルック州立学校の精神発達遅滞の子どもで次の試験を行った．1960年2月8日，カッツは23人の子どもにワクチンを注射し，他の23人の子どもには何もしなかった．6週間後にウィローブルックを麻疹のアウトブレイクが襲い，何百人もが感染して4人が死亡した．ワクチン接種を受けた子どもは誰も発症しなかったのに対し，ワクチンを受けてない多くの子どもは発症した．エンダースのワクチンは効いたが，やはり副反応の率が高かった．「多くの製薬会社（の担当者）がきて，ワクチンを生産する材料を手に入れた」カッツは回想した．「そのうちの1人がモーリス・ヒルマンだったよ」

ヒルマンは，ボストンのグループが開発したワクチンを使って働くことに興奮していた．しかし2つの難しい問題に直面し，どちらも簡単にはいかなかった．

一つめは副反応であった．エンダースのチームは，デビッド・エドモンストンの麻疹ウイルスをいくつかの違うヒトと動物の細胞で培養したが，ウイルスは十分に弱毒化されていなかった．ヒルマンは，何百人もの健康な子どもの実験で，エンダースのワクチンを投与された半数で皮疹をきたし，ほとんどが発熱をして何人かは39.4℃を超えたことに気づいた．「その毒性は最悪だった」ヒルマンは回想した．「何人かの子どもは熱が高くて痙攣すらしたよ．エンダースの株はワクチンに最も近かったが，私にとっては単なる分離株だった．ワクチンと呼べる代物ではなかったよ」．エンダースのワクチンの安全性を心配している間も，ヒルマンはアメリカで毎年何千人もの子どもの命を奪う病気の予防を切望する公衆衛生当局からのプレッシャーを感じていた．エンダースのワクチンを，より安全にする方法をいち早く見つけ出さなければならなかった．

最悪の毒性の問題は，ムンプスワクチンの試験でヒルマンを助けた小児科医ジョセフ・ストークス・ジュニアによって解決された．ヒルマンは，抗体を含む血液のガンマグロブリンの専門家であることからストークスと組んだ．ガンマグロブリンを精製するため，ストークスは採取した血液を凝固させ，冷蔵庫に保管した．そして，試験管の底に凝固した赤血球の上澄みの血清にガンマグロブリンが含まれていた．ストークスは，麻疹，ムンプス，ポリオ，肝炎ウイルスに罹患した人は，再度感染を起こさないことを知っていた．そして抗体がその理由であることも知っていた．1930年代半ば，ストークスは，ポリオで生き残った人から採取したガンマグロブリンが，ポリオの流行から子どもを守ることを見出していた．10年後の第二次世界大戦中，ストークスは軍医総監の特別なコンサルタントとして，肝炎からの生存者のガンマグロブリンがアメリカ軍兵士を肝炎から守れることを見つけた．この肝炎の業績で，ストークスはアメリカの民間人が受ける最高峰の自由勲章を大統領から受勲している．

ストークスは，副反応を弱めることを期待して，微量のガンマグロブリンをエンダースのワクチンと一緒に投与することを提案した．この案がうまくいくかを試みるため，ストークスとヒルマンはニュージャージー州中部の女性刑務所に向かった．

ハンチントン郡の田舎にある広大な土地に1913年につくられたクリントン農場は，理想的な女性刑務所だった．20世紀になってから刑務所改善運動の結果として，クリントン農場は，囚人のための教育，技術訓練，医療ケア，安全な環境のすべてが提供されていた．1960年代初め，ヒルマンとストークスはクリントン農場を何回か訪れていた．最初のほうのある訪問のとき，昼食をとるために入ったカフェテリアで，ウエイトレスがテーブルにきて何を食べたいか注文をとった．ヒルマンはウエイトレスも囚人であることを知っており，ここでのワクチンの実験を囚人に怖がってほしくないと考え，会話を続けるために「なんでここに入ったの？」と気まずそうに尋ねた．「両親を殺ったのよ」とウエイトレスは答えた．彼のぎょっとした顔をみて，「でも心配しないでいいのよ．ここは安全だから」と彼女は続けた．ヒルマンはその後，質問をすることはなかった．彼女がそうはいうものの，ヒルマンはその後の訪問で完全に安全だと感じることができなかった．

刑務所長のエドナ・マハンは，ドアの施錠をなくし，刑務官の銃携帯も禁止し，クリントン農場での生活に革命を起こした．囚人はいつでも外を歩くことができた．「囚人は刑務所の外に出ることもできたし，道を歩いて行って通りがかったトラックの中に乗り込み，妊娠することもあった」とヒルマンは回想した．「託児所は赤ちゃんでいっぱいだったよ」

ストークスとヒルマンは，6人の乳児の片腕にエンダースのワクチン，もう片腕にガンマグロブリンを注射した．どの乳児も高熱を出さず，1人だけ軽い皮疹をきたした．結果に勇気づけられ，何百人かの子どもにも試験した．次の数年間で行われた研究では，皮疹をきたした子どもは50%から1%に減り，発熱は85%から5%に減った．エドナ・マハンは，ヒルマンが刑務所の託児所で研究を行った数年後の1968年に他界した．刑務所の小さな霊園にある彼女の精巧な墓石は，40の小さな十字架で囲まれている．その十字架は，刑務所の中で今ではワクチンで予防できる感染症で亡くなった赤ちゃんを表している．

ヒルマンを悩ませた二つめの問題は，エンダースのワクチンは癌を生じるかもしれないというものだった．麻疹ウイルスは癌を発生させることはなかったが，ヒルマンには心配する理由があった．彼の懸念は50年前の出来事に遡る．

1909 年，ある農民がニューヨーク市のロックフェラー研究所に 1 羽の死んだニワトリを腕に抱えてやってきた．激しい仕事で手はごつごつとして，丈夫なつなぎの作業着に分厚いブーツを履いたその農民は，国で最高峰の研究施設のロビーで，科学者，技術者，大学院生がひしめき合うのを見て面食らった．彼はやっと勇気を振り絞って，ペイトン・ラウス先生の研究室にはどうやって行ったらよいかを聞いた．彼は，動物の病気の専門家であるラウス先生なら彼のニワトリに何が起きたのかがわかるはずだと考えていた．

ジョンズ・ホプキンス大学で研修した，バルチモア育ちの病理学者ペイトン・ラウスはまだ 30 歳だった．農民からニワトリを受け取ると，研究室の台に寝かせ解剖を始めた．右の胸の下に大きな癌による腫瘍があった．ラウスは，癌がさらに肝臓，肺，心臓に転移しているのを見つけた．ラウスは農民に他のニワトリの群れにも似たような症状がなかったかを聞いた．「なかったです．この 1 羽だけでした」と答えた．明らかに癌は感染性のものではなかった．

ラウスは，ニワトリに癌を生じた原因を突き止めたかった．癌を切除し，滅菌した砂と一緒に慎重にすりつぶし，悪性腫瘍の細胞を完全に破壊した．崩壊させた腫瘍細胞を食塩水に薄めて，細菌を捉えるフィルターの素焼磁器でろ過させた．ラウスは，フィルターをろ過した液を別のニワトリに注射すると腫瘍が発生することを発見した．わずか 1〜2 週間で癌はすべてのニワトリを死に至らしめた．「(ニワトリは) やつれて冷たくなり，もうろうとしてすぐに死んだ」と彼は言った．腫瘍はフィルターを通過する何かによって生じていて，それは細菌ではないことは明らかだった．ラウスは，フィルターを通過したものはウイルスと考えた．

1911 年 1 月 11 日，ペイトン・ラウスは，『細胞がないろ過液による悪性増殖の伝播』というタイトルの論文を発表し，ウイルスが癌を起こすことを証明した最初の人となった．すぐに他の研究者は，ハツカネズミやクマネズミでラウスの発見を追試したが，うまくいかなかった．癌を起こしたウイルスはニワトリに特異的な現象であったと考えられ，ラウスは 1915 年にそれ以上の探求をあきらめた．その後の 40 年ほどは，科学者にとって腫瘍を生じるというウイルスは，よほどの変わり者しか研究しない対象になってしまった．

1910～1940年代の多くの癌の研究者がラウスの発見を無視したが，癌を生じるウイルスがいるであろうという証拠は集まりつつあった．1930年代初めにアイオワ州の獣医学者リチャード・ショップが，南西アメリカでウイルスによる巨大な疣(いぼ)が野ウサギに生じるのを発見した（多くの人がそれは伝説上の動物で鹿の角のある野ウサギの角ウサギと考えた．リチャード・ショップの疣を形成するウイルスが感染したのかもしれない*2）．1～2年後，研究者はネズミの乳腺に腫瘍を生じるウイルスを見つけた．しかし，1950年代にポーランドの難民のルドウィック・グロスが，ネズミに白血病をきたすウイルスを発見するまでは，癌を生じるウイルスは研究の中心にはならなかった．10年後，スコットランドのグラスゴー大学のウィリアム・ジャレットが，ネコの間で感染するウイルスが白血病を生じることを発見した．ウイルスが癌を生じさせるだけでなく，癌を引き起こすウイルスのいくつかに感染性があることがわかった．

1966年，ラウスが死んだニワトリを解剖して50年後，彼はノーベル医学賞を『腫瘍を生じるウイルスの発見』の業績で受賞した．ノーベル賞は死後に受賞できないが，ラウスは当時86歳であった．

……

今日，癌を生じるウイルスの仲間はレトロウイルスという種類に属す．エイズ acquired immunodeficiency syndrome（AIDS）を生じる後天性ヒト免疫不全ウイルス human immunodeficiency virus（HIV）が最も有名である．ジョン・エンダースは，ニワトリに白血病を生じるレトロウイルスが含まれた麻疹ワクチンのバイアルを，モーリス・ヒルマンに渡していた．当時はわからなかったが，エンダースのチームがワクチンを作成した卵は，ニワトリに白血病を引き起こすウイルスで汚染されていた．

ヒルマンが麻疹ワクチンを開発しようとしていた当時，アメリカの20%のニワトリはペイトン・ラウスが発見した，ニワトリに白血病を引き起こす

---

*2　アメリカの未確認生物で雪男や日本でいうツチノコに相当するもので，鹿の角が生えたウサギを角ウサギと呼ぶ．人がつくり上げた架空の動物で，人の言葉を話して，ウイスキーが好物とされる．ジュゴンを人魚と間違えたように，ウサギにできた疣を角に見間違えたのかもしれないと主張している．

ウイルスに近いウイルスに感染していた．このウイルスは，ニワトリの肝臓に肝臓癌，腎臓に腎臓癌，靭帯や腱，皮膚に間質細胞癌，免疫細胞には白血病やリンパ腫をきたし，感染したニワトリの80%は白血病を発症した．このウイルスは，毎年200億円相当の収益を損失させていて，農家にとってとてつもない頭痛の種であった．さらに1960年代初め，研究者たちはニワトリに癌を生じるウイルスが人間に癌を生じさせるかどうかは知らなかったが，ニワトリの白血病ウイルスのようなレトロウイルスが，試験管の中では人間の細胞に癌を生じさせることは知っていた．「そんなウイルスが含まれているワクチンを承認させることはできない．それは最も倫理に反することだ」とヒルマンは言った．連邦政府のワクチンを承認する機関長ジョー・サマデルは，エンダースのワクチンをいち早く市場で販売するべきだとプレッシャーをかけたが，ヒルマンは，ニワトリに白血病をきたすウイルスが人間に癌を生じるわずかな可能性があることから，頑として承認させることを拒んだ．「こいつは細胞培養でつくられたワクチンで，病原性も高く，ニワトリの白血病ウイルスの入った卵で培養されたんだ」とヒルマンは回想した．「白血病を生じるかもしれないウイルスを子どもに接種するのは，我慢ならなかった．やるわけがない．でも政府は麻疹で子どもが死んでいくから接種したがった．サマデルに白血病を起こすかもしれないワクチンは決して承認させないと言ったら，奴はキレていたよ」

ニワトリに白血病をきたすウイルスは珍しくなかったが，当時誰もそれを検出することはできなかった．たとえウイルスに感染していても完全に正常な卵にみえたので，研究者はどの卵が感染しているのかがわからなかったのだ．ヒルマンは行き詰まったが，幸運なことに，1961年，カリフォルニア州バークレーのウイルス学者ハリー・ラビンが，研究室でニワトリの白血病ウイルスを検出する方法を見つけた．「ラビンの研究がすべてを変えたよ」とヒルマンは回想した．ラビンの研究成果のおかげで，白血病ウイルスに感染していない卵とヒヨコの胎芽でワクチンを作成することができた．最初にヒルマンは，白血病ウイルスに感染していないニワトリの群れを繁殖させた．しかし，（ヒルマンが働いていた）メルク社は薬をつくることはできても，ニワトリを上手に繁殖させることはできなかった．そこでヒルマンは，友人のウェンデル・スタンリーに助けを求めた．スタンリーは，1946年にウイルス粒子の構造を確立した業績で，ノーベル医学賞を受賞していた．スタンリーは，ヒルマンにカリフォルニア州のフレモントのナイルスにあった小さな農場，キンバー農場を紹介した．ここで研究者は，白血病ウイルスに感染していないニワトリの繁殖に成功した．メルク社で繁殖に四苦八苦していたヒルマンはこの成功を信じられなかったが，このキンバー農場の成果に賭けた．ヒルマンはサンフランシスコに飛び，フレモントまでの 64 km の道のりに車を走らせた．

ナイルスはこじんまりとして製粉業が盛んな土地だったが，南太平洋鉄道が果物の梱包や砂利の発掘を主要産業に変えた．キンバー農場は，1900 年代初めから配合による養鶏開発に熱心だった土地柄で，イギリス国教会派神父だった父とプロの音楽家の母の間に生まれたジョン・キンバーによって 1930 年代初めに設立された．キンバーは，卵の大きさや質，殻の厚さ，科学的な繁殖法によって産卵数もコントロールすることで，莫大な成功を収めていた．彼は，病気のない卵，病気にかかりにくいニワトリ，年間に 250 個もの卵を生む雌鶏を開発して，キンバーのヒヨコ新聞で近隣の農家と成果を共有していた．しかし，当時はキンバーの繁殖法が心ない残酷な事業だと考える人によって，食物のために動物を品種改良することは厳しい批判に曝された*3．「キンバー農場の無菌研究室で効率重視の白衣を着た労働者は，少しの人の心さえも持ち合わせていない」と，『ニワトリの本』の著者，ページ・スミスとチャールズ・ダニエルは回想した．「彼らにとってヒヨコは生まれた瞬間に半分は焼却されるか豚に食べさせて殺処分された．巨大な孵卵器で何百万の卵を孵す様子はまるで工場の製造ラインを思わせた．しかし実際は，そのような殺処分はされておらず（品種改良された養鶏の）ほとんどは偶然の産物であった」

キンバーの科学者は，白血病ウイルスに感染していないニワトリと卵をつくるために，感染していない雌鶏が生んだ卵を取り出して，有機ヨードの消毒液に浸し，慎重に無菌の孵卵器に置いた．これらの卵から生まれた雄鶏と雌鶏にさらにヒヨコを生ませた．わずか 1 世代で，白血病ウイルスに感染していないニワトリの繁殖に成功したが，決してそれは簡単ではなかった．

---

*3　背景としてキリスト教の考えでは，神が創造した生き物に改良を加えることは，罪とされた．

他の養鶏場から 60 m 離れた風上で養鶏し，ハエやネズミ類と接触しないように隔離した．さらに，養鶏場に入る職員は防護服に身を包み，消毒液を含んだ足マットで靴を消毒してから入った．当時ヒルマンは，メルク社においてそのような施設やノウハウを持ち合わせていなかった．

ヒルマンはキンバー農場に到着してメインのオフィスに入り，主任研究者のウォルター・ヒューとの面会を求めた．ヒューに，白血病ウイルスに感染していないニワトリを売ってくれないかともちかけた．「それは私たちの研究成果なので，売ることはできません」とヒューが答えた．ヒルマンは次にどうしようか考え，「それではあなたの上司に会わせていただけないか」と頼んだ．ヒューはヒルマンを養鶏場の研究所長 W.F. ラモルーのオフィスに連れて行った．結果は同じで，ラモルーも売ってはくれなかった．ヒルマンは「今から 1 年後に麻疹で死ぬ子どもがたくさん出ます．それを防ぐために，あなたは何かをすべきではないでしょうか」と粘ったが，ラモルーは関心を示さず，「お売りすることはできません」と言った．ヒルマンはオフィスを出たあと立ち止まって振り返り，もう一度だけ粘ってみた．ヒルマンは，ラモルーに自分の故郷の訛りがあることに気づいて，「出身はどちらですか」と尋ねた．「ヘレナです」とラモルーは答えた．「私はマイルズです」とヒルマンは言って手を差し伸べた．すると「全部もっていきなさい」とラモルーがはにかみながら言った．「1 羽 1 ドルでね」*4．最初の麻疹ワクチンは，ウイルス学者と養鶏家の協力が必要であった．どちらもモンタナ州の出身でなければ，命を救うワクチン開発の道のりはもっと長いものになっていただろう．

ヒルマンは，のちにメルク社で白血病ウイルスに感染していないニワトリの繁殖を始めた．そして 1963〜1968 年にかけて，何百万回分のエンダースのワクチンを生産した．ワクチンは効果があり，ガンマグロブリンも同時に投与しなければいけないという制約があったが，アメリカでの麻疹の発生率は減少した．しかし，ヒルマンだけが麻疹ワクチンを開発していた研究者ではなく，メルク社だけが開発企業でもなかった．2 社の製薬企業がそれぞれ

*4　ヘレナはヒルマンの故郷のモンタナ州の州都で，ラモルーと同郷だったことが幸いした．

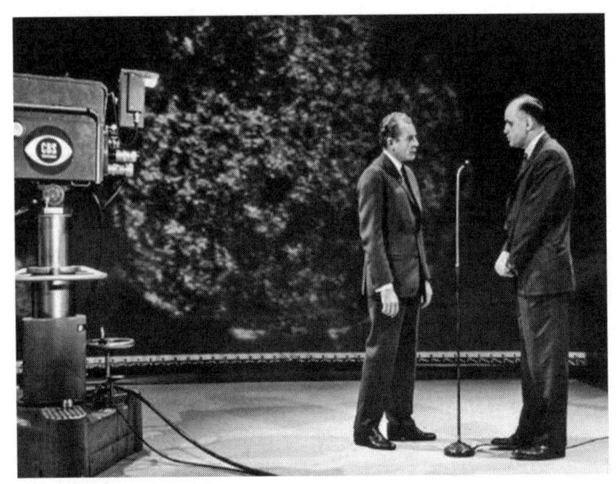

麻疹ワクチンの業績でモーリス・ヒルマンは，CBS のチャールズ・コリングウッドにインタビューを受けている．番組の中タイトルは“飼いならされたウイルス”（1963 年）

独自のワクチンを開発した．1 社は，動物のワクチン会社でイヌの腎臓からワクチンを作成したが，市場に出たのは 3 週間だけだった．「あのワクチンは麻疹ウイルスよりも危険だった」ヒルマンは言った．もう一つのワクチンは，ホルムアルデヒドで生の麻疹ウイルスを不活化処理したもので，100 万人のアメリカの子どもに投与されたが，免疫は危険なくらい短期間しかもたない代物であった．公衆衛生当局は，4 年だけ販売したところで不活化麻疹ワクチンを市場から撤去した．

ヒルマンのワクチンは成功したが，ガンマグロブリンと同時に投与しなければいけないのが面倒であった．この問題を解決するために，ヒルマンはエンダースのワクチンをヒヨコの胎芽でさらに 40 回継代培養した．彼はこのワクチンをモラテン（Moraten）株と名づけた．Moraten は，More Attenuated Enders（より弱毒化したエンダース）の頭文字をとった．メルク社は，1968 年に最初のモラテン株を分配した．それ以来，アメリカで用いられる唯一の麻疹ワクチンとなり，1968～2006 年で何億回分も投与された．結果として，アメリカで毎年麻疹に罹患する人の数は 400 万人から 50 人未満まで減少した．世界的には，毎年麻疹によって死亡する人の数は 800 万人から約

5,000人まで減少した．麻疹ワクチンは，毎年700万人以上の命を救っている．元となったキンバー農場のニワトリの群れの子孫は，今もメルク社で飼育され今日のワクチンを生産している．

もしモーリス・ヒルマンがニワトリの白血病ウイルスに感染した卵で麻疹ワクチンを作成していたらどうなったであろうか．そのワクチンは，白血病や他の癌を引き起こしただろうか．答えは1972年に明らかになるが，それはヒルマンが最初の麻疹ワクチンの認可を得てから10年後のことだった．研究者は，第二次世界大戦の3,000人の退役軍人を調査した．彼らはニワトリの白血病ウイルスに感染した可能性の高い卵でつくられた黄熱病ワクチンを受けていたからだ．結果は，白血病や癌は生じない，であった．ニワトリの白血病ウイルスはニワトリに癌を生じさせたが，人間には生じさせなかった．しかし，モーリス・ヒルマンが麻疹ワクチンを開発したとき，彼はそれを知らなかった．「私は危険を冒すことはできなかったよ」と回想している．

咳，感冒，癌，そしてニワトリ

“このミキサーは，アメリカの飲み物に革命を起こすよ”

フレッド・ワーリング*1

シカゴ大学を離れてE.R. スクウィブ社に移った1944年からメルク社で麻疹ワクチンをつくった1968年の間，モーリス・ヒルマンは，とんでもないワクチンをつくろうとしていた．癌を予防するワクチンである．

麻疹，ムンプス，パンデミックインフルエンザを予防したヒルマンのワクチンには，一つの共通点があった．それは，どれもニワトリを用いてつくられていたのである．「ニワトリは私にとって親友みたいなものだよ」と彼は言った．「ニワトリに催眠術すらかけることができたよ．やり方は，ニワトリを横に寝かせたらその白い羽を見つめさせるんだ．羽に釘付けになるよ．ニワトリは私をとても助けてくれた．今度は私が助ける番かな」．ヒルマンがついにニワトリに借りを返す約束を守ったとき，彼は同時に，ハーバート・フーヴァー(第31代アメリカ大統領) が公約した決して実現しなかった約束を果たした．

アメリカ大統領の1928年選挙キャンペーンで，共和党国家委員会による新聞広告は，ウォレン・ハーディング (第29代アメリカ大統領) とカルビン・クーリッジ (第30代アメリカ大統領) が労働時間を減らして収益性を向上させたことを宣伝し，不満をそらすため，後世によく知られた言い回しの“す

*1 ワーリング・ブレンダーというミキサーを売り出したミュージシャン．当時，ヒットした商品だった．ジョナス・ソークのワクチンをつくるのにも使われた．

べての鍋には鶏肉を”，さらに“すべての裏庭には乗用車を”と（有権者に）訴えた*2．宣伝は，ハーバート・フーヴァーに投票すれば繁栄が続くことを強調した．すべての鍋に鶏肉を提供するという約束は，とても魅力的に聞こえた．今日の七面鳥のように，ニワトリは高価で何か特別なお祝いのときにしか味わえない食べ物であった．しかし，ハーバート・フーヴァー大統領の任期中，1929 年に株価の大暴落が起きて 1930 年代の世界大恐慌が始まり，彼がその約束を守ることはなかった．

ヒルマンは子どもの頃，自分の農場でみたニワトリの奇妙な病気を覚えていた．「毎年，死因や病因がわからないニワトリがいた」．ヒルマン家の食卓に並ぶニワトリの中には，やせ細って弱っていたり，皮膚や臓器に岩のようにひどく硬い腫瘍があるものもあった．「エディス叔母さん（養母）は，ときどきニワトリを絞めた．皮膚の下にしこりやどこかに腫瘍を見つけたときは，これは食べちゃだめね，と言ったよ」．数年後，この謎の病気は，マレック病と名づけられた．1960 年代初め，研究者がマレック病はヘルペスウイルスによって生じることを突き止めた．

マレック病はヒルマンの農場だけの問題ではなく，アメリカで生産されるニワトリの 20％が影響を受けていた．この病気は脚の神経を侵して麻痺を生じさせ，ニワトリは水や餌を摂れなくなったり，他のニワトリに踏みつけられたりして死んでいった．農家は感染したニワトリの脚が下がっているのを見て，部分麻痺と呼んだ．ウイルスは，皮膚，卵巣，肝臓，腎臓，心臓，脾臓に癌を生じさせ，感染したニワトリの 1/3 を死に至らしめた．治療法もなかった．農家は感染したニワトリは群れから離して殺処分した．

マレック病は感染力がとても強かった．ウイルスは，鳥小屋の空気中に舞った細かくて軽いフケに潜んでいた．「部分麻痺で死んでしまうニワトリは珍しくなかったよ」ヒルマンは回想した．「ニワトリ小屋の中は，ニワトリのフケが紐にたくさんついていた．天井から吊るしているワイヤーがあって，（フケが）まるでミツバチが群れている巣のようだったよ」．表面に電荷を帯びているせいで，フケがワイヤーにまとわりついた．「静電気のせいで，

*2　スキャンダルが多かったハーディング大統領は任期中に急逝し，副大統領のクーリッジが引き継いだ．“すべての鍋には鶏肉を”は選挙で有名になったキャッチコピー．国民に高価な食べ物と車までもてる豊かさを約束した．

4〜8Ｌくらいのニワトリのフケがそこにあった」．何ヵ月も空気中に吊るされているフケが少しずつ散らばることで，ニワトリ小屋や農場の間を容易にウイルスが拡散していった．

ヒルマンはマレック病をみたことがあり，覚えていた．ミシガンの獣医学研究者ベン・バーミスターは，マレック病のウイルスに似たヘルペスウイルスが七面鳥やウズラに病気を起こすことを発見した．ヒルマンには突破口が見えた．「ある日，東ランシング地区養鶏センターのバーミスターから電話があった」ヒルマンは回想した．「“モーリス，七面鳥からウイルスを分離できた．ニワトリに接種したらマレック病に耐性を示したよ”．そこで私は，“ベン，明日そっちに行くよ．それをどうしたい？”と聞いた．ベンは私に，“わからない．実験結果をみただけで，どうしたらいいのか検討もつかない”と言った」

ヒルマンは，バーミスターの七面鳥のヘルペスウイルスを研究室で培養し，日齢1のヒヨコに接種させるとマレック病が予防できることを確認した．しかし，ヒルマンがマレック病のワクチンを生産するには，もう一つの壁があった．ニワトリのワクチンビジネスに参入することについて，メルク社の幹部を説得しなければいけなかった．メルク社の研究のトップであり，ヒルマンの上司であるマックス・ティシュラーは，取締役員との会議の場を設けた．ティシュラーは動物のワクチンをつくることには興味がなく，取締役員も反対するだろうと思っていた．「ティシュラーからは，製品を開発することに嫌味を言われたよ」ヒルマンは思い返した．「私は取締役員のところに行くように言われた．役員は，“それは素晴らしい，進めなさい”とあっさり承認した．会議のあとティシュラーが追いかけてきて，なぜこうなったのかと私を問い詰めたので，“私に取締役会議に出席するように言ったのはあなたでしょう”と返事をした．“そうだけど，話を進めてほしくなかった．われわれは養鶏ビジネスをしていない．マレック病のワクチンは研究室を疲弊させてるんだ”と彼は言ったけど，あれは世界で最初の癌のワクチンだったんだよ」．メルク社が本当にそうしたかったかはわからないが，結局，ニワトリのための製品を販売することになった．そしてのちにニワトリも販売することになるのである．

養鶏農家は，炭水化物（穀物）をタンパク質（肉）に変換するビジネスだ．「世界には，2種類の養鶏農家がある」とヒルマンは言った．「卵をたくさん生ませる品種を扱う農家と，たくさんの肉がとれる品種を扱う農家だ．1つの会社を除いて，どれも皆マレック病にかかりにくい品種を育てている」．ニューハンプシャー州のウォルポールにあるハバード農場がその会社だった．

1921年，養鶏の学位でニューハンプシャー大学を最初に卒業した一人であったオリバー・ハバードは，ハバード農場を創設した．ハバードは，1930年代初め頃までに卵と肉の生産において他の追随を許さない品種のニューハンプシャーニワトリを開発した．しかし，一つだけ欠点があった．ニューハンプシャーニワトリは，他のどの品種よりもマレック病にかかりやすかった．「ハバード農場の養鶏は，世界中のどの養鶏農場よりも，最も効率よく炭水化物をタンパク質に変える方法だった」とヒルマンは思い返した．「でも群れがマレック病にかかると，それまでだった」．ヒルマンは，メルク社にとってのチャンスだと思った．「メルク社はチャンスをつかむために乗り出し，何をするかは決まっていた．ハバード農場を買い取り，効率よく炭水化物をタンパク質にするニワトリだけど，マレック病に対して遺伝的に弱いという欠点をワクチンで解決しようとしたんだ」

1974年，メルク社は7,000万ドルでハバード農場を買い取った．あらゆる生き物の種で初めて癌を予防するヒルマンのワクチンは，養鶏ビジネスに革命を起こした．過剰な量産によって，1羽2ドルが40セントに，10個の卵が50セントから5セントに値段が下落した．瞬く間に誰でも鶏肉を買えるようになった．そして，アメリカで最も保守的な製薬企業のメルク社は，ニワトリと卵を生産する世界で最も大きな会社になった．

マレック病ワクチンで，モーリス・ヒルマンは癌を予防するワクチンをつくった最初の人となった．また彼は，ある種のヒトの癌を治療するのに使用される薬剤を精製，特定し，量産した最初の人にもなった．

1900年代初め，ロンドンで働くスコットランド人の生物学者であるアレクサンダー・フレミングは，休暇から戻ったときに研究室で変わったものを発見した．フレミングは，皮膚や環境に常在する細菌，黄色ブドウ球菌（*Staphylococcus aureus*）の研究をしていた．彼は研究室の培地で，小さな黄金のコロニーを培養していた（ラテン語で *aureus* は黄金を意味する）．フレミングが数週間後に研究室に戻ったとき，とても残念なことに，その培地にふさふさとした緑色のカビがあちこちに生えてしまっていた．しかし，彼はまた別のことにも気がついた．培地の上にはたくさんの細菌も生えていたが，カビのすぐ周囲だけには細菌が生えていなかった．フレミングは，カビが産生している物質が細菌を殺しているのだろうと考えた．カビの名前はペニシリウム・ノタツム（*Penicillium notatum*）であったことから，フレミングはその物質をペニシリンと呼んだ．1929 年，フレミングは『ペニシリウム属の培養による抗微生物薬作用について，特にインフルエンザ菌の分離におけるそれらの使用について』というタイトルの論文を発表した．フレミングが初めてペニシリンを記述した論文は，今までに発表された中でも最も重要な医学論文とされる．

次の 6 年間，アレクサンダー・フレミングは，この新しい抗生物質（以下，広義の抗菌薬を用いる）について断続的に取り組んだ．しかし，フレミングは生物学者であって化学者ではなかったために，ペニシリン精製には成功しなかった．1935 年，発見を発表してから 6 年後，彼はあきらめた．さらに数年後，第二次世界大戦が始まり，オックスフォード大学のハワード・フローリーの研究チームが，フレミングが残した研究を拾い上げた．フローリーはペニシリンを精製して，物理的，化学的な組成を突き止め，動物とヒトで効果を試験して，大量生産の方法も示した．それは，ちょうど何万人もの連合軍兵士の命を救うのに間に合った．

ペニシリンの研究をあきらめてから 10 年後，アレクサンダー・フレミングは，ペニシリンとさまざまな感染症の治療効果を発見した業績で，ノーベル医学賞を受賞した．ペニシリンが何であるか，どのように作用するか，命を救うのにどのように用いるのかはハワード・フローリーの働きがなければ，わからなかったであろうが，彼の名前を知っている人はほとんどいない．ペニシリンから思い浮かべられるのは，アレクサンダー・フレミングである．フレミングとフローリーの関係の話は，ウイルス増殖を抑制して癌を治療する物質の最初の発見でも繰り返されるのである．

1957 年，スコットランド人のウイルス学者アリック・アイザックスは，スイス人の生物学者ジーン・リンデンマンとインフルエンザウイルスの研究を行っていた．ロンドン郊外にあるミル・ヒル研究所で，他の研究者と同様に，ヒヨコの胎芽の周囲の膜をインフルエンザウイルスが破壊するのを見つけた．しかし他の研究者と違い，彼らは最初に死んだインフルエンザウイルス

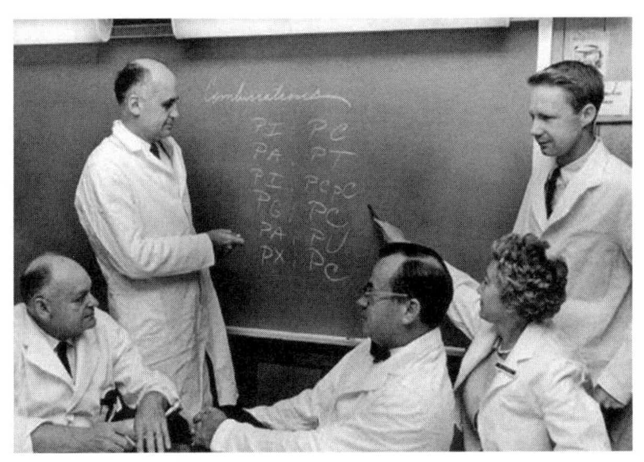

モーリス・ヒルマンとメルク社のインターフェロンチーム（1960 年代初め頃）

株でヒヨコの細胞を処理すると，生きたインフルエンザウイルスが細胞を破壊しないことを発見した．アイザックスとリンデンマンは，死んだインフルエンザウイルスに曝露したヒヨコの細胞が，インフルエンザウイルスの増殖能力を抑制する物質をつくったと考えた．彼らは，干渉する（interfering）物質をインターフェロンと名づけた．アイザックスは，生物学者は今までにない独自の物質を発見したと考えた．「ついに生物学者が基本的な粒子を研究するときがきた」と言った．「物理学者は，電子，中性子，陽子とたくさん見つけている」．多くの疑り深い科学者はこれに賛同せず，アイザックスとリンデンマンの発見は単なる想像にすぎないと切り捨てた．

残念ながら，アイザックスとリンデンマンはインターフェロンを精製することができなかったので，それが何であるか，どのように作用するのかを突き止めることができなかった．しかし，インターフェロンを大量生産する方法を編み出したヒルマンが，インターフェロン研究の分野に革命を起こした．アイザックスとリンデンマンが調整したものは，インターフェロン 70 単位/mL（小さじ 1 杯の 1/5 程度の液体）だけが含まれたものだった．しかし，ヒルマンのは 20 万単位以上であった．ヒルマンの最終的な生成物は純度が非常に高く，1 単位のインターフェロン活性がわずか 40 ng のタンパク質に含まれていた（だいたい 1 粒の砂の 1/200 万くらい）．ウイルス感染を治療する効果は，重量換算するとペニシリンで細菌感染を治療するよりも優れていた．

ヒルマンが初めてインターフェロンの精製に成功し，さらに物理的，化学的，生物学的な特質も詳細に突き止めた．ヒヨコの胚芽細胞から産生されたインターフェロンだけでなく，子ウシ，ハムスター，イヌ，ウサギ，マウス，ヒトの細胞からも発見した．彼は，インターフェロンが牛痘ウイルス，狂犬病ウイルス，黄熱病ウイルスを含む多くの動物やヒトウイルスの増殖を抑制することも発見した．さらに彼は，インターフェロンがウイルスによる感染症を予防するだけでなく，ウイルスによって生じる癌も予防することを発見した．「インターフェロンは初めての抗ウイルス薬で，すべての抗ウイルス薬の祖父に当たるだろう」とヒルマンは回想した．「癌を生じるウイルスを止められる．ほとんどすべての憎きウイルスをね」

1960 年代半ば，モーリス・ヒルマンは，インターフェロンは慢性感染症や癌の治療に役に立つと考えた．そして彼は正しかった．今日，インターフェロンは，B 型肝炎や C 型肝炎ウイルスによる慢性感染症の治療に用いられるほか，白血病，リンパ腫，悪性黒色腫などの治療にも用いられる．

ヒルマンは，漏れやすいワーリング・ブレンダーのミキサーで，一つのワクチンをつくった．1944 年，アメリカは極東を侵略する準備を進めていて，軍部は世界で最も多い脳の感染症の一つ，日本脳炎ウイルスと呼ばれるウイルスを恐れていた．カ（蚊）によって媒介される日本脳炎ウイルスは，発症者の 3 人に 1 人が痙攣，麻痺，昏睡，そして死に至り，残りの 1/3 に回復しない脳障害を残した．実際に東南アジアでは，いまだ日本脳炎ウイルスはよくみられる感染症である．毎年発症する 2 万人のほとんどが子どもで，6,000 人が死亡する．

アメリカ兵は日本脳炎ウイルスに曝露したことがないので，アジアの子どもと同じようにその病気と後遺症に苦しむ可能性が高かった．軍衛生当局は，製薬企業に日本脳炎ウイルスワクチンの生産の入札に参加するように促した．ヒルマンは，ちょうど E.R. スクウィブ社の仕事を始めたところで，彼はスクウィブ社に契約を勝ち取ってほしかった．ヒルマンはシカゴ大学にいたとき，日本脳炎ウイルスはマウスの脳で培養できて，ホルムアルデヒドで不活化できることを発見していた．彼は，ロシアと日本で行われた研究で，ホルムアルデヒドで不活化した日本脳炎ウイルスで病気を予防できることも知っていた．「われわれスクウィブ社は，1回分を3ドルの費用で，30日以内に生産施設を立ち上げられると言って入札をした」と彼は言った．

ヒルマンは軍のために何十万回分ものワクチンをつくると約束したが，スクウィブ社は彼の愛国的な熱意に共感せず，ヒルマンが大量のワクチンをそんなに早く生産することは不可能だと考えていた．「工場予定地には，馬の古い納屋以外に何もなかった」ヒルマンは回想した．「30日で生産を開始しなければいけないのに，会社は技師1人だけをよこした．私に向かって“30日で生産を開始するのはあまりにも無茶じゃないか？”とのたまった．そこで，2人でまず座って研究室をつくる方法から考えた．納屋から馬の肥やしをブルドーザーで取り除いて，コンクリートの床にペンキを塗った．干し草が積み重なっていたロフトの2階と階段を掃除した．そこでまず電気を引いて，暖房を入れた」

ヒルマンのワクチンをつくるため，技師はマウスの脳に日本脳炎ウイルスを注射し，ウイルスが増殖するまで1〜2日ほど待った．ヒルマンは次に起きたことを思い出した．「女性技師がマウスを取り出し，エーテル（麻酔薬）で殺処分した．ライソール（消毒液）にマウスを浸したら，頭から皮膚をはがしてハサミで脳をえぐり出した」．ウイルスをホルムアルデヒドで不活化処理をする前に，ヒルマンは何百匹という小さなマウスの脳をワーリング・ブレンダーのミキサー(有名なバンドリーダーだったフレッド・ワーリングの名前をつけて宣伝した）に入れた*3．ときどきミキサーにかけた脳が漏れ出て，技師が日本脳炎に感染しないかと冷や冷やした．「フレッド・ワーリングのカクテルジュースのミキサーに脳を入れたよ．こいつがいまいちで底から漏れるんだ．ときどきミキサーの上から脳が飛び出すこともあったよ．ワーリングはカクテルジュースが少しくらい漏れるのは気にしなかった．でもマウスの脳が床に漏れたときは，本当に恐ろしかったよ」（どんな理由であれ，1950年代にワーリング・ミキサーのTVコマーシャルでは，マウスの脳をミキサーにかける機能については紹介していなかった）．8時間のシフトで30人の女性技師が1分間に2匹のマウスを処理し，1日で3万匹のマウスの脳を取り出

＊3　当時，組織を均質に破壊処理する器具がなく，家庭用として販売されていたミキサーは医療現場や実験でも用いられていた．

した．日本脳炎ウイルスワクチンは3回接種を行うので，60万人の米軍兵に接種する十分な数を確保するのに3ヵ月かかった．軍の疫学担当官は，第二次世界大戦の後半でヒルマンの日本脳炎ウイルスワクチンが効果があったかの調査は行わなかった．しかし，おそらく数千人の兵を病気から守ったとされる．今日でも日本脳炎ウイルスのワクチンは，マウスの脳からつくられている*4．

ヒルマンは，次々とワクチンを作成した特筆すべき成功の業績があるが，世界中で最も流行していて最もやっかいな感染症，感冒（風邪）の予防ワクチンには失敗した．しかし，挑戦はした．

感冒は有史以来，ヒトの伝染病であった．治療しようとする数えきれない挑戦は，通常失敗に終わる．紀元前5世紀，ヒポクラテス（古代ギリシャの医師）は，何回やっても治療目的で血を抜くことは効果がなかったと記録している．1世紀，大プリニウス（古代ローマの博物学者）は，マウスの毛のはえた鼻にキスをすることを勧めた（当然，効果はなかった）．18世紀に，ベンジャミン・フランクリン（アメリカの政治家，物理学者）は，感冒はヒトからヒトへうつり（これは正しい），湿気と寒さを避ければ感冒にかかりづらくなる（これは間違い）と言った．今日感冒は，ムラサキバレンギク（エキナセア），セイヨウオトギリ（セント・ジョーンズ・ワート），ビタミンC，ビタミンE，亜鉛で治療される*5．しかし，おそらく一番良いアドバイスは，19世紀の著明な内科医ウィリアム・オスラーが残した．「感冒を治療する方法は一つだけだ」彼は言った．「それは気にしないことだよ」

感冒は，急性疾患の約半分を占める原因である．ウイルスの培養，同定，複製などの技術が驚異的に進歩して，これらのウイルスへの免疫応答メカニズムが解明されているにもかかわらず，科学者や研究者は感冒を予防することができていない．

多くの感冒に関する理解は，第二次世界大戦に間接的な影響を受けてい

---

*4　日本国内の日本脳炎ウイルスワクチン製造では，マウスの脳はもう使用していない．細胞培養の技術で作成されている．

*5　ムラサキバレンギク，セイヨウオトギリは，ハーブ療法で用いられる．ビタミンや亜鉛も含めて，感冒の治療で明らかに科学的な効果があるものはない．

る．アメリカ陸軍が戦争終盤にイギリスから撤退したとき，ハーバード大学医学部の医師が勤務していたイングランドのサリスバリーにあった陸軍病院の建物を残していった．ヒトから初めてインフルエンザウイルスの培養に成功したイギリスの研究者クリストファー・アンドリュースは，廃墟となった建物に感冒研究部門を設置した．次の4年間で，アンドリュースはこの研究部門で2,000人の成人に10日間の休暇を取ってもらい，研究を行った．感冒に罹患しているヒトの鼻腔や咽頭の洗浄液をボランティアの人に投与したらどうなるかを観察したかった（その内容から休暇とは思えないが）．アンドリュースは，いくつか驚くべきことを発見した．感冒のウイルスを投与された半数のヒトが感冒を発症した．女性のほうが男性より感冒に罹患しやすかった．開発されていた抗ヒスタミン薬は効果がなかった．寒がっているヒトは感冒に罹患しにくかった．アンドリュースは，ウイルスを投与されたヒトに濡れた水着で30分間，すき間風の中に立つように依頼することで，最後の特徴を見つけた．彼はまた，あるヒトから採取した感冒ウイルスを投与されたヒトに，数ヵ月後違うヒトから採取されたウイルスを投与してみると，（免疫はなく）感染から守られなかったことを発見した．

1953年秋，感冒を予防する最初の重大な発見があった．ジョンズ・ホプキンス病院で働く34歳の生物化学者ウィンストン・プライスは，看護学生の鼻腔からウイルスを分離した．ジョンズ・ホプキンス（Johns Hopkins）の頭文字をとって，JHウイルスと名づけた．ウイルスをサルの腎臓細胞で培養し，ホルムアルデヒドで不活化して，地元の訓練校で100人の少年に注射した．結果は劇的であった．次の2年間，プライスのワクチンを受けた子どもは，受けていない子どもに比べて，8倍感冒に罹患しにくかった．プライスは慎重だった．「感冒のすべてに効果のある治療ができるという考えは，完全に早とちりだ」と彼は言った．「これは，まだ最初のくさびを打ち込んだにすぎない．パイでいえば最初の一片を手にしただけで，今までなかった始まりを見つけただけだ．似たような方法を使って，感冒の原因となる他のウイルスをさらに培養できれば，残りのパイも手にすることができるかもしれない」

科学者と医師は，プライスの発見を革新的な研究だと騒ぎ立てた．ニューヨーク市の公衆衛生研究所の所長ジョージ・ハーストは，「プライス医師の新しいJHウイルスの業績は，必ず感冒を克服する手がかりになる」とまで言った．年末までには，あるワクチンメーカーは，感冒を予防するワクチンがもうすぐでき上がるだろうと言った．しかしワクチンを作成するには，研究者たちは感冒の原因となるウイルスが何種類あるのかを見つける必要があった．1960 年代初め，モーリス・ヒルマンは答えを見つけた．ヒルマンは，メルク社の社員，ペンシルベニア大学の学生，フィラデルフィア小児病院に入院した子どもの喉から綿棒で検体を採取した．さらに他の研究者からも感冒のウイルス検体をかき集めた．研究室の細胞でウイルスを培養し，感染したばかりのヒトから血液を採取し，ウイルスが免疫学的に似ているか異なっているかを血清で検査した．ヒルマンは，54 種類の感冒のウイルスを培養し，そのうちの 41 種類が彼の研究所で初めて培養されたものだった．さらにヒルマンは，一つの種類の感冒のウイルスに自然感染したら，最低 4 年間は同じウイルスによる病気から守られることを発見したが，他の種類の感冒のウイルスによる病気からは守られなかった．感冒がありふれているのは，感染して免疫が持続しないから（何回も罹患するの）ではなく，感冒を引き起こすウイルスがたくさんあり過ぎるからであった．「もし感冒を引き起こすウイルスが 1 種類だけだったなら，麻疹やムンプスワクチンのように終生，ワクチンで感冒にかからないようにすることができた」とヒルマンは言った．

ヒルマンは，複数の異なる感冒のウイルスを 1 つのカプセルに入れることで感冒のワクチンをつくろうとした．1965 年 5 月 26 日，当時の倫理では問題がなかった実験で，ニュージャージー州のヴァインランド州立学校で 19 人の精神発達遅滞の子どもにワクチンを服用させた．ヒルマンは，頻回に胃の X 線撮影を行って，どこでカプセルが開いたかを追跡した．感冒の生ウイルスワクチンを飲み込んでも誰も症状をきたさなかったが，誰も抗体を産生しなかった．ヒルマンが感冒のワクチンをつくろうとした試みは失敗した．そこでヒルマンは，ワクチンがつくれそうな，ある程度類似性のある感冒のウイルスを見つけようとしたが，見つけられなかった．「それらの分離株の間では，全く交差性がなかった」と彼は言った．今日，100 種類以上の感冒のウイルスが見つかっているが，誰も予防するワクチンをつくることができていない．

それではなぜウィンストン・プライスがバルチモアで行ったワクチン試験は効果があったのか？　100 種類以上の感冒のウイルスがあるのに，なぜ

1つだけのウイルス分離株を含むワクチンが，わずか2年の間で感冒を劇的に減少させたのか？　真実は異なった．「彼の研究は，まったくのでっち上げだった」とヒルマンは言った．「プライスはデータを捏造した．ウォルター・リード研究所で働いているときに気がついたよ」．誰も1950年代中頃のウィンストン・プライスの見つけた成功を，追試験で確認することはできなかった．100種類以上のウイルスが原因の病気をわずか1種類のウイルスを使って予防するなど，誰もできないであろう．

ヒルマンは，感冒のワクチンをつくることには失敗したが，感冒がなぜありふれているかを突き止めた．次にヒルマンは，妊婦に感染しない限りほとんどの医師が無視してきたウイルスに目標を定めた．

恐ろしいものをつくりしもの

“信じるものをもてなければ，もっているものを信じるしかない”
ジョージ・バーナード・ショー（アイルランドのノーベル文学賞受賞者）

1941年，オーストラリアのシドニーで，2人の母親がクリニックの待合室で会話に夢中になっていた．2人とも膝に赤ちゃんを抱えていた．しばらくして，2人とも同じ理由でそこに座っていることを知った．2人の赤ちゃんは目が見えなかった．この不幸が起きた手がかりを探すため，2人は妊娠中の様子を比べ合った．2人とも，妊娠中シドニーの外には出ていないし，目に問題のある親族もいなかった．食事もきちんと摂り，必要なビタミン剤もきちんと服用した．2人にはもう一つの共通点があった．妊娠初期に，2人は三日ばしか（風疹）に感染していた．看護師のデスク上の書類を整理しながら，眼科医ノーマン・マッカリスター・グレッグは，その会話を聞いていた．グレッグは，小児期の軽い感染症である三日ばしかを思い起こした．それが失明を引き起こしたとは信じられなかった．

風疹は，麻疹に似た病気としてドイツ人の医師が最初に発見したことからドイツの麻疹と呼ばれ，その後インドの男子全寮制学校で起きたアウトブレイクで，イギリスの医師が風疹と名づけた*1．医師は，生徒が最初に耳の後ろと首の後ろのリンパ節が腫れて不快だったことを報告した．1～2日で発

*1　風疹は，日本では3日で治る軽症のはしか（麻疹）という意味で，三日ばしかとも呼ばれる．

熱と眼の充血が起きてだるくなり，次に紅くて皮膚から少しだけ盛り上がった皮疹が髪の生え際から顔全体に広がった（ラテン語で，風疹“*rubella*”は，少しだけ紅いという意味）．皮疹はほとんど気づかれず，熱も微熱でだるさも軽く，数人の少年が学校を休んだだけであった．他の発熱と皮疹をきたす病気である麻疹（はしか），水痘（水ぼうそう），しょう紅熱（A 群溶連菌）に比べると，風疹は最も軽い子どもの病気に思えた．

次の数週間，グレッグは先天異常のあった赤ちゃんの母親のカルテをすべて調べた．2 年前の 1939 年，風疹の流行がオーストラリア大陸を襲ったことを知っていた．記録を調べるにつれてグレッグは，風疹流行の 9 ヵ月後から盲目の赤ちゃんをたくさん診療し始めているという不快な感触を得た．母親の子宮の中で，風疹が赤ちゃんに影響を与えた可能性はあるだろうか？グレッグは，78 人の盲目の赤ちゃんを見つけ，そのうち 68 人の母親が妊娠初期に風疹の症状があったことがわかった．

1941 年，今では画期的な発見の論文とされる『風疹の母親に引き起こされた先天性白内障』を，（国際的には）ほとんど誰も知らず読まれない医学雑誌であるオーストラリア眼科学会会報に発表した．彼は 50 歳だった．これまで一度も科学論文を執筆したこともなければ，医学研究者の間で知られているわけでもなく，医学研究の中心で影響力のあった欧米から遠く離れた大陸に住んでいた．グレッグが無名であったことと，ウイルスが先天異常をきたすということが今まで誰も提案したことがない現象であったことから，彼の発見は疑われた．ほとんど誰も信じなかった．

多くの研究者は疑っていたが，何人かはグレッグの仮説に興味をもった．彼の発見から 20 年後，オーストラリア，スウェーデン，イングランド，アメリカの研究者がようやく彼の発見を確認し，さらに新たな発見をした．妊娠中の風疹感染は，子どもの盲目を引き起こすだけでなく，心臓病，難聴の原因になることを発見した（ウイルスや薬物が子宮内で胎児に障がいをきたす物質を催奇形物質と呼ぶ．原語の直訳では，恐ろしいものをつくりしもの）*2．

風疹の流行は 20 世紀を通じて発生していたが，アメリカ人は 1960 年代初め頃まで，風疹の本当の恐ろしさを経験しなかった．1963〜1964 年の間，記録上，最悪の風疹の大流行が発生し 1,200 万人のアメリカ人が風疹に罹患した．感染した中には何千人もの妊婦がいた． ウイルスは，受胎して間もない6,000人の胎児を流産させ，出産時に2,000人の新生児を死に至らしめた．さらにウイルスは，2万人の出生前の胎児に一生残る障がいを生じさせ，肝臓に感染して肝炎，膵臓に感染して糖尿病，肺に感染して肺炎，脳に感染して精神発達遅滞，難聴，盲目，てんかん，自閉症などを合併させた．10人中8人の妊婦が妊娠初期に風疹に感染して，ウイルスによって重い障がいを抱えた子を生むということを知ると，母親は生まれていない子どもを生かすのか殺すのか，“ソフィーの選択”を迫られた*3．重くのしかかった見通しの暗さを受け入れたくないという思いで，5,000人の女性が人工妊娠中絶を選んだ．そして多くは再び妊娠できない身体になってしまった．

風疹が1960年代初め，世界中を席巻して流行していた頃，ベトナム戦争が始まった．10年後に戦争が終わるまでに，5万8,000人のアメリカ人が命を落とした．アメリカ本土では，風疹ウイルスが1年間に30万人の子どもを死に至らしめるか，障がいを生じさせていた．しかし，ベトナム戦争と違ってアメリカの子どもにおける風疹との戦争は，ニュース速報が流れることも，デモが行われることも，議会で白熱した議論になることもなかった．

風疹ウイルスが最初に先天性の障がいをきたすことがわかった感染症だが，それだけではなかった．梅毒を生じるトレポネーマ・パリダム（*Treponema pallidum*）という細菌，トキソプラズマ（*Toxoplasma*）という寄生虫，水痘ウイルスなども先天性の障がいをきたした．しかし，どの微生物も風疹ウイルスほど，生まれる前の子どもに高い頻度で徹底的に一貫性をもって障がいをきたすものはなかった．

……

---

*2　催奇形物質は奇形を生じる原因物質で，遺伝子などを傷害して胎児発生に異常が生じる．英語では“teratogen”という．“terato”はモンスター，恐ろしいもの，“gen”は原因となるものという意味がある．歴史的に生まれつきの奇形は，忌み嫌われる恐ろしいもの，神の罰などの否定的な解釈，しばしば差別や迫害もされてきた．現在は，生まれつきの異常は単なる病気の一つであり，過度な否定的解釈や差別はすべきではないと考えられる．

*3　小説が原作でメリル・ストリープ主演の映画にもなった『ソフィーの選択』からきている．母親のソフィーには10歳の息子と7歳の娘がいた．ナチスドイツの強制収容所に3人は連行され，子どものどちらか選んだほうだけを生かしてやるという選択を突きつけられる．どちらも選べないような選択のたとえ．

1960年代初め，歴史上，最悪の風疹の流行が起きる少し前，モーリス・ヒルマンは，風疹ワクチンをつくる仕事に取りかかった．ヒルマンは，大規模な風疹のアウトブレイクが，アメリカで1935年，1943年，1952年，1958年と7年前後に1回あったのを知っていた．ワクチン開発中の1963～1964年に，風疹の流行を目の当たりにした．そして次は，1970～1973年にくると予想した．まだ生まれていない子どもの命を救うという希望を成し遂げるには，風疹ワクチンの開発を急がなければいけなかった．

ヒルマンは，フィラデルフィアのベノイットという姓の8歳の少年の咽頭から風疹ウイルスを分離した．そのワクチンは，ベノイット株として知られている．ヒルマンは，ウイルスをサルの腎臓細胞とアヒルの胎芽で培養することで弱毒化した．1965年1月26日，ヒルマンは，フィラデルフィア周囲のグループホームにいた精神発達遅滞の子どもの腕に風疹ワクチンを注射した．全員が風疹の抗体を獲得し，誰も病気を発症しなかった．数ヵ月後，ペンシルベニア州で風疹の小さな流行があって，ワクチンを接種していない子どもの88%が罹患したが，ワクチン接種をした子どもは，全員感染から守られた．自信をもった彼は，もっと多くの子どもで試験をするのが待ちきれなかった．しかしヒルマンの努力は，聞いたことも会ったこともない人にくじかれた．研究者でも，医者でも，政治家でも，製薬企業の重役でも，公衆衛生担当官でもないが，医学や科学の世界では誰よりも力をもった人であった．

彼女の名前はメリー・ラスカー，広告業界重役のアルバート・ラスカーの妻であった．「アルバートは新しいお金を生み出す策略を知っていた．それは無償で働くことだった」とヒルマンは回想した．アルバートは高校を卒業してすぐに，ニューヨーク市の広告企業ロード&トーマス社に就職した．彼は自分が若いから誰も興味をもってくれないのを知っていて，無償で働くことを申し出た．そして顧客の株で支払うよう頼んだ．いくつかの顧客がフォーチュン500の企業になったとき，アルバート・ラスカーは億万長者になっていた*4．彼は28歳でロード&トーマス社のオーナーになって，2年後には引退した．1940年，アルバートは60歳で40歳のメリー・ウッダード

＊4　経済誌のフォーチュン誌が毎年発表する，アメリカのトップ500社の企業のこと．

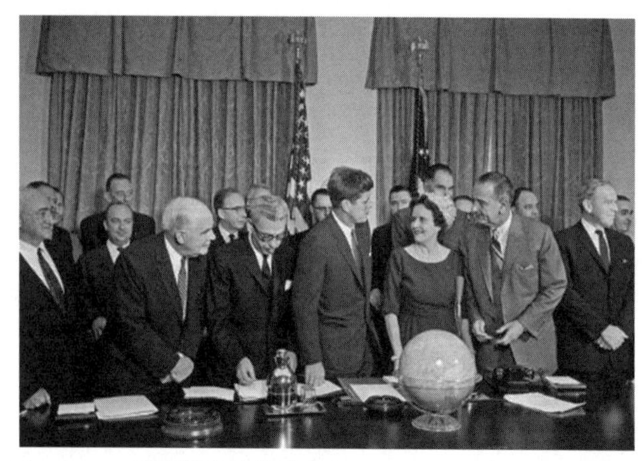

ホワイトハウスで，雇用機会均等委員会でメリー・ラスカーは，ジョン・F・ケネディ大統領とリンドン・ジョンソン副大統領の間に立っている（1961年4月11日）（ベットマン・アーカイブの厚意）

と結婚した．2人が出会ったとき，メリーはニューヨーク市のラインハルト画廊で，フランス巨匠画家の個展を開催していた．ウィスコンシン州のウォータータウン出身で，ラドクリフ女子大学を1923年に卒業し，アメリカに戻る前，イギリスのオックスフォード大学でも短期間学んだ．1942年，メリーは夫に，メリー・アルバート財団をつくるよう説得した．

20世紀はたくさんの慈善家が社会を変えようとしたが，不屈の意思，勇気，そしてメリー・ラスカーのような資産を持ち合わせていた人は稀有であった．彼女の1930年代と1940年代の家族計画に対する寛大な寄付は，アメリカの家族計画推進運動の主要な財源になった．しかし，彼女の本当の情熱は医学研究にあった．ラスカーは，1971年の連邦政府の法案で，癌の克服を国家目標に規定することの責任者だった．彼女は，国立衛生研究所National Institutes of Health（NIH）の中にある最初の施設，国立癌研究所の創設に尽力した力強い立役者だった．科学者とメディアは，メリー・ラスカーを崇拝した．ジョナス・ソークは言った．「メリー・ラスカーは，科学と社会を引き合わせる仲介者です」．陸軍の移動外科病院（MASHチーム）の人工心肺の発明者で心臓移植の先駆者であるマイケル・ドゥベーキーは言った.「NIH に花が咲いたよ. それはメリー・ラスカーがあらゆる手を尽くして, 生み育ててくれたからだ. 彼女はそこにいるだけでなく, 財源を確保したからだ」. ビジネスウィーク誌は彼女を“医学研究のフェアリーゴッドマザー(魔法使いの妖精)”と呼んだ. ラスカーは, フランスのレジオン・ドヌール勲章, 大統領の自由勲章, 議会黄金名誉勲章を受勲している. また, 彼女はアメリカの生物医学研究で最も権威のあるラスカー賞を創設している(受賞者はのちにしばしばノーベル賞をとった). しかし, 彼女の多くの素晴らしい功績にもかかわらず, モーリス・ヒルマンはメリー・ラスカーを恐れた.「やったことのすべての功績にメリー・ラスカーも加えないといけない」彼は言った.「そして, 彼女は私たちを(科学界から)抹殺することもできる」

ラスカーはメルク社に電話をして, ヒルマンの上司でメルクリサーチ研究所所長のマックス・ティシュラーにニューヨークまで会談にくるように言った. ラスカーは, メルク社とティシュラーに風疹ワクチンの開発をやめてほしかった. 生物製剤基準局(アメリカの新規ワクチン製剤を認可する責任組織)のハリー・メイヤーとポール・パークマンが, 陸軍で徴兵された兵士から採取した風疹ウイルスからワクチンを開発していて, サルの腎臓細胞で77 回継代培養していたことを彼女は知っていた. メイヤーとパークマンはワクチンを認可する部署で働いていることから, ヒルマンのワクチンよりも先に認可されるであろうとラスカーは考え, 開発競争によって進行が遅れるのを望ましいと思わなかった. 最初, ラスカーはティシュラーとだけの会談を望んだが, ティシュラーが断って, ヒルマンが同席するなら会談すると答えた.「ある日, マックス・ティシュラーから電話があったよ」とヒルマンは言った.「彼は, “ハリー・メイヤーという奴を知っているか?”と聞いた. “メリー・ラスカーは, 彼が風疹ワクチンをつくったと言っている. 彼女が何人かに話していたらしいが, 彼女はそれがかなり良いワクチンだと思っているらしい. われわれがニューヨーク市の彼女のアパートに出向いたときに, 彼女の意向を伝えたいようだ”」. ティシュラーにとって, ヒルマンは強力な味方だった.

……

マックス・ティシュラーは, メリー・ラスカーのように昔はやりたいようにやっていた. ヨーロッパのユダヤ系移民として 1906 年に生まれ, 6 人きょうだいの5番めで，厳しい少年時代を生き抜いた．彼の父は靴職人で，彼が5歳のときに家族を捨てた．家族の収入を助けるため，新聞売り，薬剤師の助手，地元のベーカリーのドーナッツ宅配などの仕事をした．彼は優秀な生徒だった．いくつかの賞や奨学金を獲得し，のちにタフツ大学を卒業し，ハーバード大学で化学の博士号を取得した．しかし，学術界に就職先はほとんどなかった．そこで1937年，ニュージャージー州ラーウェイの成長著しい製薬企業に就職した．メルク社だった．彼がメルク社に魅力を感じたのは，ヨード，硝酸銀，エーテル，クロロホルムなどの化学物質で手堅い収益があり，アメリカの化学企業で数少ないユダヤ人を雇ってくれる会社の一つだったからだ．社長のジョージ・メルクは，革新性に興味があった．

ティシュラーの才能とメルク社の資本は，並ぶ者のない成功の連続を生み出した．ティシュラーは，リボフラビン（ビタミンB_2）とピリドキシン（ビタミンB_6）の大量生産の方法を開発し，食品メーカーで白いパンに栄養のビタミン添加が可能になった．1942年，死の感染症をペニシリンで治療ができることを医師が発見して以降，マックス・ティシュラーは，アメリカで最初にペニシリンを生成した一人であった．1948年，メーヨークリニックの若い研究者がホルモンであるコルチゾンで，ひどく痛む関節を治療できることを発見したのち，ティシュラーは，それを大量に合成する方法を開発した．ペニシリンに加えて彼は他の抗菌薬もつくっている．一つはサルファキノキサリンで，ニワトリの細菌感染症を治療した．この薬を餌に混ぜると，より多くの養鶏が市場に出て，安く売ることができた*5．

背が低く，赤い巻き髪で角縁の眼鏡をかけ，いらついた声の持ち主のマックス･ティシュラーは，気難しい人物だった．「マックスは，常に仕事は順調でないと気が済まなかった」と同僚は言った．「問題が解決しないことを許さなかった．彼はトラブルに直面しても全く怖気づかなかった．すべての悪い知らせ，良いアイディアの失敗，どこの情報源からの挫折でも，それらを聞くのを本当に我慢できなかった．私たちのほとんどは（失敗したら）逆転に向けて再び顔を上げるまで少し時間が必要なのに，彼は（失敗しても）瞬きすらしなかったよ」．メルク社の元最高経営責任者であり，高脂血症治療

---

*5　成長促進剤として飼料に抗菌薬を添加することは広く行われていたが，近年，薬剤耐性菌の問題が深刻化し，避けるようになってきている．

薬の初期の研究者であるロイ・ヴァジェロスもマックス・ティシュラーのエピソードを語った．「面白い話がある．本当の話だ．マックスは，ルビーのように赤いビタミン B_{12} を分離しようと躍起になっていた．大量の肝臓から分離したのだけど，それはメルク社の輝かしい成果だったよ．皆，昼夜を問わず成果を出そうと頑張っていた．マックスには，時間に関係なく研究室をうろつく癖があった．そして突然，堰を切ったかのように研究員を質問攻めにするんだ．ある真夜中に，研究員が物質を精製しようと，ろ過に圧力をかけていたんだ．管から絞り出すようにね．そしたら管が壊れてしまって，中から赤い液が漏れ出てしまった．そこで突然ドアが開いて，マックスが入ってきた．床にある赤いものをみて，それから研究員をみた．皆，緊張で大量の汗が噴き出た．"これは誰かの血だといいんだがね"と彼は言ったんだ」

1966 年の春，ヒルマンとティシュラーはフィラデルフィアからニューヨーク行きの列車に乗って，タクシーでセントラルパークの西側を見下ろすラスカーの新築のコンドミニアムに向かった．その住居は，作家のトルーマン・カポテ，司法長官のウィリアム・ロジャース，上院議員のロバート・F・ケネディなどの権力者のためのおしゃれな場所だった．メリー・ラスカーは，ヒルマンとティシュラーをミロ，ルノワール，セザンヌ，ダリの絵画が飾ってある部屋に通した．科学者は静かに，そして緊張してダイニングテーブルに座り，ラスカーが何を言い出すのかを待った．

ラスカーは，最近の風疹のアウトブレイクに心を痛めていることを伝えた．メルク社が風疹ワクチンを開発対象に選んだことを誇りに思っているとも言った．しかし，ハリー・メイヤーがワクチンを開発していることも知っていて，競争は開発の遅れを招く懸念を伝えた．ヒルマンは，徐々にラスカーの意向がわかり始めた．ヒルマンにワクチン開発をやめるように言おうとしているのだと．「次の流行を防ぐために，われわれがワクチンをつくる必要があることを説明した」とヒルマンは回想した．「彼女はこう言ったんだ，"2 つのワクチンが競争していては，間に合わないわ．そのうちの 1 つは，連邦政府の承認機関で作成しています．どちらのワクチンが先に承認されるとお思いかしら？"」ヒルマンは当時の考えを回想した．「メイヤーのワクチンは，まだワクチンと呼べる代物ではないし，最初に認可されることもない．ただのくそったれの実験だ」．ラスカーは，ヒルマンとティシュラー

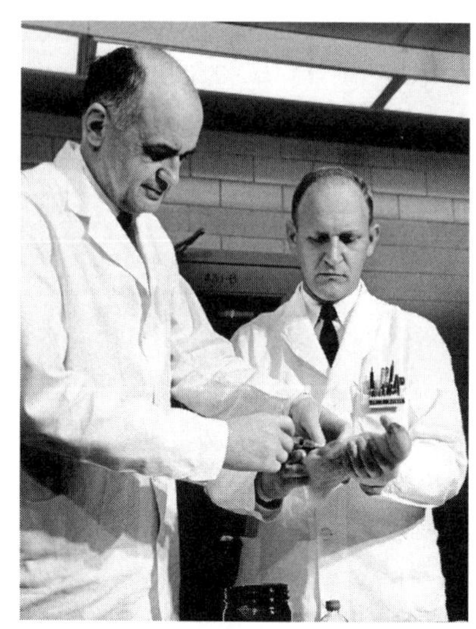

モーリス・ヒルマンがユージン・ブイナックの補助で，
風疹ワクチンをアヒルに投与している（1960 年代後半頃）

にメルク社に戻って，彼女の要望を再考するようにお願いした．

会合のあとラスカーの家の前の通りに立ち，ティシュラーはヒルマンをみて，「お前がやりたいように，私は協力するよ」と言った．「どうしたい？」．ヒルマンは，彼の人生の中で数少ない経験をした．プレッシャーに屈した．「私はこうしたいと思う」ヒルマンは言った．「メイヤーのワクチンを手に入れてみて，そこから何ができるかを考えてみようかと思う」．ヒルマンはメイヤーのワクチンを取り寄せて，フィラデルフィア近郊に住む子どもに注射してみた．しかし，その弱毒化ウイルスは許容できない副反応があることがわかった．「メイヤーのワクチンを手に入れて，20 人ほどの子どもに投与してみた．なんてこった，それはひどかった．有害で，有害で，有害だった．そこで（継代培養で）もう 5 回ほどアヒルの胎芽を使って弱毒化したよ」

メリー・ラスカーとの会合から 1 年後，ヒルマンは自分のワクチンとメイヤーの改良ワクチンを比較した．どちらのワクチンも抗体を誘導し，安全性も申し分なかった．しかし，ヒルマンのワクチンのほうがずっと高い感染防御の抗体価があることがわかった．ヒルマンには選択肢があった．より良いとわかっている自分のワクチンで進めるか，メリー・ラスカーの要求を受け入れるかだった．1967年，ヒルマンは自分のワクチンをあきらめた．のちに彼は言った．「人生で一つだけ後悔があるとしたら，メリー・ラスカーに自分の風疹ワクチンをつくるのをやめさせられる話をさせたことだ」

1969年までには，ヒルマンはメイヤーとパークマンのワクチンを改良して，承認を受けた．次の10年間で，メルク社はアメリカで1億回分のワクチンを供給した．そして，1970～1973年に起きるであろうとされた風疹の流行は起きなかった．しかし，最初の風疹ワクチンが最後のものにはならなかった．人生の中で初めて，モーリス・ヒルマンのワクチンが他のより良いワクチンに取って代わられた．

モーリス・ヒルマンとハリー・メイヤーが風疹ワクチンをつくろうとしていたとき，スタンリー・プロトキンも自分のワクチンをつくっていた．メイヤーはサルの細胞，ヒルマンはアヒルの細胞を使った．プロトキンは，中絶された胎児の細胞を使った．彼のこの選択は，終わることのない議論の幕を開いた．

スタンリー・プロトキンは若者に優しく，人を安心させる聡明さをもった精力的な科学者だった．ニューヨークのブロンクスで生まれ，才能のある若者が通うとても倍率が高いブロンクス科学高校に通った．「あの高校ならではの知的な競争は，二度と経験できなかったよ」とプロトキンは振り返った．「大学でも，医学部でも，研究でもね」．プロトキンは，シンクレア・ルイスの小説『アロースミス』(ミネソタ州出身の少年が中西部で家庭医になったマーチン・アロースミスの物語) によって，生命科学の世界に引き込まれた．知的に満足しなかったアロースミスは，ニューヨーク市の架空のマックガーク研究所に引き抜かれ，賢明で無私なドイツ系ユダヤ人科学者のマックス・ゴットリーブの指導を受ける．ゴットリーブの助けを借りて，アロースミスは，細菌を治療するウイルスを発見する．彼は，この発見は細菌感染症の治療に飛躍的な革命を起こすだろうと考えた (シンクレア・ルイスは，小説『アロースミス』を抗菌薬発見の10年前に執筆した)．スタンリー・プロトキンの人生は，やがてマーチン・アロースミスをなぞるものとなった．

輝かしい成績で高校を卒業したあと，ニューヨーク大学，そしてブルックリンの州南部医学センターで，それぞれ全額の奨学金を得て学んだ．その後，アトランタの感染症センター，現在の疾病管理予防センターCenters for Disease Control and Prevention（CDC）の流行病情報機関Epidemic Intelligence Service（EIS）に加わった．EISの長アレクサンダー・ラングムイルは，プロトキンに致死的な呼吸器感染症の炭疽菌を研究してほしかった．そこで，炭疽菌の感染症発生率が最も高かったアメリカの都市に彼を送り込んだ．フィラデルフィアだった．「炭疽菌はフィラデルフィアにとって問題だった．繊維産業（フィラデルフィアは重要な中心地）でインドから山羊の毛を輸入していてね」プロトキンは回想した．「この山羊の毛はよく炭疽菌で汚染されていた．工場の労働者は，その毛から炭疽菌の芽胞を吸い込み感染した．だけど，アレックス（アレクサンダーの愛称）は，誰かがフィラデルフィアに行くなんて驚いていたよ．彼は，つくり話だがW.C. フィールドの墓石に刻まれた"フィラデルフィアにいるくらいだったら，ここに眠る"を思い出した*6．残念ながら炭疽菌のことなんて何もわかってなかったよ．むしろ私はフィラデルフィアでポリオの仕事をしたかったんだ」．フィラデルフィアに行くことで，プロトキンに世界的に有名なウィスター研究所で働くチャンスが巡ってきた．プロトキンにとって，ウィスター研究所はマックガーク研究所であり，所長のヒラリー・コプロウスキーはマックス・ゴットリーブのようだった．

ウィスター研究所の解剖学と生物学は，アメリカの最も歴史のある独立した医学研究施設で，フィラデルフィア西部のペンシルベニア大学のキャンパス内にあった．印象的な3階建ての茶色の施設は1892年に創設され，18世紀のアメリカの著明な解剖学者キャスパー・ウィスターから名づけられた．植物のWisteria（マメ科のフジ）は，彼の名前を由来としている．ウィスターは，1800年代初めに解剖学の教科書を執筆して，ロウで保存したヒトの四肢や臓器などのたくさんの解剖学の教材もつくった．この施設の解剖学博物館には，単眼症（1つ目），シャム双生児（体が癒合した双子），2体のインドのミイラ，7個のロウで固定された人間の心臓，オリヴァー・クロム

*6 W.C. フィールドは，20世紀前半に活躍したアメリカのコメディアン．実際に彼の墓石には刻まれていないが，アメリカの墓石ジョークの一つで，墓石に刻むことがある．フィラデルフィアにいるより，死んでいるほうがましという意味．

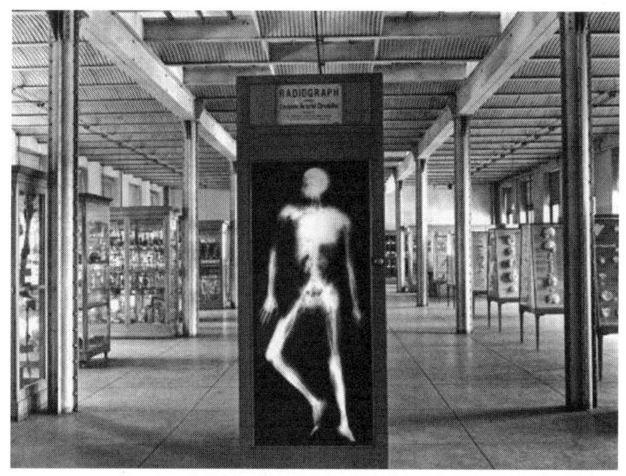

ウィスター博物館．動脈に造影剤を注射した生きている人のＸ線（前面）が
イーストマン・コダック社から1939年に寄贈された（1940年代頃）

ウェル（イギリスの政治家）やアイザック・ニュートン（イギリスの自然哲学者）やヴォルテール（フランスの哲学者）のデスマスク（死後の顔から型をとったもの），世界で最も数の多い動物と人間の骨格標本が収蔵され，巨大なクジラの骨格標本が天井から吊るされている．ウィスター研究所は解剖学の研究の発展のために設立されたが，1960年代初めには，ヒラリー・コプロウスキーによって癌とウイルス研究の世界最先端をいく施設の一つになった．

ポーランド生まれのコプロウスキーは，ニューヨークのパールリバーにあるレダーレ研究所からウィスター研究所にやってきた．小説のマックス・ゴットリーブのように，コプロウスキーは強い訛りと科学への情熱をもっていた．1950年代，コプロウスキーは，ヒトのポリオウイルスを弱毒化してつくる，最初の生ポリオウイルスワクチンの開発をアルバート・セービンと競い合っていた．彼は，ネズミを用いた継代培養で弱毒化ポリオウイルスを世界で初めて作成し，子どもにワクチンを投与し，数千人で試験をした最初の研究者であった．しかし最終的には，サルの腎臓と精巣細胞から培養したセービンのポリオウイルスワクチンのほうが安全だと判断された．1960年代初めまでに，アルバート・セービンのポリオワクチンは，角砂糖に垂らされて世界中の子どもに投与され，多くの国からポリオを排除した．セービンとの競争には敗れたが，コプロウスキーの指揮した研究施設は，風疹や狂犬病のワクチンを開発し，細胞がどのように，そしてなぜ癌細胞化するかの理解を発展させた．

炭疽菌の研究を終えたのち，プロトキンはウィスター研究所をあとにした．「1961年には炭疽菌とポリオの仕事を終え，何か別のことを探していた」彼は回想した．「そこでウィスター研究所を辞めて，ロンドンのグレート・オーモンド・ストリート病院で小児科研修を修了することに決めた．その前に風疹の研究をするためにいくつかの助成金に応募したよ．ロンドンでの研修中，イギリスでは風疹のアウトブレイクが始まり，相当なものだった」．イギリスのウイルス学者アリスター・ダジョンと協力して，プロトキンはウイルスによって一生の障がいを負った何百人もの赤ちゃんをみた．「あれは教科書では学ぶことのできない経験だった」と彼は言った．

イングランドで1年を過ごしたのち，プロトキンはアメリカに戻った．「私は，ウィスター研究所で風疹に専念できる自分の研究室をもつ準備ができていた．ヒラリー・コプロウスキーは，いろいろ助けてくれた．驚くなかれ，風疹の流行は大西洋をわたってきて何千人もの赤ちゃんに障がいを残し，ときに大衆紙がネタにしてアメリカを席巻していった．流行のピーク時には，フィラデルフィアの赤ちゃんの1%は，風疹に罹患した母親から生まれた」．プロトキンは，風疹ウイルスがまだ生まれていない胎児に影響を与えたことを何百人もの妊婦に伝えた．たくさんの妊婦が人工妊娠中絶を選択した．「あれは強烈な経験だったよ」彼は回想した．

妊娠中絶の選択肢を女性に提案することで，プロトキンは，医学部を卒業するときに宣誓したヒポクラテスの誓いを厳密には破ったことになる．紀元前400年，ヒポクラテスは書いている．“私は，女性に中絶の治療を施しません”．アメリカのほぼすべての医学部は，卒業する医学生にヒポクラテスの誓いを教えている（日本の医学生もヒポクラテスの誓いを学ぶ）．しかし，誓いの内容は，プロトキンが卒業した頃より少し修正されている．ヒポクラテスの誓いの中絶禁止の項は，削除された．それ以外に削除された項として，安楽死を禁止する項の“私は死をもたらす薬を誰に求められても処方し

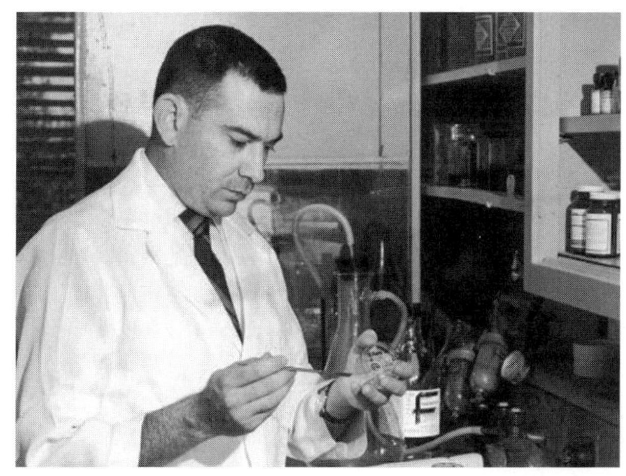

ウィスター研究所の研究室でのレオナード・ヘイフリック（1960年代後半頃）

ません．またそのような効果のあることを提案しません”，患者との性的関係を勧めない項の“私はどの家に訪れるときも病人の利益のために行くのであって，悪い行いはしません．特に自由民だろうと奴隷だろうと，男性だろうと女性だろうと性的な関係をもちません”，手術を禁止する項の“私はメスを使いません（紀元前400年では悪くない考えだろう）”，医学生を無償で教育する項の“もし教えを請いたいと願うのであれば，この技術を教えるのに授業料や契約は必要としません”などがある．

プロトキンは，風疹ワクチンを何が何でも開発したかった．しかし，メイヤーやヒルマンのように，彼はヒトの喉の奥から風疹ウイルスを探すことをしなかった．「風疹ウイルスを咽頭ではなく，胎児から探した」プロトキンは回想した．「咽頭に他のウイルスがいない確信はもてなかったが，胎児は清潔な環境にいたからね」．1964年，25歳のフィラデルフィアの女性は，妊娠8週で顔のかすかな皮疹に気づいた．風疹かもしれないと恐れながら，プロトキンの診察を受けにきた．彼女が最も恐れていたことが現実であることを告げ，プロトキンは胎児に起きるであろうリスクを説明した．数週間後，胎児が彼の研究室に届けられた．プロトキンが受け取った27人めの中絶した胎児で，3番めに検査した臓器の腎臓で風疹ウイルスの培養に成功したので，プロトキンはワクチンのウイルスを，Rubella Abortus 27/3 (RA27/3) と名づけた (Rubella は風疹，Abortus は中絶を意味する).

プロトキンはウイルスを分離することに成功し，次に弱毒化する方法を見つけなければならなかった．ヒルマンとメイヤーは弱毒化するために動物の細胞を用いたが，プロトキンは胎児の細胞を用いたかった．彼はそれを探すのに苦労しなかった．プロトキンの研究室を少しだけ共用していたレオナード・ヘイフリックは，ヒトの中絶した胎児からの細胞で仕事をしていた．彼はプロトキンが風疹ワクチンをつくるためにその細胞を提供した．気前よく細胞を提供したことで，のちにヘイフリックは，ワクチン作成でヒトの胎児を使用することに反対する人たちの主な批判対象になった．最初，ヘイフリックは特にワクチンに興味すらもっておらず，彼はただ，人はなぜ，どうやって老いるのかを解明したかっただけだった．

世界で最高齢のフランスのジャンヌ・カルメンが 1997 年にほとんどの国の平均年齢である 76 歳を大幅に超える 122 歳で亡くなった．どんなに良い食事をしても，どんなに運動をしても，どんなに安全に気をつけても，皆いずれ死ぬときがくる．われわれが死ぬのは，細胞が段々と衰えて機能が低下し，必要な酵素をつくったり，感染症と戦ったり，癌細胞化を防ぐことができなくなるからである．ヘイフリックは，なぜこれが起きるのかを解明したかった．そのために最も若い細胞 (胎児) から研究を始めたのだった．

レオナード・ヘイフリックは，フィラデルフィア出身で，地元のペンシルベニア大学を卒業した．父は歯科器具をつくる職人だった．彼は必要な細胞を手に入れるために，スウェーデンのウイルス学者，のちにノーベル賞委員会のメンバーになったスヴェン・ガードにヒトの胎児を提供してくれるように頼んだ．「ガードの研究室は自分の研究室の前にあった」ヘイフリックは振り返った．「彼はこう言ったよ．“ストックホルムから必要な胎児の臓器を取り寄せることができます．本国では毎日やっていて合法です．私の同僚に話をしてみるから，その仕組みをつくりましょうか”」．ガードはヘイフリックの頼みを聞き，妊娠 3 ヵ月の終わり頃に中絶した女性の胎児を取り寄せた．「夫が船乗りである女性の胎児だった」ヘイフリックは回想した．「彼は明らかなアルコール中毒で，彼女はもう子どもを欲していなかった．胎児そのものを送ってきたわけではない．必要な臓器がわかっていて，肺か腎臓が必要だった．臓器を取り出して，試験管か小さなフラスコの中に細胞培養液で浸して，氷を詰めて航空便で送った．通常のね」

ヘイフリックは，胎児の細胞を研究フラスコに入れて，増殖させた．この細胞を次のフラスコに移し，また増殖させた．ヘイフリックは，胎児の細胞が増殖する回数は永遠ではないということを発見した．50回ほど分裂したところで，細胞は崩壊して死んだ．「最初は，そのことについてあまり考えていなかった」ヘイフリックは振り返った．「普通の細胞は永遠には分裂しない，癌細胞だけが不死なことを誰もが知っていることだと思った」．ヘイフリックは，ドイツの生物学者オーガスト・ヴァイスマンが80年前に仮定した「死はやってくる，なぜなら細胞分裂はいつまでも続かない，限りがある」を研究室で証明してみせた．

細胞分裂に限界があるという現象は，“ヘイフリックの限界”と呼ばれる．最初，研究者は，細胞は正しい環境下であればいつまでも増殖し，ヘイフリックは研究フラスコに培養されるその細胞に固有の現象を見つけただけだと考えた．しかし，ヘイフリックは，細胞は常に何回分裂するかが規定されていることを発見した．細胞を取り出して数ヵ月，数年間，凍結したあと，解凍して研究フラスコに入れて細胞を分裂させると，残された回数しか分裂しなかった．きっかり合計50回であった．ヘイフリックの仕事は，アレクシス・キャレルの行った32年間，研究室でニワトリの心臓を生かし続けた結果に矛盾するようにみえた．しかし，キャレルの仕事には意図的ではないものの，裏があった．ニワトリの胎芽から作成した抽出液で心臓に栄養を与えることで，技師は無意識に培地に新しい細胞を加えていた．「アレクシス・キャレルは自己中心的だった」ヘイフリックは振り返った．「彼の技師は，心臓に足しているニワトリの胎芽の抽出液がニワトリの細胞を含むことは知っていた．だけど，キャレルには怖くて言えなかった．彼のキャリアをぶち壊して，クビになることが心配だった」

ヘイフリックは，細胞がどれだけ長く分裂できるかを決めているのは，培養の条件ではないことをある鮮やかな実験で証明してみせた．彼は，女性の胎児の細胞を10回分裂させ，男性の胎児の細胞を30回分裂させた．次にその2つのグループの細胞を同じフラスコに入れ，それぞれがあと何回分裂するかを観察した．男性の細胞だけがY染色体をもつので，どの細胞が男性由来でどの細胞が女性由来かがわかった．ヘイフリックは，全く同じ培養条件で，女性の細胞は40回分裂したが，男性の細胞は20回しか分裂しなかったことを発見した．それはまるでそれぞれの細胞に内部時計があって，どれだけの間生きるべきかを指令しているようだった．

のちにヘイフリックと他の研究者は，なぜ細胞の複製は永遠ではないかを突き止めた．細胞の寿命と成長を絶対的に決めていたのは，デオキシリボ核酸 deoxyribonucleic acid（DNA）と呼ばれる化学物質の鎖に書き込まれている細胞の遺伝子であった．細胞が複製するとき，DNA も複製される．複製する DNA に必要な酵素は，DNA ポリメラーゼである．DNA の複製プロセスを始めるには，電車が線路の上を走るように，ポリメラーゼが DNA の上に乗っかる．電車（ポリメラーゼ）が前に進んで，線路（DNA）を目の前に複製する．しかし，それは下にある線路（DNA）のごく一部分を複製しない．つまりポリメラーゼは，DNA のすべてを複製するわけではない．そのため細胞が複製するたび，DNA は少しずつ短くなっていく．フランシス・クリックと一緒に DNA の構造を発見したジェームス・ワトソンは，これを末端複製問題と呼んだ．

しかし，すべての細胞がヘイフリックの限界に従って死ぬわけではなかった．例えば，癌細胞は不死である．癌細胞は，ヒトの中でも実験室でも何回でも分裂し続ける．死ぬ細胞であれば，複製するたびに DNA が短くなっていくのに，どういう仕組みになっているのだろうか？　答えは，テロメラーゼと呼ばれる酵素にある．DNA の末端の複製されない部分をテロメアと呼ぶ．癌細胞は DNA が短くなっていく問題を，DNA ポリメラーゼが複製しなかった DNA の末端に戻り，テロメラーゼでこれを複製することで解決している．科学者は，なんとか不死への探求を前に進めようと，正常な細胞の寿命を延ばすテロメラーゼの役割を研究している．

ハリウッド映画も“ヘイフリックの限界”に触れ，2004 年の映画『アナコンダ 2（副題：血の蘭を求めて）』の中で不死の問題を扱っている．物語は，ニューヨーク市で研究科学者が複数の製薬企業の重役にプレゼンテーションをするところから始まる．科学者は，血のような色の *Perrenia immortalis*（永遠に続く不死という意味の架空の品種）というボルネオ島だけにある珍しい蘭が見つかったことを説明した．その蘭は，あたかも奇跡の力をもっているようだった．次のような会話が交わされる．

科学者「皆さんは“ヘイフリックの限界”については，詳しくご存じないかと思います」
重役1「ヘイフリックは，有害な毒素が蓄積して細胞が死ぬより先に，細胞は56回しか複製できない限界を提唱した．彼によれば，それがわれわれが死ぬ理由だ」
科学者「もし，その限界を超えることができれば，どうなると思います？」
重役1「そんなの不可能だ」
科学者「私たちの研究によると，*Perrenia immortalis* に含まれる化学物質が著明に生命を延長することがわかりました」
重役1「それは私が考えていることを意味するのかね．伝説の青春の泉（その水を飲むと若さを取り戻せるとされる）と同じ薬効があると言っているのかね？」
重役2「そいつはバイアグラよりすごいじゃないか」
重役1「そうときたら，何をぼやぼやしている．早くボルネオ島に行ってこい」

研究者はボルネオ島に行き，ほとんどのシーンでは，1人ずつ順番に，とてつもなく巨大で素早いアナコンダに食べられていく（不死には，ヘイフリックが考えもしなかった代償を伴った）．

最後にヘイフリックは，こう結んだ．「私の目標は100歳まで生きて，100歳の誕生日に認知力と身体能力を保ったまま死ぬことだ」

スタンリー・プロトキンは，レオナード・ヘイフリックと研究室は分け合ったが，不死の解明に向けての興味は分け合わなかった．彼は，ワクチンをつくることにしか興味がなかった．プロトキンは，ヘイフリックから提供された中絶した胎児の細胞を培養し，風疹ウイルスに感染させた．正常体温37℃に保たれた細胞でウイルスを培養するのではなく，30℃で培養した．25回の継代培養をしたあと，ウイルスは低温ではよく培養されたが，体温では培養されづらくなった．プロトキンはついにワクチンを開発した．何千人もの人で試験をした結果，ハリー・メイヤーのを改良したヒルマンのワクチンよりも，風疹に対してより抗体を誘導し，より長く感染防御能が働いた

(結果はどうなったかはわからないが，メリー・ラスカーの要望によってあきらめざるを得なかったヒルマンオリジナルのベノイット株風疹ワクチンと，プロトキンのワクチンを比べたらどちらが優れていたか興味のあるところである).

プロトキンは，ワクチンは効果があって安全だとわかっていた．しかし，胎児を使うという彼の選択は，予想もしなかったところからの強い反対を受けることになる．初めての生弱毒化ワクチンを開発したヒラリー・コプロウスキーに勝った男，アルバート・セービンである．ソークと同じく，セービンはロシア系ユダヤ人移民の息子だったが，ソークと異なったのは，セービンは意地悪な性格でときどき悪意に満ちることがあった．1960 年代の終わりには，セービンは有名で影響力のある科学者だった．彼のワクチンはソークのワクチンに取って代わり，西側諸国からポリオを排除しようとしていたところであった．

セービンは，プロトキンが風疹ワクチンをつくるのに使用した胎児の細胞は，危険なヒトウイルスに感染して癌細胞化することを心配した．プロトキンは，セービンとの最初の対決を覚えている．「1969 年 2 月，風疹ワクチンの 3 日間の会議がメリーランド州のベセスダにある NIH のキャンパス内で開かれた．アルバート・セービンを含む何百人もの同じ分野の人で建物はあふれていた．アルバートは風疹の仕事はしていなかったが，ワクチンの第一人者としてそこに出席していた．会議が進むにつれて，私は，セービンが私のワクチンに個人的に反対する意見をあちこちで述べているのを聞いた．最終日の朝，ワシントンポスト紙のインタビューの中ですら，反対意見を述べた．そしてついに会議が終わりに近づいたとき，セービンは立ち上がって，ユダヤ教指導者のやり方で，何か得体のしれないものがそこには潜んでいることを険悪にほのめかして，私のワクチンを罵倒した．しかし，それは何の科学的な証拠もなかった．芝居じみているかもしれないが，私は聖書の一説の“主が彼 (敵) を私の手の中に送り込んだ”を思い出した．彼が座ったあと，私はマイクの前に立ち，彼の主張を一つずつ詳細に批判し，それは権威からくるもので事実に基づくものではないことを指摘した．驚いたことに，たくさんの喝采を浴びたよ．科学の素晴らしいところは，権威者の統治は続かないことだ．最終的には，科学的研究が (何が正しいかを) 決定する因子になって，支配していた意見を覆していく．科学は常に自己修正能力がある．今日の異端の考えが明日には正統派にもなる」

ヒルマンはのちに，メイヤーのを改良した彼のワクチンをプロトキンのワクチンと取り替えるようにメルク社に働きかけた.「確か1978年だったと思う. 職場にいたときに電話が鳴った. モーリス・ヒルマンだった」とプロトキンは語った.「モーリスは，ドローシー・ホルスツマン（イェール大学の研究者）から彼のワクチンを私のと取り替えるべきだと説得されたと言った.（しばらく言葉を失って）話せるようになってから，もちろんすぐに私は同意したよ」

風疹ワクチンを開発しているとき，ヒルマンとプロトキンは，ワクチンが妊娠しているかどうかわからない女性に使用される可能性があるという恐れを共有していた. 1969年以来，何千人かの妊婦が不注意で風疹ワクチンを注射され，多くは風疹に感受性があり，妊娠初期に投与された*7. しかし，風疹ワクチンによって悪影響を受けた胎児はたった1例だけで，これが両者のワクチンの安全性が非常に高いことを示す一つの科学的証拠になっている.

2005年3月21日，1960年代初めには想像すらできなかった夢が実現した. CDC長官のジュリー・ガーバーディング博士が記者会見を行った.「正式に，アメリカから風疹が排除されたことを宣言します」. 多くの聾学校はもう必要がなくなった*8.

ノーマン・マッカリスター・グレッグが風疹による先天性障がいを最初に報告してから，60年と少しが必要であった. 2000年までには，世界の半分の国や地域で風疹ワクチンが用いられ，すべてで劇的な結果をもたらした. ワクチンを使用する国がこのまま増え続ければ，胎児に影響を与えることが発見されてから100年以内に，風疹ウイルスを世界から排除できるであろう. しかし，今現在でも風疹ウイルスは，世界で毎年何百人，何千人の生まれていない赤ちゃんたちに影響を与え続けている.

---

*7　風疹ワクチンなどの生ワクチンは，妊婦への投与は禁忌で投与してはいけないことになっている. 理論上，ワクチンのウイルスが胎児に感染する可能性があるためである.

*8　日本でも風疹が流行したために難聴の子どもがたくさん生まれ，聾学校が足りなくなった.『遥かな甲子園』という臨時でつくられた沖縄の聾学校をモデルにした小説があり，映画化や舞台化もされた.

風疹ワクチンの成功にもかかわらず，中絶した胎児の細胞を使用するというプロトキンの選択は，中絶反対派グループの怒りを買った．しかし，胎児の細胞を使用してワクチンをつくったのは，プロトキンだけではなかった．狂犬病，水痘，A 型肝炎ウイルスに対するワクチンでも使用された．この混乱が落ち着くまで，胎児細胞を巡る論争は，カトリック教会の公式声明，著名な研究者の反論，そしてレオナード・ヘイフリックの迫害を招いた．

政治が絡む科学

> “何年かの迷いの中で，旅は出かけるものと思っていたが，
> 旅が導いてくれるものだった”
>
> ジョン・スタインベック，『チャーリーとの旅』
> （アメリカの小説家，ノーベル文学賞受賞者）

スタンリー・プロトキンの風疹ワクチンを先頭に立って反対したのは，フロリダ州のラルゴにある“生命のための神の子どもたち”という団体の代表デビ・ヴィネッジで，中絶反対の団体であり，ヒトのクローン，胚芽や胎児組織の研究における生命倫理問題を取り扱っていた．2人の子どもの母，5人の孫の祖母であるヴィネッジは，プロトキンがヒトの胎児を使ってワクチンをつくったことに腹を立てていた．「医学の治療に中絶した胎児の細胞株を気軽に使用することを認めるのは，人間性に対しての露骨な冒涜です」と彼女は言った．「人間の命の価値と尊厳を卑しく損ねて，金儲けのために母親の子宮から奪い去った中絶した赤ちゃんを利用する，酷い商業主義を正当化するものです．私たちは，死ぬということからは逃がれられません．生まれる前に命の灯が消えずに済んだ幸運な子どもたちを助けるために，中絶した赤ちゃんを製品として使うことは，想像しうる中で最も下劣な共食いと同じです．私たちは，論点をはぐらかすことなく，それぞれの教養のある理由を受け入れるべきです．いったいどのような文明が，殺害された子どもの遺体を使うよりも，私たちを守るためにより良い方法を見つけられないというのでしょうか？」*1

ヴィネッジの言葉は激しく扇情的だが，医療製品をつくるのにヒトの胎児を使用することに反対する人の理屈は明確である．カトリック教会の最高の教義権威は，聖書と12使徒への教えで説明されているように，教理問答集

と定義されている．教会の教理問答集は，中絶は本質的に悪で，破門に相当する深刻な問題という立場である．ヴァチカンとアメリカのカトリック司教会議は，中絶と胎児の研究を非難している．したがって，ヴィネッジが主張するように，宗教的良心とカトリック教会の直接の教義によると，カトリック教徒は中絶した胎児を由来とする医療製品を拒否する確固とした義務をもつのである．

デビ・ヴィネッジは，スタンリー・プロトキンのワクチンは，ヒトの胎児のデオキシリボ核酸 deoxyribonucleic acid（DNA）を含むことを知っていた．彼女は，ただ子どもの腕にこの DNA が注射されるのが許せなかった．そこで 2003 年 6 月 4 日，当時，ローマ法王庁の教理省の長であったヨーゼフ・ラッツィンガー枢機卿に手紙を書いた．神学者で著作が多いことでも有名であったヨーゼフ・ラッツィンガーは，のちの第 265 代ローマ教皇のベネディクト 16 世である．

2005 年 7 月，ヴィネッジは，ヴァチカンのローマ教皇庁生命アカデミーから注意深く綴られた返事を受け取った．彼女が期待していた返事ではなかった．アカデミーは，元の中絶に関わった者は正式に悪に協力していると考えた．そして，ワクチンをつくるために中絶した胎児を使用する者は，同様に禁制を冒している行為に加担しているとした．しかし，ワクチンを投与する医師や看護師は，悪に協力している行為から非常に遠いところで関わっているにすぎない．生命の危機に陥れる感染症を予防するという，より偉大な善に比較したらそれはあまりにも遠いため，それは有害とされるような道徳に反する価値観ではない．ヴァチカンは，スタンリー・プロトキンのワクチンを拒む親は，風疹によって引き起こされる中絶や胎児の障がいに責任をもたなければならないとした．そのような親は，道徳的に疑問のあるワクチンを受け入れるよりも，悪への協力に明らかに近い行為をしていることになる．

＊1　アメリカでは，中絶の可否は宗教が絡む政治的な争点である．一部のキリスト教などは中絶に反対している．ここでヴィネッジは，風疹による胎児の死は神の国に召されるために幸運であって，それで他の命を救うのは共食いであると主張している．受精した瞬間から人間であるため胎児を中絶をすることは殺人であるという考えと，胎児は女性の体の一部で中絶は女性の権利であるという考えがある．これらの考えのどちらにつくかは，選挙結果も左右するために政治問題となる．

ボストンにあるアメリカのカトリック生命倫理センターも，ヴァチカンの判断に同意した．「明らかに現在においてワクチンを使うことは，過去に中絶を行った不道徳な意図や行為をワクチンを受ける者に共有することではない．人類の歴史は，不正な行為であふれている．過去の誤った行為は，元の罪な行為をどうすることもできない現在の人の利益に常に跳ね返ってくる．現在享受する利益が，過去において一切の不道徳と関係ないことを必要とすると，実際にはそれはきわめて高い基準を設けることになる」

しかし，ヴァチカンはワクチン製造企業を完全には免罪しなかった．非道徳的なワクチンを使用できることが，教会がその生産を承認することでは断じてないと強調している．「それらのワクチンを使用する宗教的な合法性が，それらの生産，マーケティング，(中絶した胎児の) 使用を合法なものと宣言していると誤解すべきではない．不誠実で非道徳的な行いをする製薬業界を野放しにしないため，すべての法的措置を用いて，戦い続ける倫理的な義務が残されている」．アメリカのカトリック生命倫理センターは，ヴァチカンの警告よりもさらに踏み込んだ．「ここでの物議の本質は，カトリック教徒がこれらのワクチンを使うことではない．これらの製品を世に送り出した研究者や科学者が何百万人もの国民に対して，十分な倫理的説得を行わなかったことだ」

中絶に対しての経験が異なるため，デビ・ヴィネッジとスタンリー・プロトキンは，全く正反対の考えをもっていた．カトリック教会は，子どもは受精卵となったときに人間となるので，中絶は殺人であるとヴィネッジに教えた．殺人を正当化するものはない．ヴィネッジにとって，わずかな量であっても中絶した胎児 DNA を含むワクチンを子どもに注射するという考えは，不誠実極まりないことであった．プロトキン (ユダヤ人) は，歴史上，最悪の風疹流行の時期の感染症専門家であった．彼は，風疹ウイルスが母親の子宮の中で何千人もの赤ちゃんを殺し，さらに何千人もの赤ちゃんを盲目，難聴，精神発達遅滞で生まれさせてきたのを見てきた．彼は，生まれていない赤ちゃんの命を絶つべきかどうかと診察室にくる何百人の母親と向き合って話をしてきた．プロトキンは，自分の見てきたもので考えてきた．彼は，風疹を予防するためなら何でもやった．彼は言った．「風疹ウイルスが乳児に与えてきた影響を考えれば，胎児の細胞を使うことは 100%倫理的と考える．正直，私たちの風疹ウイルスワクチンは，反中絶主義者の全員を合わせた数よりも多くの中絶を防いできた」

ヴィネッジは，風疹予防の必要性については言い争わなかった．胎児の細胞を使うことを問題視した．彼女は，なぜプロトキンが動物の細胞を使わなかったのかと思った．それまでもマックス・タイラーは黄熱病ワクチンをつくるのにマウスとニワトリの細胞を使い，ジョナス・ソークとアルバート・セービンはポリオワクチンをつくるのにサルの細胞を使い，モーリス・ヒルマンは麻疹，ムンプス，パンデミックインフルエンザウイルスワクチンをつくるのにニワトリの細胞を使った．これらのすべての研究者は，ヒトのウイルスを培養してワクチンをつくるのに動物の細胞を使用した．しかし，彼らは幸運なだけであった．ヒトウイルスの中には，動物の細胞ではうまく培養されず，ヒトの細胞でしか培養されないものもある．プロトキンが胎児の細胞をワクチン作成に選んだのは，風疹はそういうウイルスの一つだったからだ．

しかし，もう一つ胎児の細胞を使う重要な理由があった．それは動物のウイルスで汚染されていないからだ．例えば，ヒルマンは，ジョン・エンダースの麻疹ワクチンの中にニワトリの白血病ウイルスを見つけた．マックス・タイラーの黄熱病ワクチンも同じウイルスで汚染されていた．しかし，ニワトリの白血病ウイルスの問題は，ヒルマンがポリオワクチンをつくろうとしていた1950年代終わりに発見されたと同時に青ざめさせた．その発見によって研究者は動物の細胞を恐れ，ヒトの胎児細胞を安全なものとして選択するようになった．

その発見とは，当時はわからなかったが，ジョナス・ソークとアルバート・セービンのワクチンがサルのウイルスで汚染されていたことだった．この特別なサルのウイルスは過去に発見されておらず，動物に癌を引き起こすものであったが，そのワクチンはすでに何百万人もの子どもに接種されていた．

彼らはワクチンをつくるのに，研究動物で長い歴史がある2種のアカゲザル，カニクイザルの腎臓細胞を使用した．アメリカ航空宇宙局 National Aeronautics and Space Administration（NASA）の科学者はアカゲザルを宇宙に送り込んでいたし，血液学者はRh血液型でヒトの赤血球の表面にあるタンパク質を定義するのにアカゲザルを用いた．カニクイザルもまた研究者の間でよく使用された．行動心理学者は，カニクイザルは食事をする前に食べ物を洗うヒト以外の唯一のサルであったので研究に用いた．宗教指導者はカニクイザルを崇めた．日光東照宮の神厩舎に彫られている目と耳と口を手で隠している3匹のカニクイザルは，悪いことを“見ざる，聞かざる，言わざる”ことで悪から逃れられるということを意味している．「カニクイザルは，悪いものを見ない，聞かない，言わないの警告の根源だった」

ソークとセービンがポリオワクチンをつくっているとき，39種類の異なるウイルスがサルから検出された．ワクチンの承認機関は，確かにそれらのウイルスについて心配したが，サルのウイルスはサルに感染しやすくて人間には感染しづらく，ホルムアルデヒド処理によって完全に不活化されているという事実で安心していた．しかし，ヒルマンはサルのウイルスが完全に入っていないワクチンをつくりたかった．ホルムアルデヒドの不活化処理に頼りたくなかった．1958年，ワシントンDCで会議に出席しているとき，国立動物園の園長ウィリアム・マンに電話をかけた．マンはその夜，ヒルマンを自宅に招いた．「彼はとても面白い奴だったよ」とヒルマンは回想した．「彼にウイルスワクチンの分野でサルのウイルスの汚染がとても大きな問題だということを伝えたよ．そうしたら彼が，“うちにきなさい，モンタナ州出身の妻にも会ってくれ”と言った．リビングルームに通されたら，まるでアフリカのテントに入ったかと思ったくらいびっくりしたよ．投げ矢，弓矢，マスク，ブゥドゥー人形が飾ってあった．そこは完全にアフリカの工芸品で埋め尽くされていた」．マンは，なぜサルの細胞の汚染がよくあることなのかを説明してくれた．「サルはアフリカで捕獲されて，お互いのウイルスを共有しやすい空港で降ろされる」彼は言った．「小さなスペースに閉じ込められ，糞尿まみれになる．空港の職員は何をしているのか全く理解しないまま餌をあげる．とんでもなく汚い状況だよ」．しかし，マンは解決策ももっていた．「彼は私の問題は単純だよ，と言った」とヒルマンは言った．「彼は，私に西アフリカに行って，アフリカの緑のサル，ミドリザルと呼ばれるサルを集めなさいと言った．そこら中にいるからと．次にマドリードの空港まで運びなさいと．マドリードの空港には人間以外のサルはいない．そこで大きな輸送機に積んでニューヨークまで運び，降ろしたら完了だと」．モーリス・ヒルマンが，アフリカのミドリザルを使って40番めのサルのウイルスを発見するまで時間はかからなかった．

ヒルマンは人を雇ってアフリカミドリザルを捕獲させ，マドリードまでの輸送費を払った．ニューヨークまで着いたらそこで回収した．研究室に戻ったヒルマンは，ミドリザルを殺処理して，腎臓を取り出してすり潰し，研究用のフラスコに腎臓の細胞を入れた．何かウイルスがいないかを調べた．最初，電子顕微鏡で観察した．ウイルスはいなかった．次に腎臓の細胞を取り出して崩壊させ，さまざまな細胞培地に加えてみて，何かウイルスが培養されないかをみた．再びウイルスはいなかった．ヒルマンは，アフリカミドリザルの腎臓に満足した．新しく捕まえて，西アフリカから直接空輸すればサルのウイルスで汚染されないことがわかった．

次にヒルマンはもう一つだけ実験をした．「細胞培地は発見できるウイルスが完全にいないわけではないという悩ましい不安が常にあった．しかし，発見できないウイルスがそこにいないということを，どうやって知ることができるのだろうか」．ヒルマンは，いくつかのワクチンをつくるのに常に使用されている細胞で，汚染されているウイルスがいないとされているアカゲザルとカニクイザルの腎臓の細胞を取り出した．そして，その細胞をアフリカミドリザルの細胞に加えてみた．すぐに細胞に大きな穴が開いて凝集し，細胞は死んでしまった．ヒルマンは，サルのウイルスが細胞死させたと考えた．彼はこの新しいウイルスをシミアンウイルス 40（SimianVirus 40）またはSV40と呼んだ．

次にヒルマンはいくつかの実験を行い，公衆衛生担当官を怖がらせることになった．数年のうちに，SV40は世界で最も研究されるウイルスになった．ヒルマンは，SV40を生まれたばかりのハムスターに注射をした．そのうちの90%で皮膚の下に大きな腫瘍ができ，肺，腎臓，脳にも腫瘍はできた．いくつかの腫瘍は220 gにもなり，ハムスターの体重の2倍以上にもなった．ヒルマンは，ジョナス・ソークのホルムアルデヒド処理をしたポリオワクチンにも，とても微量の生きたSV40が含まれていたことを発見した．ヒルマンが発見したときには，ソークのワクチンはすでに1,000万人に注射され，毎日数千人が新たに投与されていた．またヒルマンは，アルバート・セービンのポリオワクチンはホルムアルデヒド処理がされておらず，SV40で大量に汚染されていることも発見した．セービンのワクチンはアメリカでは承認されていなかったが，ロシアで9,000万人（ほとんどが子どもであった）に投与されていた．

1960年6月，モーリス・ヒルマンは，ワシントンDCで行われた『第2回生ポリオウイルスワクチン国際会議』の演題に立った．聴衆の中にいるセービンの猛烈な怒りを買うリスクを冒して，ヒルマンは，ソークとセービンのワクチンにSV40がいて，このウイルスはハムスターに癌を引き起こしたことを説明した．会場にいる誰もがそのことの意味を理解した．その年の後半に発表された論文で，ヒルマンははっきりと述べた．「短期的にはヒトに対して明らかな有害作用がみられていないのは，今日までのセービンのワクチンを接種した何百万人のボランティアの研究結果で確立している．しかし，長期的な効果の可能性については，まだ言及することができない」．セービンは，ヒルマンの発表を見たとき彼のワクチンを妨害しようとしていると思った．「私は，セービンに“あなたのワクチンがSV40で汚染されている事実からは逃げようがない”と言った」とヒルマンは言った．「彼は激怒して，ありとあらゆる言葉で私を怒鳴りつけたよ」

次の1〜2年でヒルマンと他の研究者は，いくつかの研究をして安全性を確認した．研究者は，SV40はハムスターに注射すると癌を生じたが，経口投与では癌を生じないことを発見した．セービンのワクチンは注射ではなく経口投与であった．のちに研究者は，セービンのワクチンを受けた子どもの糞便にSV40を発見したが，それに対する抗体は誰も獲得していなかった．明らかにSV40は感染を生じないで，消化管を通過しているだけであった．研究者はまた，ソークのワクチンで使用されたホルムアルデヒドでSV40を完全に不活化することはできないが，感染力は1/1万になることを発見した．ソークのワクチンに残留していたSV40の量は，おそらく癌を生じるには少なかったが，当時は誰も確信をもてなかった．

癌を生じるかもしれないウイルスを子どもに注射したことを恐れ，研究者は，SV40を含むポリオワクチンを受けた子どもの発癌率と，ワクチンを受けていない子どもの発癌率を比較した．汚染されたワクチンが8年間投与されたあと，それぞれの群で発癌率は同じであった．同じことは，15年後にも30年後にも確認された．そしてそれは，SV40で汚染されたワクチンを受けたアメリカ，イギリス，ドイツ，スウェーデンでも同様であった．1990年代半ばには，公衆衛生担当官は，故意ではなくSV40に汚染されたポリオワクチンは癌を生じないことを確信した．しかし，メリーランド州のベセスダの国立癌研究所の研究者が議論に再び火をつける発見をするのであった．

ミシェル・カーボンは，癌の原因を解明するのに興味をもっていた．そこで癌細胞を取り出し，何か手がかりがないかと遺伝子を調べていた．カーボンは，あまり普通ではない癌を肺（中皮腫），脳（脳室上衣細胞腫），骨（骨肉腫）で研究していた．白血病，乳癌，前立腺癌などと異なり，カーボンが研究していた癌は非常にまれであった．彼自身も驚いたことに，それぞれの癌に，ある一つの遺伝子を発見し，その遺伝子はSV40でもみられるものであった．カーボンは，SV40はハムスターに癌を発生させるのを知っていて，彼が見つけたヒトの癌とハムスターの癌の種類が似ていることにも気づいた．これの意味することは明らかだった．彼は，1950〜1960年代初めのSV40に汚染されていたポリオワクチンで癌を生じたのではないかと疑い，今までの研究で安全だと思われていたのは間違いだと考えたのだ．

カーボンの結果は，研究者たちをさらなる研究に駆り立て，今度はカーボンの指摘したまれな癌に特に注目を集めた．何千人ではなく，何十万人の規模で調査をした．しかし，安全であるという結果は同じであった．何度も何度も研究者は，故意ではないSV40に汚染されたワクチンを受けた人に癌のリスクが増加しないことを再確認した．さらに，SV40に汚染されたポリオワクチンを受けていないたくさんの人の癌細胞からSV40の遺伝子の断片が見つかった．そしてSV40に汚染されたポリオワクチンが投与されるより前に生まれた多くの成人でも，血液中にSV40に対しての抗体をもっていることがわかった．

ジョンズ・ホプキンス大学の公衆衛生学の教授キーアティ・シャーは，SV40を40年以上研究してきた．カーボンが中皮腫のような肺癌にSV40の遺伝的残遺物を発見したとき，シャーも同様にSV40を探したが見つけることができなかった．「1998年に大きな議論があった」シャーは回想した．「われわれは中皮腫の中にSV40を見つけることができなかった．われわれ同様に見つけることができなかった研究室もある．カーボンのように必ず見つける研究室もある．たくさんの論争があった．なぜこんなことが起きるのであろう．たくさんの非難の応酬があった．“お前らの研究室は検査の仕方を知らないからだろう．かき回しやがって”．そこで，国立癌研究所と食品医薬品局 Food and Drug Administration（FDA）が研究を行った．9つの研究室で中皮腫と，比較対照で正常の肺とを調べた．この研究では誰もSV40を発見することができなかった．今日では，すべての新たな研究者は，脳腫瘍だろうが，リンパ腫だろうが，中皮腫だろうが，SV40が感染している証拠は見つけられない」．シャーは，SV40はヒトに癌を発生させないと結論づけた．

ヒルマンの寿命が残り少なくなってきて，メルク社はヒルマンにSV40と癌の関係について公共の場ではコメントしないでほしいと頼んだ．ヒルマンのコメントが誤解されたり，係争中の訴訟で彼の意図に反して都合のいいように使われるのを恐れたのだ．しかし，ヒルマンはいつでも個人的に話すことはいとわなかった．彼は，1950年代中頃に発見した汚染されたポリオワクチンのサルウイルスは，ヒトに癌を生じなかったことに何ら疑いをもっていない．「私は，連邦政府の当局者にポリオワクチンを（市場から）引き上げるように言ったよ．でも今になってみれば，彼らのほうが正しかった．あれらのワクチンで癌は生じなかった．ポリオワクチンプログラムを中断させたら，何千人もの命が失われたよ」

SV40のポリオワクチンの汚染にまつわる議論は，すぐには収まりそうにない．最近，いくつもの訴訟が起き，デビー・ブックチンとジム・シュマチャーによる『ウイルスとワクチン：癌を生じるサルウイルスに汚染されたポリオワクチンと数百万人のアメリカ人が曝露した本当の話』という本が出版された．この本で長い時間インタビューを受けたキーアティ・シャーは，その結論によってトラブルに巻き込まれた．「頑張って調べた本ではある」彼は言った．「著者は，多くの過去のものを掘り起こすのにいい仕事をした．しかし，科学を間違って解釈した．そしてあちこちに陰謀説をちりばめた．陰謀は存在しない」

SV40のつらい体験を恐れたため，1970〜1980年代の研究者は，動物の細胞の代わりにヒトの胎児の細胞を用いて，狂犬病，水痘，A型肝炎を予防するワクチンをつくった．

タッド・ウィクターは狂犬病ワクチンをつくりたかった．ウィクターは，スタンリー・プロトキンのようにウィスター研究所の所長ヒラリー・コプロウスキーの指導のもと，彼のワクチンをつくった．ウィクターは，世界保健機関World Health Organization（WHO）が主催した狂犬病の会議に出席しているとき，ケニアのムグガでコプロウスキーに出会った．背が高く，陸軍士官の威厳のある男だったウィクターは，コプロウスキーと同じポーランド人だった．コプロウスキーは一瞬でウィクターの情熱と知性の虜になり，ウィスター研究所にこないかと誘った．ウィクターは同意して，30 年後に亡くなるまでウィスター研究所に所属した．

ヒラリー・コプロウスキーは，もう一つの理由でアフリカにいた．ポリオの恐怖を予防することに駆られて，そしてアルバート・セービンとの競争に巻き込まれて，アフリカの子どもで生弱毒ポリオワクチンの試験をしたかったのだ．のちに 2 人の記者がコプロウスキーと彼のワクチンを後天性免疫不全症候群 acquired immunodeficiency syndrome（AIDS）の流行の原因として責め，彼を AIDS の父と呼んだ．1992 年，ローリング・ストーン・マガジン誌の調査記者トム・カーティスが『AIDS の起源：神の仕業か，人が仕組んだのか？ という問いに答える驚愕の新理論』というタイトルの記事を書いた．数年後，ロンドンの BBC で無給の通信員であったエドワード・フーパーは，カーティスの主張を彼の本『川：HIV と AIDS の根源への旅』で証明しようとした．カーティスとフーパーは，なぜコプロウスキーのポリオワクチンが AIDS の原因になったかを以下の理屈で説明しようとした．チンパンジーはときどきヒト免疫不全ウイルス human immunodeficiency virus（HIV）に似ているサル免疫不全ウイルス simian immunodeficiency virus（SIV）にかかることがある．コプロウスキーの使用したチンパンジーの細胞はワクチンをつくるとき SIV で汚染されていた．アフリカの子どもに投与された SIV が HIV に変異した．さらなる証拠として，コプロウスキーが彼のポリオワクチンを子どもに投与した同じ時期，同じ場所である中央アフリカで，AIDS の流行が始まったと述べた．

面白い話ではあるが，カーティスとフーパーの説には欠陥があった．最初に，AIDS の流行はコプロウスキーの研究した場所で始まっていない．次に，コプロウスキーはチンパンジーの細胞を使わず，サルの細胞を使用している（チンパンジーはサルではなく類人猿である）．最後に SIV は HIV の前駆ウイルスになりうるが，SIV から HIV の変異は数年ではなく，数十年を要する．さらに，コプロウスキーのポリオワクチンからは，研究者が感度の良い検査のポリメラーゼ連鎖反応 polymerase chain reaction（PCR）というごく微量のウイルスのDNAを検出できる手法を用いても，HIVもSIVも検出されなかったことが最終的な証拠となる．予想どおり，研究者はコプロウスキーのポリオワクチンの中には，HIVもSIVもチンパンジーのDNAも見つけられなかった．カーティスとフーパーの説は，2000年9月，ロンドンの王立協会の場で公式に正しくないとついに否定された．アフリカのポリオワクチンの試験に参加していたスタンリー・プロトキンは，このエドワード・フーパーのAIDS流行の決定的証拠（煙の出ている銃*2）の探求について，のちにコメントしている．「銃もない，射撃手もいない，弾丸もない，そして動機すらなかった」

2006年5月，アラバマ州のバーミングハム大学のビートリス・ハーンと同僚は，HIVはSIV由来であることを証明した．カメルーンの野生チンパンジーに感染したSIVが1930年代初めにHIVに変わったことを遺伝子解析で突き止めた．コプロウスキーがアフリカでポリオワクチン試験を行った20年以上前であった．「遺伝子の類似性は驚くほどであったわ」と彼女は言った．予想するに，カメルーンの田舎で猟師がチンパンジーに噛まれたか，チンパンジーの肉をさばいているときに怪我をしたのではないかと思われる．

ウィクターとコプロウスキーは，過去に開発された狂犬病ワクチンを改善したかった．パスツールの狂犬病ワクチンはウサギの脊髄からつくられたため，時折，筋力低下，麻痺，昏睡や死亡までを引き起こすことがあった．1950年代中頃につくられたアヒルの胚芽を使った狂犬病ワクチンでは，これらの副反応が起きにくいことがわかっていた．しかし，アヒルのワクチンでもアヒルの脳と脊髄の細胞を少し含むため，ミエリン塩基性タンパク質による自己免疫を引き起こし，問題を完全に解決することはできなかった．そしてアヒルのワクチンは，毎日約3週間投与しなければいけないため，腕，脚，お腹に23回注射しなければいけなかった．処置がひどく苦痛で，狂犬病よりもワクチン注射を恐れたくらいであった．より良いワクチンを開発す

*2　原文では，決定的証拠を煙の出ている銃（smoking gun）と表現している．煙の出ている銃は射撃した証拠が明らかなことから，動かぬ証拠のことを指す英語の表現．プロトキンは皮肉って，決定的証拠どころか何もなかったと全否定をするコメントをした．

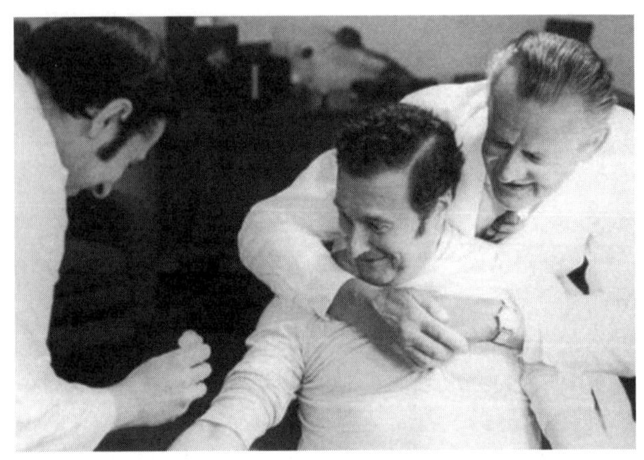

スタンリー・プロトキン（左）がヒラリー・コプロウスキーに実験段階の狂犬病ワクチンを投与して，タッド・ウィクターはカメラ撮影で微笑んでいる（1971 年 12 月）

るために，ウィクターは，スタンリー・プロトキンと同じことを行った．ウィスター研究所の同僚のレオナード・ヘイフリックを訪ね，1961 年にスウェーデンで行われた中絶した胎児の細胞をもらえないか頼んだ．ウィクターは，ヘイフリックの細胞が SV40 を含まず，他のウイルスによる汚染もなく，胎児の脳や脊髄も含まない，まさに理想の細胞であることを知っていた．1〜2 年のうちに，ウィクターはヘイフリックから譲り受けた細胞で狂犬病ウイルスの培養に成功し，化学処理で完全に不活化した．スタンリー・プロトキンは，ウィクターの狂犬病ワクチンをコプロウスキーとウィクターの腕に注射し，高い狂犬病の抗体価を誘導することを発見した．勇気づけられたウィクターのチームは，狂犬病のイヌが道を徘徊しているイランにワクチンを持ち込み，ひどく噛まれた人に注射をした．ワクチンは 100% 効果的で，数回の注射で発症を予防でき，とても安全であった．

タッド・ウィクターとヒラリー・コプロウスキーは，ヘイフリックの胎児の細胞を用いて狂犬病ワクチンの問題を解決し，毎年 1,000 万人に投与されるワクチンをつくった．不幸なことに，ワクチンが必要なたくさんの人がまだ接種を受けることができていない．世界的に狂犬病は，毎年 5 万人の命を奪っている．

ヒトの胎児からつくられた次のワクチンは水痘であった．それが開発される前，毎年 400 万人のアメリカ人，世界中では 1 億人が水痘ウイルスに感染していた．多くの人が水痘は軽い感染症，子どもの頃に通り過ぎなければいけない儀式と考えたが，それは違う．水痘ウイルスは，脳に感染して脳炎，肝臓に感染して肝炎，肺に感染して致死的な肺炎を引き起こす（ハワイ州のアメリカ議会議員のパスティ・ミンクは，2002 年に水痘による肺炎で死亡した）．おそらく最も恐ろしく，またメディアの関心を引いた問題は，水痘が人食いバクテリア（細菌）といわれる A 群溶連菌による病気を劇的に増加させるということであろう．これらの細菌は，水痘により破けた水疱から皮膚や筋肉に侵入する．ワクチンができる前は，水痘はアメリカだけで毎年 1 万人の入院と 100 人が死亡する原因になっていた．

臨床医が水痘の障害に気づいたとき，それを防ぐためのワクチンを開発しようとした．ポリオウイルスの実験で，ヒトの中絶した胎児の細胞を用いてノーベル賞を受賞したトーマス・ウェラーが最初の一歩を踏み出した．1951 年，ウェラーの 5 歳の息子ピーターが水痘にかかった．ウェラーは，水疱を破って浸出液を採取し，さまざまな種と臓器の細胞で培養を試みた．彼は，ヒトの胎児の細胞が最も培養しやすいことを発見し，のちに他の研究者によって追試でも確認された．「発見されているヒトウイルスのほとんどは，ヒトの胎児の細胞で培養することができたよ」とヘイフリックは振り返った．「だからワクチン開発にとって，魅力的な選択肢になったんだ」

1970 年代，大阪大学の微生物学者である高橋理明が次の一歩を踏んだ．ほっそりとした体形で，つつましい男であった高橋は，変わった方法で彼のワクチンを開発した．ウェラーと同じように，水痘にかかった岡という名前の 3 歳の男の子の水疱から浸出液を採取した．日本で中絶された胎児の細胞を用いて低温下で 11 回ウイルスを継代培養し，モルモットの胎児細胞で 12 回，ヘイフリックの細胞で 2 回，1966 年イギリスで妊娠 14 週に中絶された男の胎児の細胞でさらに 5 回継代培養した．作成されたワクチンウイルスは岡株として知られている．

ヒルマンは高橋の方法でワクチンを作成し，1995 年アメリカに導入した．2005 年までには，ほとんどの子どもがワクチンを受けたことによって，水痘による死亡は 90%減少した[*3]．

ヘイフリックの細胞を用いてつくられた最後のワクチンは，A型肝炎ウイルスを予防した．ワクチンの導入前，アメリカでは毎年20万人がA型肝炎に感染し，100人が死亡する原因であった．しばしば下水による飲み水の汚染が生じる開発途上国では，ほとんど全員がA型肝炎ウイルスに感染してしまう．毎年何百万人が感染し，何千人もが死に至る．A型肝炎ウイルスは，アメリカの歴史上で，単一原因による最も大きなアウトブレイクを引き起こした．それは，ペンシルベニア州西部で起きた．

14歳のジェニファー・シーヴァーは，友達の誕生日を祝うためにメキシコ料理レストランに向かった．ジェニファーはメキシコ料理は苦手だったけど，誕生会には出席したかった．2003年10月，彼女とアムブリッジ高校の10人あまりの女の子は，ピッツバーグの北西に40 kmほどのペンシルベニア州ビーヴァーのチチレストランで，ナチョス，ファフィータ，タコスの皿の前に座った．1〜2週間以内に，ジェニファーの友達の一人が発熱，腹痛，筋肉痛，虚弱，吐き気，嘔吐をきたした．尿が濃い茶色になり，皮膚は黄色くなって，肋骨の下を刺されたかのように感じて息をするのもつらかった．取り乱した女の子の両親は病院に連れて行き，血液検査でA型肝炎と診断された．

ジェニファーは病気の弾丸を避けることができたと思った．「具合が悪くならなくて，幸運だったわ」彼女は言った．「だけどたくさんの人が具合が悪くなったの」．ジェニファーの友達は，たくさんいたうちの一人でしかなかった．2003年10月2日に最初の肝炎の症例が発生した．次の1〜2週でさらに幾人かが具合が悪くなった．11月3日には，公衆衛生担当官は肝炎のアウトブレイクを宣言し，チチレストランに営業を止めるように頼んだ．ウイルスに曝露してから最初の症状が出るまでの期間は長くて7週間だったため，9〜11月にそのレストランで食事をした全員に発症のリスクがあった．チチレストランは，その間に1万1,000人の食事を提供していた．11月5日までに感染した人の数は，84人にまで上り，11月6日には130人，

＊3　2013年に高橋が他界したとき，アメリカのニューヨークタイムズ紙は，世界から水痘を予防可能にした業績を称えて追悼記事を掲載した．岡株は，現在世界中で採用されている．日本では，他界した翌年2014年にようやく任意接種から定期接種に切り替えられて，広く水痘ワクチンが導入された．

11月7日には200人になった．11月7日，ペンシルベニア州アリキッパの自動車修理工のジェフェリー・クックは，肝臓移植を受けて懸命の救命治療が施されたが亡くなった．

保健担当者は，レストランの従業員がアウトブレイクを引き起こしたと考えて，何人かの従業員が肝炎にかかっていることを調査で見つけた．しかし，全員が客と同じタイミングでかかっていて，それ以前ではなかった．感染のタイミングが合わない．ウイルスは，どこか別のところからきている．11月11日には，感染者の数は300人を超え，2人が重篤な状態にあった．11月12日，さらに40人が発症し，調査官はついに発生原因と思われるものに迫った．その年の初め頃，公衆衛生担当官は，ジョージア州，テネシー州，ノースカロライナ州でA型肝炎のアウトブレイクが起きたときに数千人に聞き取り調査をしていた．発症した人と発症しなかった人に何を食べたかを聞いた．そして，それらの食べ物の原材料を注意深く調べたところ，1つの食品がA型肝炎の発症者が食べた物のリストに浮かび上がった．新タマネギ（春タマネギ）であった．調査官は，そのレストランが新タマネギをA型肝炎感染が高頻度で起きているメキシコから輸入していることを突き止めた．ジョージア州の保健局報道官リチャード・クアータロンは言った．「何重にも層になっているため，新タマネギをきれいに洗うのは難しい．新タマネギの肝炎ウイルスを100%殺す確実な方法は，加熱調理です．しかし通常，付け合わせで提供されるので，加熱調理されない」．メキシコから新タマネギを輸入していたチチレストランは，ミネソタ州から大西洋中央部までに展開していた99店舗のメニューからただちに新タマネギを取り除いた．しかし，それは遅すぎた．

11月13日には感染者が400人までに膨れ上がり，アウトブレイクによってIKEAの顧客サービス係のディニーン・ウィゾレックが2人めの帰らぬ犠牲者になった．彼女は，チチレストランで10月6日に結婚記念日を祝う食事をした．彼女の娘ダローン・トロンゾは振り返った．「たった1回の食事，たった1回の．それだけ．誰もが毎日のように外食する．私も毎日外食するわ．こんなことが起きるなんて考えられない」．11月14日には感染者の数が500人に達して，3人めの犠牲者を出した．ジョン・スプラットは，給与処理の会社で働く従業員だった．スプラットは，娘とチチレストランで食事をした．2人ともチキンファフィータを注文した．しかし，娘ではなく彼だけが料理についてきた薬味を口にした．それが彼の命を奪った．

すべてが終息したとき，チチレストランのA型肝炎ウイルスは，約700人に感染し4人を死に至らしめた．これがアメリカで起きた最も規模の大きいA型肝炎ウイルスのアウトブレイクであったが，世界ではさらに大規模のアウトブレイクがあった．1989年の上海で，東シナ海産のA型肝炎ウイルスで汚染された非加熱の貝から30万人以上に感染し，47人を死亡させた．ムール貝やカキのような貝は，1時間に40Lもの水をろ過し，ウイルス濃度を海水中よりも100倍近くに濃縮させる．

チチレストランのアウトブレイクが起きたときにはすでに，悲劇を予防できたはずのワクチンが接種可能になって8年がたっていた．最初のA型肝炎ウイルスワクチンの開発に決定的な役割を果たしたのは，フリードリッヒ(フリッツ)・ダインハルツだった．

1960年代半ば，フリッツ・ダインハルツは無名の研究者だった．ドイツのギュタースロー生まれで，ゲッチンゲン大学を出て，ハンブルグ大学医学部を卒業した．ハンブルグで初期研修と後期研修を終えたあと，ダインハルツはアメリカに渡り，そこで妻となるジーンと出会った．のちにシカゴの長老教会派の聖ルーク病院の微生物部門における責任者になった．1965年，聖ルーク病院で働いているとき，ダインハルツはイニシャルがG.B.の34歳の外科医の血液を採取した．外科医は肝炎で3日ほど調子が悪く，眼や皮膚が黄色になって，嘔吐で食事を摂ることができず，倦怠感と無気力で働くことができなかった．外科医のウイルスを捕まえるために，ダインハルツは採取した血液を，白い唇でふさふさした顔のマーモセットという南アフリカに生息する小さなリスに似たサルの静脈に注射した．その後1〜2年以内に，マーモセットは絶滅危惧種に指定されたが，アメリカ政府がマーモセットでの研究を禁止する前に，ダインハルツはマーモセットを輸入して，妻の助けを借りて繁殖させていた(ミルクをあげて育ててくれた)．ダインハルツが外科医の血液を注射してから1〜2週間で，すべてのマーモセットは肝炎を発症して具合が悪くなった．

A型肝炎ウイルスを見つけた明らかな成功にもかかわらず，ダインハルツの研究に資金を出したアメリカ軍は，彼の結果に懐疑的だった．軍はヒルマンにダインハルツの仕事をどう思うか尋ねた．ダインハルツにとって，攻撃的で議論好きなヒルマンと一緒にいるのは大変だったかもしれないが，ヒルマンは友人として弁護した．ヒルマンは振り返った．「イニシャル G.B. という外科医からの血液のサンプルを採取して，そこからウイルスを見つけて A 型肝炎と報告した．ダインハルツは，そのウイルスをマーモセットに感染させることもできた．軍が資金を出している間，いつも軍は私に聞いてきたよ．彼の仕事はものになるのか，彼は正しいのか，と．だから言ってやったよ．フリッツ・ダインハルツはとても頭がきれる．フリッツがやらなければ，誰が他に A 型肝炎の仕事を成し遂げると思うんだって．当時，フリッツが A 型肝炎ウイルスを見つけていないなんて，信じる理由は何一つなかったよ」

1992 年 4 月 30 日，66 歳のフリッツ・ダインハルツは癌で息を引き取った．ダインハルツの死亡記事の一つには，マーモセットの仕事を引用してこう書かれていた．“A 型肝炎の意味のある特異的な研究の最初の根源がここから始まった．この画期的な発見がすべての A 型肝炎研究の中心地となり，次に続く窓を開けてワクチンが現実的になる道を切り開いた．この先駆的なマーモセットの発見がなければ，A 型肝炎の謎にまだ惑わされていたかもしれない”．しかし，フリッツ・ダインハルツが発見したのは A 型肝炎ウイルスではなかった．彼が見つけたのは，ヒトに病気を起こすことは少ない G 型肝炎ウイルスと呼ばれる非常にまれなウイルスだった．ダインハルツは違うウイルスを研究していたことは知らなかったが，マーモセットについては正しかった．マーモセットは，A 型肝炎ウイルスを研究するうえで，最高の動物モデルであった．

ダインハルツの開いた突破口によって，ヒルマンは肝炎になった 9 歳のコスタリカの少年の血液をマーモセットの静脈に注射した．数週間後，マーモセットの肝臓に A 型肝炎ウイルスを発見した．しかし，段々とマーモセットを確保するのが難しくなってきた．彼は，ウイルスを培養する他の細胞を必要とした．ヘイフリックの細胞が唯一，培養できた細胞であった．次の 13 年間で，モーリス・ヒルマンは，最初に A 型肝炎ウイルスと抗 A 型肝炎抗体を発見し，最初に胎児の細胞で培養し，最初にウイルスを弱毒化し(安全性を担保するため)，最初にホルムアルデヒド処理で不活化した．そして次に彼は，弱毒化したあとに不活化処理をした A 型肝炎ウイルスのワクチンで動物実験において効果があるのを確かめた．自信があった．彼はヒトに試す準備ができていた．彼が麻疹，ムンプス，風疹ウイルスの試験をしたときは，これら疾患のハイリスク集団が必要だったので，施設の精神発達遅滞の子どもを対象にした．今度は，A 型肝炎ウイルスのハイリスク集団が必要であった．幸運にもヒルマンが研究をする場所を探していたとき，アラン・ワーツバーガーがメルク社を訪ねた．ワーツバーガーは，キルヤス・ジョエル医療施設の医師だった．

1974 年，ブルックリンのウィリアムスブルグ地区の人口が増加し，彼らを住まわせるために，（そこに住んでいた）ハシド派のユダヤ人の集団がニューヨーク市の北西 80 km のハドソン・バレーに移住した．キルヤス・ジョエルにつくられた村は，静かな田舎から活気のある都市センターに生まれ変わり，顎髭をはやした男が夏の暑い日に黒いコートを着て，頭までスカーフを被った女性がヘブライ語で書かれた標識の通りを乳母車を押して通った．そしてブルックリンから独特の生活スタイルも持ち込んだ．キルヤス・ジョエルの住民は 18 歳になると結婚して，大家族となった．1990 年代初めには，約 8,000 人がそこに住んでいた．

キルヤス・ジョエルの村にはもう一つの特徴があった．異常に A 型肝炎の感染率が高かった．通常，乳幼児は A 型肝炎ウイルスに感染しても無症候性感染で苦しまないことが多い．しかし，学童，10 代，大人が感染すると，しばしば重症の感染症を起こした．キルヤス・ジョエルの村では，特殊な生活環境が年少の子どもから年長の子どもへのウイルス感染を起きやすくしていた．「高い出生率，大きな家族，学校のような雰囲気の託児所は，小さい子どもと大きい子どもの濃密な接触を生じさせた」とワーツバーガーは言った．「子どもに強制的に手洗いをさせることから，こっそりと学校の給食に手を入れることまで，子どもたちが自分の手で何をするかを常に管理し続けることは困難だった」．「全員，公衆浴場で一緒にお風呂に入る」メルク社の A 型肝炎ウイルスワクチン関連でのヒルマンの同僚だったフィル・プロヴォストが言った．「地域の伝統的な習慣だった．その公衆浴場で A 型肝炎ウイルスによる汚染がたくさんあった．そこでみんなに広がっていった」．1985〜1991 年，地元の医師は，キルヤス・ジョエルで 300 人の A 型肝炎ウイルスに感染した子どもの診療をした．そのウイルスは，住民全体の 70% に感染していた．

ヒルマンの，弱毒化して不活化処理をした A 型肝炎ウイルスワクチンの試験は，アラン・ワーツバーガーに委ねられた．最初に，ワーツバーガーは

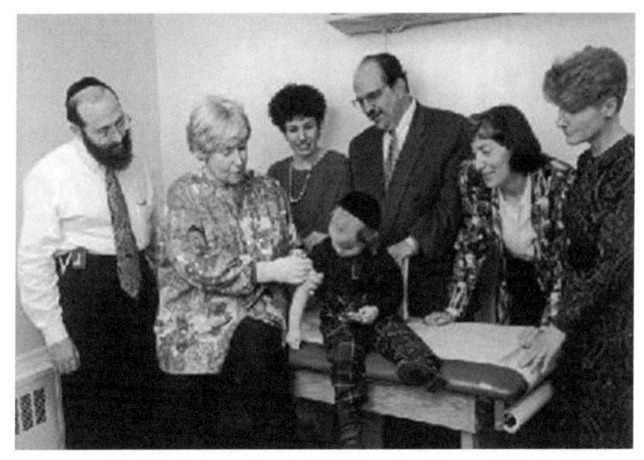

キルヤス・ジョエルに住むハシド（ユダヤ教）の少年が実験段階のA型肝炎ワクチンを受けている．臨床試験を実施したアラン・ワーツバーガー（左）が見ている（1991年）

ウイルスに未感染の1,000人の子どもを見つけた．それを半分に分け，一方にワクチンを，もう一方にプラセボ（成分のない液体）を投与した．3ヵ月後にA型肝炎ウイルスに感染したのは34人で，全員プラセボを投与された子どもであった．ニューイングランド医学雑誌（非常に権威の高い医学雑誌）に発表された論文で，ワーツバーガーは，ヒルマンのワクチンは100%の効果があったと結論づけた．

1995年以来，メルク社がA型肝炎ワクチンの承認を受けてから，アメリカでの疾患の罹患率は75%も減少した．

スタンリー・プロトキン，タッド・ウィクター，高橋理明，モーリス・ヒルマンがヘイフリックの細胞を使用してワクチンをつくったとき，それが倫理に反するとは考えもしなかった．胎児の細胞は，動物のウイルスによる汚染がなく，研究室で培養が容易で，発見されているヒトウイルスのほとんどに感受性があり，魅力的な選択肢だった．それらは多くの点で，ワクチンを作成するのに理想的な細胞であった．それらのワクチンが作成された当時，メディアも，民衆も，宗教グループも，FDAも，国立衛生研究所National Institutes of Health（NIH）も，WHOも，誰も苦情を言わなかった．中絶を希望して，ワクチンのためにレオナード・ヘイフリックに胎児を提供した女性も同様であった．しかし，時代は変わった．デビ・ヴィネッジに率いられるようないくつかの団体は，胎児から作成されたワクチンは非倫理的と考えている．

ヴィネッジは，簡単な解決法があると思っている．今はより洗練された技術で汚染されたウイルスを見つけることができるので，それらのワクチンを動物の細胞でつくり直せばよいと．これは決して簡単ではない．まず最初に，企業はウイルスが培養できる正しい動物の細胞を見つけないといけない．そして，効果的にウイルスを弱毒化するか不活化し，段階的に大きくなる臨床試験（何万人もの子どもを対象に）でテストして，ワクチンを製造する建物を新築または改築し，FDA でワクチン製造の承認を得て，さらに世界中の行政機関の承認を得なければいけない．そしてこれらの疾患は今は少なくなってきているので，ワクチンの有効性を証明するのに十分な規模の臨床試験を実施するのが難しいか，もしくは不可能になっている．そして，これらの新しいワクチンは効果がないかもしれないので，そのような臨床試験自体が非倫理的である．さらにワクチン承認機関の視点からも，これらの企業が新しい製品をつくるには，新製品の標準的な詳しい審査が必要となる．この承認に必要な負担は，膨大なものになる．1 つの新しいワクチンをつくる費用は最低でも 8 億ドル（約 800 億円）にもなる．これらの新しいワクチンは，販売量は増えずに費用だけがかさむ．結局，費用の負担先は税金を支払っている国民，医療保険の保険料，国際的な保健機関になる．

ワクチンの製造企業が，経済的な収益が得られず費用だけがかさむのに，風疹，A 型肝炎，水痘のような子どもによく使用されるワクチンをつくり直すことは考えられない．現在，使用されているワクチンについての扇情的で間違った声明を出しても変わらない．「これらのワクチンの使用が広く浸透してしまっているので，次に中絶した赤ちゃんから新たな細胞株がつくられるでしょう」とヴィネッジは言った．「ナチスのホロコーストとは違って，中絶のホロコーストは今も続いている」．しかし実際は，これらのワクチンを作成するために新たな中絶は実施されていない．1961 年に実施された中絶からつくられた細胞は凍結保存され，必要なときに解凍されて，研究フラスコの中で培養されながら，何世代にもわたって作成に必要な細胞は確保されているのである．

ワクチンをつくるため，プロトキン，ウィクター，ヒルマン，高橋に胎児の細胞を譲ったレオナード･ヘイフリックは嫌われ者になった．1968年，ヘイフリックは，スタンフォード大学医学部の医学微生物学の教授になるため，ウィスター研究所を去った．胎児の細胞も一緒に持ち去った．彼はすでに細胞アソシエイツと呼ばれる会社を立ち上げ，世界中の何百人という研究者に胎児細胞を販売し，彼と妻が会社の所有者となっていた．ヘイフリックは，研究者に細胞の準備と配送の費用だけを請求し，決して利益を求めなかった．売上の合計は，たったの1万5,000ドル（約150万円）であった．しかし，ある人はヘイフリックが仕事でお金を儲けていると考えた．ウィスター研究所での同僚は言った．「あの当時のあの環境下で政府の援助で研究をしたら，その成果の所属は公共なものだった．レン（レオナードの愛称）があの細胞を販売してると知ったとき，多くの人はびっくりしたよ」

NIHに手厚い支援を受け，ヒトがどうやってなぜ年をとるのかの重要な発見をした中心にいて，仲間の科学者からもとても尊敬されていて，ヘイフリックはまさに業界の頂点にいた．しかし2年後には，レオナード・ヘイフリックは，パロアルト（スタンフォード大学の所在地）で職を失っていた．

1976年1月30日，NIHの管理会計担当者のジェームス・W・シュリヴァーは，ヘイフリックは彼の所有でないものを販売しているという告発のレポートを出した．シュリヴァーは，ヘイフリックの研究はNIHの研究費で行われたので，胎児の細胞の売り上げはヘイフリックではなく，NIHに支払われるべきと申し立てた．スタンフォード大学医学部は，大きくなっていくスキャンダルに危機感を抱き，ヘイフリックは非倫理的な行為をしたと結論づけた．1976年2月27日，レオナード・ヘイフリックは辞職した．「1975年，私は最初の行動として，NIHの所長に私の胎児細胞の所有権について，はっきりとした決定をするよう頼んだ」ヘイフリックは振り返った．「私の主張を理解してくれる弁護士や科学者を送らずにね．そしたら奴らは，クレイトン・リッチ（スタンフォード大学の学部）を出た会計士を送り込んで，“微生物学部門に泥棒がいるのを知っているか？”と言った．その帳簿係は学部長に，スタンフォード大学の予算の90%はNIHが握っているので，彼らの協力が期待できるとアドバイスしたんだよ．スタンフォード大学はキャンパス内の警察を呼んで，地方検事を呼ぶように頼んだ．NIHの公務員は，私の研究室に入って胎児の細胞を押収し，自分たちの所有物だと主張した．NIHの見解は，商業団体，ロシア人，NIH自体が何千万ドルで胎児細胞を販売するのは完全に合法だが，発明者またはその利益団体が販売するのは窃盗行為とした」．彼の同僚の科学者たちが見ている前で，ヘイフリックは破滅に追い込まれた．「私は，スタンフォード大学の教授から無職へと1週間で突き落とされた」彼は振り返った．「私と妻は次の年，1週間を104ドルで生活したよ」．プロトキンは論争を振り返った．「私にとってまったく理解のできない悲劇だった．力をもって頂点にいた男が失墜したのだからね」

ヘイフリックは，連邦政府相手に裁判を起こし，連邦政府も逆に彼を訴えた．「私は感覚的に正しいと感じた．あれらの細胞は私の子どものようなものだからね」と彼は言った．ヒルマンは，（連邦政府側で）ヘイフリックに対しての証言を頼まれた．「主要な証人になってくれと頼まれたよ．そこで言ったんだ．もし彼を有罪判決にしようとすることがあれば，私は私のやるべきことをやる．2人の連邦政府トップの役人を彼と一緒に牢獄で過ごさせるキャンペーンをしてやる．彼は迫害を受けるべきではない．科学の英雄として称賛されるべきなんだ」．1982年9月，6年もの論争のあと，裁判はヘイフリックに有利な和解で終わった．ヘイフリックは，第三者に預託されていた元金1万5,000ドルと利息を受け取り，政府は彼が細胞を保持することを認めた．ヘイフリックは訴訟で勝ち取ったお金を弁護士への支払いに充てた．同僚たちは彼を支援するために集まった．85人の科学者によって署名された手紙は，サイエンス誌（最も権威のある科学雑誌）に掲載された．“ヘイフリック博士の，勇敢で，ときに孤独で，感情的で，傷つきながらの試練に対するこの幸せな帰結は，未来に向けていくつかの重要な教訓を残した．判決の和解条項と他の連邦政府の行動を考慮してみると，彼に対しての最初の申し立ては完全に不当であった”．ヘイフリックの闘いは法律を変えた．今は，連邦政府から資金援助を受けた科学者でも，自身の発見は所有して売ることもできる．この一つのルールは，1980〜1990年代の民間のバイオテクノロジーに対するブームを引き起こした．「私は先駆者だった」とヘイフリックは振り返った．「そして，いつも先駆者の背中には矢が突き刺さるものだよ」

ワクチンをつくるために胎児の細胞を使用することはしばらく論争の的に

なったとはいえ，つくられたワクチンは安全であった．胎児の細胞によって，ヒルマンや他の研究者はニワトリの白血病ウイルスやSV40のような汚染ウイルスを避けることができた．しかし，モーリス・ヒルマンは，ワクチンが承認され販売されたあとでも，ほとんどの人が安全と考えない材料を次のワクチンに使用しようとしていた．ヒトの血液である．HIVがアメリカに入ってきたとき，ヒルマンは1970年代終わりにニューヨーク市に住んでいる薬物中毒者や男性の同性愛者から血液を集めた．それは間違いなく，医療製品をつくるのに今まで使われた中で，最も危険な材料であった．

血液

“われわれは，すべての生けるものを
破壊する処置を知っている”

モーリス・ヒルマン

1984年，アメリカの疾病管理予防センター Centers for Disease Control and Prevention（CDC）の研究者が，『後天性免疫不全症候群 acquired immunodeficiency syndrome（AIDS）の複数症例：性的接触に関連した患者』という論文を発表した．変わった感染症や癌を引き起こすAIDSは国を席巻し，何千人もが感染した．

AIDSで亡くなった患者は，さまざまな病気が死亡原因となった．例えば肺炎である．アメリカでAIDSが流行する前は，肺炎球菌による肺炎で毎年1万人以上もの人が亡くなっていた．しかしAIDSの患者は違った．それまでは癌患者でしか肺炎を起こさなかったニューモシスチスという病原微生物によって命を落とした．また髄膜炎でも命を落としたが，典型的な起因菌の髄膜炎菌ではなく，クリプトコックスという変わった真菌（カビ）が原因だった．さらにカポジ肉腫という皮膚の下にひどく醜い濃い紫色のしこりができるような，それまでは珍しかった癌で亡くなることもあった．

CDCの研究者は，AIDS患者のハイリスクとなるいくつかの集団を突き止めた．アメリカに住むハイチ人，静脈注射による薬物中毒者，輸血を頻回に必要とする人であった．しかし，最もリスクが高かったのは男性の同性愛者であった．最初にアメリカでAIDSと診断された40人は，カリフォルニア州，フロリダ州，ジョージア州，ニュージャージー州，ペンシルベニア州，テキサス州に住んでいた同性愛者の男性だった．AIDSのウイルス，のちにヒト免疫不全ウイルス human immunodeficiency virus（HIV）と呼ばれたウイルスが，どのように広がっていったかを調べるために，誰が誰と性交渉をもったかの図を描いた．図の中心にいたのは 1 人の男性だった．AIDS になった 40 人すべてがその男性と性交渉をもったか，その男性と性交渉をもった男性と性交渉をもっていた．その男性を患者ゼロと呼んだ．彼の名前は，ガエタン・デュガスといった．

カナダのケベック州生まれで，エアカナダ航空の客室乗務員としてアメリカ中をあちこち旅行し，ゲイバーや公衆浴場に出入りしていた．彼はバーに入ると，まず入口に立って中を見渡した．常連客を一人ひとり確認すると，こう宣言する．「私が一番，イケてる」．そして実際にそうだった．（ピュリッツァー賞を受賞した）ランディ・シルツ原作の『運命の瞬間・そして AIDS は蔓延した』の中で，デュガスは，おでこにかかるボーイッシュな砂色の髪をもち，誰もを虜にする笑顔で，笑い声は白黒モノトーンの世界を一気に色鮮やかな世界にした，と描写されている．彼の逸脱した性的行動は伝説となっている．シルツの本によると，“サンフランシスコでは，ガエタンがカストロ通り（ゲイのコミュニティの中心）をうろつくだけで，住所や電話番号が書かれたマッチケースのカバーやナプキンでポケットがいっぱいになった．ときどき彼は純粋な好奇心で連絡帳をみつめて，誰が誰なのかを思い出そうとした”

デュガスは右耳の後ろで大きくなる紫色のしこりの生検結果がカポジ肉腫，つまりゲイの癌と判明したとき 28 歳だった．当時，デュガスは毎年 250 人の男と寝ることを 10 年間続けていて，合計で 2,500 人と性的関係をもっていた．AIDS は感染するとわかっていても，デュガスは性的欲求を満たし続けることをやめられなかった．シルツによると，“カストロ通り 8 番街のハワードの公衆浴場で，フランス語訛りの金髪男の妙な噂が流れた．その男とセックスが終わると，部屋の電気を点けて，彼のカポジ肉腫の病変を指さしながら「癌があるの」と言った．「私は死ぬの．あなたもね」”

……

アメリカに最初の HIV が確認される 1〜2 年前，モーリス・ヒルマンは，新しいワクチンの作成に取りかかっていた．それは当時まだ発見されていなかった HIV ではなく，肝炎であった．彼が作成しようとした方法のせいで，

AIDSの恐怖がすぐにヒルマンのワクチンへの恐怖へと飛び火した．ほぼ200年間，研究者はワクチンをつくるのにサル，ニワトリ，マウス，ウサギ，アヒルの細胞を用いてきた．ヒルマンは，新たな領域を開拓しようとしていた．ヒルマンは，ワクチンをつくるためにヒトの血液を使う最初の（そして最後の）研究者になった．彼は後になるまで，ヒトの血液がHIVでひどく汚染されていることを知らなかった．

いくつかのウイルスが肝臓に感染する．その中で最も頻度が多くて，最も重症化し，最も恐れられたのは，世界の1/3の人口に相当する20億人に感染したB型肝炎ウイルスである．B型肝炎ウイルスに感染したほとんどの人は完全に回復する．しかし，それは全員ではない．中には，どうしようもなくひどい感染によってたった数週間で亡くなってしまう人もいる．他には遷延性の感染になる人もいて，アメリカで100万人，世界では3億人がB型肝炎ウイルスに慢性感染している．ほとんどの人は感染していることにすら気づかない．慢性B型肝炎の患者は，2通りの運命をたどるリスクを抱えていて，進行性に肝臓が破壊されて肝硬変で亡くなるか，または肝癌で亡くなるかのどちらかである．B型肝炎ウイルスは，世界で3番めによく知られている癌の原因である．1番めが皮膚癌の原因になる太陽（紫外線），2番めは肺癌の原因になるタバコの喫煙である．

モーリス・ヒルマンがB型肝炎のワクチンをつくるには，まずウイルスを捕まえなければいけなかった．麻疹，ムンプス，風疹のワクチンをつくるときは，単にそれらに感染した子どもの咽頭を綿棒で拭えばよかった．残念ながら，B型肝炎ウイルスは唾液からは滅多に検出されない．一方で，血液には小さじ1杯当たり約5億個の感染性粒子となる，とてつもない量のウイルスが含まれていた．B型肝炎に感染したヒトの血液には，ウイルス粒子以外のものも含まれていた．それは究極的にB型肝炎ウイルスを根絶させることができるものでもあった．

すべてのウイルスは，生き残るために異なる戦略をもっている．ウイルスを攻撃する免疫応答を引き起こさせないために，水痘や単純ヘルペスウイルスは，静かに潜在的に神経の中で生きている．多くの人はこれらの最初のウイルス感染から回復したのち，数十年後に帯状疱疹やヘルペス疹として再燃する．インフルエンザウイルスは，ヘマグルチニンという表面のタンパク質を常に変化させることで免疫システムから逃れている．ある年にインフルエンザウイルスのヘマグルチニンに対する抗体をつくっても，翌年には，これらの抗体では（ウイルスのヘマグルチニンが変化しているために）完全に感染を防御できない．よってインフルエンザウイルスは，毎年流行し続けることができる．唾液の中にいる狂犬病ウイルスは，免疫システムを完全に逃れる．感染した動物の咬傷から体の中に入り込み，ゆっくりと容赦なく，腕や脚の神経から脳に向かって神経細胞に順番に感染していき，血液中には決して入らない．狂犬病ウイルスに感染したヒトの多くは，狂犬病ウイルスの抗体を産生する．しかし，細胞の間を感染していくことによって，ウイルスは血液中にある抗体から上手に逃れることができる．狂犬病ウイルスがやがて脳に到達するまでに約 2 ヵ月，最長で 6 年の期間を経るが，そのときには死は避けられないものになる．

HIV はおそらく最も恐るべきウイルスで，一つの特殊なグループの細胞に感染する．免疫システムを指揮するのに重要な T 細胞である．T 細胞が破壊されると免疫システムは機能しなくなる．さらに悪いことに，HIV は感染している間に素早く姿を変える．ヒトがウイルスに対して抗体を産生し始めたときには，古い HIV とは異なった HIV に変異している．そのため抗体は攻撃ができないのである．

B 型肝炎ウイルスは，他の発見されているウイルスとは異なる生き残り戦略をとる．肝臓に B 型肝炎ウイルスが感染するためには，最初にウイルスの表面にあるタンパク質を介して肝臓細胞にとりつく必要がある．ヒトは，このウイルスの表面タンパク質に対して抗体を産生して，ウイルスがとりつかないようにする．ウイルスが肝臓細胞にとりつくことができなければ，感染することができない．そこで B 型肝炎ウイルスは，新しいウイルス粒子をつくるのに必要な量よりもはるかに多い量の表面タンパク質を産生して，その過剰な表面タンパク質が血液中の抗体と結合して消費しきることによって（抗体から）自由なウイルスをつくり出し，肝臓細胞にとりつこうとする．B 型肝炎ウイルスは，この生き残り戦略を徹底して，感染している体の中に約 50 京（5 × 10 の 17 乗）粒子のウイルス表面タンパク質を循環させる．しかし，B 型肝炎ウイルスの表面タンパク質の過剰産生という戦略は，ウイルスにとってアキレス腱（弱点）にもなった．

B 型肝炎ウイルスをつくるためにヒルマンは，フィラデルフィア北西部のフォックス・チェイス癌センターで働いていた研究者バルーク・ブランバーグが明かりを灯した道をたどった．ブランバーグは，ウイルス学者でも免疫学者でも感染症専門家でもなく，遺伝学者であった．彼は B 型肝炎ウイルスの表面タンパク質を研究したが，長い間，自分で見つけたものが何であるか検討がつかなかった．

たくましくて力強い，ニューヨーク市出身の社交家バルーク・ブランバーグは，ニューヨーク州のスケネクタディにあるユニオンカレッジで物理の学位を取得し，その後コロンビア大学医科大学院に進んだ．彼の人生を変えたある出来事は，医学部 3 年生と 4 年生の間の 1950 年代初めに起きた．ブランバーグは思い返した．「寄生虫学教授のハロルド・ブラウンが，湿地と未開の国，南アメリカ大陸のスリナム北部にある，川でしか行くことのできない鉱山業の街モエンゴで，数ヵ月過ごせるように手配してくれた」．モエンゴは，ジャワ人（インドネシア），アフリカ人，中国人，インドのヒンダスタン人，ブラジルのユダヤ人と人種のるつぼであった．ブランバーグは，出身の違う人はある感染症に対して異なる感受性があることを発見した．

スリナムでよくある感染症の一つにバンクロフト糸状虫が原因の象皮症がある．小さな虫が足や生殖器のリンパ液の流れを詰まらせて，巨大で形が変わるほどの腫れを生じる．足はざらざらと皮膚が厚くなって（象の足のようになることから病名がついた），陰嚢が腫れ上がり手押し車で運ばないといけないくらいになる．

バンクロフト糸状虫は重症の象皮症をきたすこともあれば，軽度もしくは全く問題を生じないこともある．ブランバーグは，象皮症のような病気の感受性に，直接祖先が関係することを発見した．彼は，ある病気に対してそれぞれ感受性が違う理由を，産生された同じ機能をもつタンパク質で説明しようとした．例えば，病気を阻止するためのタンパク質の大きさや形が少しだけ異なることである．それらは多形性と呼ばれ，多くの型として知られている．研究者は，すでにいくつかの多形性を発見していた．例えば，ヒトの赤血球の表面に A，B，O の異なるタンパク質がある．血液型のタンパク質の違いは重要である．もし A 型の人が B 型の血液を輸血されると，B 型のタンパク質に対する抗体を産生して，輸血された赤血球を破壊するからである．この反応は激しく，致死的になることもある．そのために医師は，輸血する前に血液型を確認するのである．

病気への感受性は遺伝的であるというブランバーグの仮説は，ヘモグロビンSと呼ばれるある特殊なヘモグロビンの起源と機能により示されている．赤血球の中にあるタンパク質のヘモグロビンもいくつかの異なる型がある．胎児や新生児はヘモグロビンFをもつ．ほとんどの子どもや大人はヘモグロビンAである．ところがある人たち（ほとんどがアフリカに祖先をもつ人である）は，ヘモグロビンSをもつ．これらの3つのヘモグロビンは，肺から体の隅々まで酸素を運ぶという同じ機能をもつが，サイズや形が明らかに異なる．ヘモグロビンSが主にアフリカ人から見つかるのは偶然ではない．ヘモグロビンSをもつ人は，ヘモグロビンAの人に比べてアフリカでよくみられる寄生虫のマラリアに対して抵抗力をもつ．マラリア原虫が赤血球細胞に感染したとき，ヘモグロビンSは細胞の形を変化させることで原虫が生き残りづらくする．ヘモグロビンSをもつ赤血球の中には小さな鎌状に見えるものがあって，残念ながら小さな血管を通過しにくいことがある（血管に詰まって病気を引き起こす）．マラリア感染症に対して遺伝的に適応したこの病気は鎌状赤血球症と呼ばれる．

タンパク質の多形性を調べるために，ブランバーグは，最低でも25回輸血を受けた人の血液を検査した．彼は，頻回に輸血を受けた人は自身と異なるタンパク質への抗体を産生しやすいであろうと考えた．1963年，ブランバーグは，ニューヨーク市に住む血友病の男性の血液中に，地球の反対側で生活しているオーストラリアのアボリジニーの血液から見つかったタンパク質への抗体を発見した．彼はアボリジニーの血液から見つかったこのタンパク質をオーストラリア抗原と名づけた（抗原は免疫応答を引き起こすタンパク質である）．ブランバーグは，オーストラリア抗原はアメリカでは非常に珍しく1,000人に1人しかもっていないが，熱帯やアジアの国ではよくみられることを見つけた．

この時点で，ブランバーグはこれがどういう意味をもつのかわからなかった．2年後の1965年，ブランバーグは，驚いたことに白血病の患者にオーストラリア抗原が多いことを発見した．彼はそのタンパク質は，白血病のマーカー，もしくは白血病を生じたウイルスの一部であると考えた．1967年までには，オーストラリア抗原は白血病の患者に加えて，ダウン症候群のアメリカ人の血液からもしばしば見つかった．ダウン症候群の子どもは白血病になるリスクが高いので，再度オーストラリア抗原は白血病のマーカーであると考えた．しかし，ダウン症候群の子どもの血液にオーストラリア抗原が見つかりやすかったのは，ウィローブルック学校のような（不衛生な）施設に住んでいてB型肝炎ウイルスに罹患しやすかったことが原因であった．ブランバーグは，発見したタンパク質がB型肝炎ウイルスの一部だということをまだ突き止められなかった．

最終的には，ニューヨーク市の輸血センターで働いていたウイルス学者アルフレッド・プリンスがそれを突き止めた．1960年代初め，プリンスは輸血を受ける前と後の血液を採取した．1968年，彼は肝炎の患者を見つけた．患者の血液の最初のサンプルはブランバーグのオーストラリア抗原を含んでいなかったが，輸血後のサンプルからは検出された．プリンスは，ウイルス粒子がオーストラリア抗原を含んでいて，そのウイルス粒子が一部もしくはすべての症例の血清学的な肝炎（のちにB型肝炎と呼ばれた）の病因と考えた．プリンスは，オーストラリア抗原がB型肝炎ウイルスの一部だと最初に発見した．10年後の1976年，バルーク・ブランバーグはオーストラリア抗原を見つけた業績でノーベル医学賞を受賞した．彼は，受賞スピーチでアルフレッド・プリンスにもさらっと触れた．「オーストラリア抗原関連は，アルフレッド・プリンス博士の研究室にいたアルベルト・ヴィエルッチ博士によっても1968年，確認されていました」

これで研究者は，オーストラリア抗原はB型肝炎ウイルスによって産生されたタンパク質ということがわかった．その抗原でワクチンをつくれる可能性について研究するスタートラインに立つことができた．ウィローブルック学校で精神発達遅滞の子どもに肝炎ウイルスを投与した感染症専門家サウル・クリューグマンは，議論を呼んだ実験を行った．

クリューグマンは（ニューヨーク市の）ブロンクスでロシア系移民の息子として生まれた．彼の家族はのちにクリューグマンの従兄弟であるアルバート・セービンの家の近くでもある，ニュージャージー州パターソンに引っ越した．高校でのクリューグマンは活動的な社交家で，弁論部，演劇部，生徒会に属した．高校卒業後，オハイオ州立大学の3年生まで通ったが金銭的な理由で退学した．1年間，仕事をしてお金を稼ぎ，ようやくリッチモンド大学，のちにヴァージニア大学医学部を卒業した．2年後，第二次世界大戦の南太平洋戦線で空軍外科医として従軍し，青銅星章を受勲している．終戦後ニューヨークに戻り，ウィラード・パーカー病院でエクスターン（無給の研修医）として勤務した．この低い待遇から着実に昇りつめて，最終的にはニューヨーク大学医学部の小児科教授までになった．クリューグマンは研究者として遅咲きであった．最初の科学論文を39歳になるまで発表していない．言うまでもないが，経歴の最後の頃には250以上の論文を発表し，現在は11版まで発行されている有名な感染症の教科書の共著者でもある．クリューグマンの同僚は，彼を正直で思慮深く，働き者で高い倫理観を持ち合わせ，素晴らしい父親，指導者，友人として記憶している．しかし，彼はB型肝炎の実験によって疾患予防への道を切り開いたものの，多くのメディアや一般の人からは，恐ろしい人物とみられた．

ブランバーグとプリンスの業績をもとに，クリューグマンはB型肝炎ウイルスの患者から血液を採取し，凝血させて血清を抽出し，例のウィローブルック学校で25人の発達遅滞の子どもに注射した．彼は，肝炎患者の血清に肝炎ウイルスが含まれているかを確認したかった．そして予想どおりそれは含まれていた．25人中24人が肝臓を攻撃したウイルスによって病気になった．クリューグマンはこの研究により，血清は感受性のある人にとってきわめて感染性が高いと結論づけた．肝臓に危険なB型肝炎ウイルスの注射をされたことで病気になった子どもの1人は5年たっても感染が続き，最終的には肝硬変もしくは肝癌へ進行したであろう．

クリューグマンは，感染性の血清で病気を引き起こすことがわかり，次に血清で病気を予防できるかを調べたかった．感染性の血清を取り出して，水で薄めて1分間の加熱をした．クリューグマンは，沸点をわずかに下回る温度で加熱することで，B型肝炎ウイルスは不活化されるが，B型肝炎の表面タンパク質であるオーストラリア抗原は正常なまま残ることを期待した．彼は，（加熱してつくった）そのワクチンを1回または2回，子どもに投与した．次にクリューグマンは，加熱処理していない感染性の血清をこれらの子どもに注射した．もしそのワクチンの効果がなければ，理論上，すべての子どもがB型肝炎ウイルスに感染する．そのワクチンは効果があった．2回接種した子どもは全員，1回接種した子どもの半分は感染しなかった．クリューグマンは，回想した．「それはとても興奮する結果であった．しかし，自分はワクチンを開発するには至っていなかった．実際には，研究室というか台所で，いってみればB型肝炎の血清と水を加熱しただけだった」

地元の政治家がすぐにクリューグマンの興奮を醒ました．1967 年 1 月 10 日，ニューヨーク州上院議員セイマー・サラーは，アルバニーの上院議員室で討論を始めた．サラーは述べた．「彼には心と道義心があるのかを探った．医療職にある者が，医学的な弱者の健康と命をまるで自分は神であるかのように扱った．私には証拠となる書類もある．私は，入所している何千人の生徒が毎日医学の実験マウスのように扱われているのを公表すべきかどうか，心の中で大変な葛藤があった」．ウィローブルック学校の校長ジャック・ハモンドは，これに反論した．「私たちはここの若者を精神発達遅滞があるから対象にしたのではない．ウィローブルック学校では，肝炎自体が問題であったからだ．このプログラムに参加した子どものすべての親から同意も得ている」．ニューヨーク州医系技官もハモンドの意見に同意した．なぜならサウル・クリューグマンによって，この学校から事実上，肝炎は排除されたからだ．サラーは納得しなかった．彼は，子どもで医学研究をすることを禁止する法案を提出した．その法案は熟考の末に葬られたが，その法案による影響は残り，サウル・クリューグマンの評判は傷つけられた．「上院議員サラーとのやり取りは，大変難しかった」とクリューグマンは回想した．「特に彼が再選を目指したときだ．政治家は人気を集めないといけない．そこでウィローブルック学校に行って，メディアを招いて記者会見を開いた．もちろん裏にあった事情を説明することなしに徹底的にこのことを追求したのさ．大変だったよ」

ウィローブルック学校でのサウル・クリューグマンの研究は，2 種類の肝炎ウイルス（A 型と B 型）を見つけ，ガンマグロブリンが病気を予防できること，オーストラリア抗原がワクチンとして使えることを示した．人類は明らかに彼の研究成果で利益を得た．この業績によって，彼はジョン・ハウランド賞，ブリストル賞，ラスカー賞などの多くの賞を受賞した．また科学者の間で受ける最も偉大な栄誉である国立科学アカデミーにも選ばれた．彼は，ウィローブルック学校の入所者の親から，子どもを助けたことで特別な感謝も受けている．1972 年，クリューグマンがフィラデルフィアのアメリカ内科学会から賞をもらったとき，彼を非難する 200 人以上のデモ隊から守るために警察に護衛されなければいけなかった．非難する人は，彼が危険なウイルスを精神発達遅滞の子どもに注射したことに不快感を示し，サウル・クリューグマンが亡くなるまで付きまとった．

クリューグマンは，ウィローブルック学校での試験は最初の一歩でしかないことをわかっていた.「これはワクチンと呼べるものではない」彼は言った.「なぜならそれは本当にワクチンではなかった．私たちの発見は偶然であった．それは，確かにワクチンを開発できるかもしれないことを示した．次に必要なのは，ワクチン製造企業が，高度に洗練されたテクノロジーで，これを突破口にすることだ」．ブランバーグがオーストラリア抗原を見つけた．プリンスはオーストラリア抗原がB型肝炎ウイルスの表面タンパク質であることを示した．そして，クリューグマンがB型肝炎ウイルスの表面タンパク質の抗体によって，B型肝炎ウイルスの感染から子どもが守られることを証明した.「これですべての環境は整った」ヒルマンは思い返した.「ワクチン学者は皆，抗原を必要としている．そして私は，まずB型肝炎ウイルスの感染者の血液に（商業使用に）十分なオーストラリア抗原が含まれているかどうか，次に血液は安全であるか，ということを確認する必要があった」

1970年代終わり，ヒルマンは，ワクチン作成に十分なB型肝炎の表面抗原を得るために，B型肝炎ウイルス感染のリスクが最も高い，男性の同性愛者，静脈注射の薬物中毒者を探した（これに該当する人の多くは，ニューヨーク市の最も悪名の高い地域のボウエリーにある安宿，階段，玄関先，非常階段などに住んでいた)．その後，彼は一見不可能と思われる仕事を始めた．ヒルマンは，B型肝炎の表面タンパク質，活性のある危険なB型肝炎ウイルス，大量の他の血液のタンパク質，そして当時はまだヒルマンは知らなかったがHIVを含んだ血液を採取した（このときまだHIVは発見されていない)．そして精製してB型肝炎の表面タンパク質だけが残るようにしなければならなかった．彼には，参考になる先行研究もなければ，このような仕事の前例もなかった．

最初にヒルマンは，クリューグマンがしたように血液を加熱してみることにした.「プログラムは，2つの違う方向に進んだ」ヒルマンは回想した.「プランAを“クリンクの間抜け”と呼んだ．クリンクはメルク社のエンジニアだった．私はクリンクにそのシステムをつくるように言った．そいつは継続的に液体を流動させるシステムだった．B型肝炎の血漿を高度に精製して注入し，熱いお湯とともにパイプを通過させ，次に紫外線を浴びさせ，そしてホルムアルデヒド液の中に入れた．あのダメなシステムは技術的にとても難しくて，ひっきりなしに流さないといけなかった．もし熱い油の中を通過させるなら，すべてを手早く処理しなければいけなかった．だけど“クリンクの間抜け”は，化学処理を開発するまでには実用化の目途が立たなかった」

“クリンクの間抜け”は失敗した．そこでプランBに変更した．ヒルマンは，血液に3つの異なる化学処理を施すことを決めた．最初にタンパク質を分解する酵素のペプシンを用いた．ヒルマンは，大量に含まれるガンマグロブリンのような血液のタンパク質を破壊することで，B型肝炎の表面タンパク質を残せることを願った．それはうまくいった．「理由はよくわからないが，ペプシンはオーストラリア抗原を破壊しなかった」ヒルマンは思い返した．「実際にできたものは非常によく精製されたものだったよ」．ヒルマンは，ペプシンが血液中の感染性B型肝炎ウイルスの粒子数を1/10万まで減らすことを発見した．しかしヒルマンは，それだけ減らしても最後の1つのウイルス粒子まですべて破壊するには十分ではないと考えていた．そこで2番めの処理を行った．尿素である．タンパク質の代謝物で，その名前からわかるように，尿素は哺乳類の尿の中に大量に含まれていた．ペプシンのように，濃縮された尿素はタンパク質を破壊した．ヒルマンが尿素を使ったのは，ヒトの血液中に含まれていて，危険なタンパク質の一種であるプリオンを破壊するからであった．

1950年代半ば，研究者のカールトン・ガジュセクは，緩徐に進行して容赦なくひどい認知障害をきたす疾患であるクールーを調査するためにニューギニアに向かった．ガジュセクは，疾患のほとんどが，人の脳を食べる食人の習慣がある種族で起きていることを突き止めた．最初ガジュセクは，遺伝的な疾患かウイルスによる疾患かと考えた．しかし，どちらの説も正しくなかった．クールーは，タンパク性感染性粒子，またはプリオンと呼ばれる変わったタンパク質によって引き起こされていた．感染した脳や脊髄に汚染された肉を食べることで発症する狂牛病もプリオンが原因である．そしてクロイツフェルト・ヤコブ病も似たような疾患で，汚染された肉を食べることで発症するわけではないが，プリオンによって引き起こされる．ヒルマンはB型肝炎ウイルスワクチンを作成したとき，血液がプリオンによって汚染されている可能性を恐れた．「一つだけ当時本当に心配したのは，クロイツフェルト・ヤコブ病だった」とヒルマンは振り返った．「この病気は感染性であることが知られていた．きわめて特異的に尿素がプリオンを破壊することがわかっていた．尿素を使ったことは，問題は生じないであろうと信じるだけの良い理由だった」

ヒルマンはそれで終わらなかった．さらにもう一つの化学処理を加えることで，汚染しているすべてのウイルスを破壊したかった．そこで彼は，ジョナス・ソークがポリオウイルスを不活化するのに使用して成功したものを選んだ．ホルムアルデヒドである．彼はそれぞれの処理をすることで，その都度B型肝炎ウイルスを1/10万にできることがわかっていたので，これらの3つの処理を合わせることで，1/1,000兆（1 × 10の15乗）まで減らすことができた．ヒルマンは，この処理方法ですべての汚染ウイルスを取り除くことができるか確信がもてなかったので，狂犬病やその類似のウイルス，ポリオウイルス，インフルエンザウイルス，麻疹ウイルス，ムンプスウイルス，天然痘ウイルス，ヘルペスウイルス，風邪のウイルスなど，発見されているあらゆるウイルスが検出されないか注意深く調べた．これらのウイルスは，脳，脊髄，肝臓，肺，鼻腔，咽頭，腸に感染を起こした．ヒルマンの化学処理は，それらすべてのウイルスを完全に破壊した．「それぞれの処理で代理となるウイルスを不活化できることが何とか示せればと思った」ヒルマンは回想した．「あらゆる種類のウイルスで，不活化している状態からさらに追い打ちやとどめを刺す処理を行った．すべての生けるものを破壊する処置をね」

結果的に，B型肝炎の表面タンパク質はかなり頑丈であった．化学処理を組み合わせて行ったことで血液中のガンマグロブリンのようなタンパク質は破壊されたが，肝炎の表面タンパク質は正常のままだった．ヒルマンは，幾重ものろ過処理を行い，さらにワクチンの精製を行った．そしてついに，ヒルマンの血液から作成されたB型肝炎ワクチンは，理論上，B型肝炎の表面タンパク質100%で構成された技術的な奇跡であった．しかし，最終的に製品として世に送り出すまでの道のりは簡単ではなかった．「これは良い前例になった」ヒルマンは振り返った．「メルク社にとってもこの道を進み続けるかどうかは，クソ度胸がなければできなかった．成し遂げた進捗をみて想像してみてくれ．全くの馬鹿みたいなゼロからのスタートだった．もう今週であきらめようか？　いや来週まで粘ってみようか？　真っ暗闇か，泥の中を進んでいる気分だったよ．いってみれば，これは一つの大きな賭けだった」

1970年代の後半，ヒルマンは，この化学処理の方法がHIVを不活化したかを試せなかった．まだこのときはHIVが発見されていなかったからである．バルーク・ブランバーグと一緒に働いていた微生物学者ハーヴィー・アルターは言った．「ヒルマンは，ワクチン作成にとても慎重だった．本当に必要とされる以上のたくさんの方法で不活化処理を行った．結果としてそれはよかった．AIDSが見つかって，みんながワクチン接種することを死ぬほど怖がった．でもヒルマンは，AIDSのウイルスを不活化するのに正しいことをすべて行っていた．ウイルスがそこにいたということも知らなかったのにね」

ヒルマンは，静脈注射の薬物中毒者や男性の同性愛者の血液から作成したワクチンが安全であることを説得しなければいけなかった．「やることはできる，タンパク質を抽出して」彼は言った．「それを精製して，不活化処理をする方法を見つけて．だけどまだそれは信条として信じるしかなかった．どれだけ影響があるのか，安全性や効果についてもわからなかった」．ヒルマンは，なかなか食品医薬品局 Food and Drug Administration（FDA）からこの新しい製品の試験をする許可を得ることができなかった．そこでヒルマンは向こう見ずにも，スタンリー・プロトキンの風疹ワクチンを非難したのと同じ男に突っ込んでいった．アルバート・セービンである．彼は一目置かれているウイルス学者で，彼の意見は研究業界や承認機関への影響力をもっていた．「FDAの承認を得るのが難しかった」ヒルマンは振り返った．「何が起きたと思う？　セービンがそれを聞いて，私たちのワクチンは決してヒトには投与させない．もし訴訟があれば私たちを叩くために証言をしてやる，とすら言った．彼はさらに，その試験に何か問題が生じたら，クリューグマン（セービンの従兄弟）を訴えてやる，と．そのときの私の気持ちは，アルバートくたばりやがれ，だった．国立衛生研究所 National Institutes of Health（NIH）のジョン・シールにも会いに行ったよ．彼も私たちのワクチンを使わないように助言した．彼は言った．“アルバートが公共の場で闘うと言ったのでしょう，やめときなさい”．だいたい1年くらい，このくだらないことに時間を費やしたよ．私は，サウル・クリューグマンに“これ以上は待てない，ヒトに投与してみるよ”と言った」

ヒルマンは，彼のワクチンを投与することを説得するには，かなりの困難

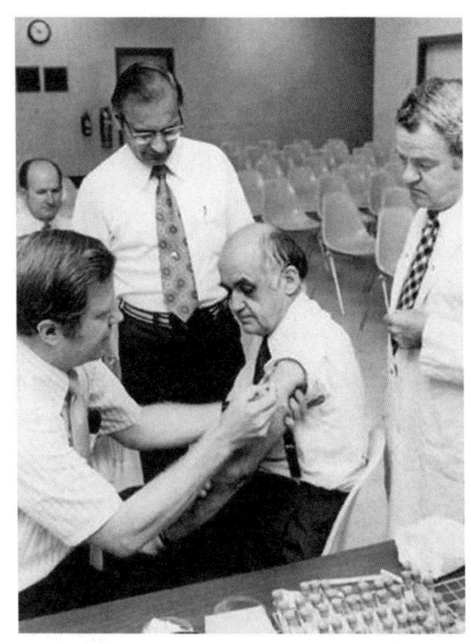

ロバート・ウィーベルがヒトの血液からつくった実験段階のB型肝炎ワクチンをモーリス・ヒルマンに注射している（1970年代後半頃）

を伴うことがわかっていた．そこで接種してくれることが確実であろうと思えたグループに目標を設定した．自分の会社の中級幹部だった．「マーケティング，販売，生産，研究の会議に出たよ」ヒルマンは思い返した．「そこで会議を仕切って，こう言ったよ．“皆さん，次の製品はB型肝炎のワクチンです．そこでボランティアが必要です．研究室の人を対象にすることはできません．私たちの誰かがB型肝炎になったら，そこで開発は打ち切りになるからです．これが同意書です．これにサインしてください．会議のあとに集めます”．これで誰が被験者になるか決まると思ったよ」．ところがヒルマンはあまり上手に説得できていなかったことがすぐにわかった．「くそったれの誰一人も同意書を提出してこなかったよ」と彼は言った．次の会議で，ヒルマンは，拒否という選択肢は同意書の中にはないとはっきり言った．「私は言ったよ．ボランティアがどうしても必要だ，わかるか．あなた方の中で誰がワクチンを受けるか決めなさい．分別がつくように少し時間をとって考えなさい」．ワクチンを打つように頼まれたジョアン・スタウブは少し違うように記憶していた.「同意書？　同意書って何？」と彼女は聞いた.「私たちはワクチンが必要だったから接種したわ．ヒルマンが何かやれと言ったら，やるしかないもの」．その数ヵ月後になって，スタウブは，その血液がどこからきたのかと，HIV に汚染している可能性があったことを知った.「死ぬほど怖かったわ」彼女は思い返した.「私は死ぬんだと思ったわ．モーリスが私たちを一つの部屋に連れて行き，何度も何度もその不活化プロセスと私たちは大丈夫ということを説明しなければならなかったわ」

ヒルマンのメルク社の職員への B 型肝炎ワクチン接種の強要は，彼の頑固で罰当たりで自己中心的な例の一部だった.「必死で働いたよ，週 7 日ね」ヒルマンは思い返した.「もし誰かが試験結果が出るのが週末にかかるかもしれないという理由で遅らせたということを見つけたら，そいつはひどくお粗末な奴だ．そこがどんな感じだったか想像つくだろ．誰だって妻もいるし，することもある．メルク社は，私生活とのバランスをとるがために，一切の余計な時間を費やすなと社員に言った．仕事こそが喜びなんだ，とね．そうしたら良い仕事をして，楽しむことができるだろ．仕事をしないなんて，全部くそったれなんだよ．会社というのは，社員のケツを叩くものだ．だけど，もうそれは古いやり方なんだろうけど．そういう管理方法は普通じゃないと言われたよ」

ヒルマンは自分に課したことは，他人にも求めた.「彼は完全に自分のやっていることに憑りつかれていたよ」メルク社の医療部門の元副社長だったバート・ペルティエは言った.「彼はトランプゲームもしなければ，特に趣味もなかった．休暇もほとんどとらなかった．オフィスにきて，1 日中そこで仕事に打ち込んでいたよ．休憩も全くしなかった．断固として完全に，彼がやっていることに自身を捧げていたよ．彼はまた威圧的だった．よく部下を踏みにじる傾向にあった．微妙な点も避けようとはしなかった．そしてせっかちだった」．スタウブは，ヒルマンが評価しない仕事をする科学者をときどき軽蔑していたのを覚えている．彼女は言った.「モーリスはいろいろな人にプレゼンテーションをさせたわ．ときどき私たち幹部も呼ばれた．ほとんどの人はモーリスに合わせて話をしていたわ．私たちに計画の資金を出してほしかったから．ある日，大きな部屋に集まったとき，ヒルマンは発表者の話を評価していなかったわ．私の少し後ろの席から，何かカチッカチッと音が聞こえたの．ヒルマンは話が退屈だというのを示すのに，後ろで爪を切っていたの」

ヒルマンの容赦ない罰当たりな言葉が一番周囲を怖がらせた.「彼は罵るのが好きだったよ」メルク社の元社長ロイ・ヴァジェロスは言った.「彼の言葉使いは，彼そのものを表していた．どこに行こうがそれは同じだった．そして決して変えなかった」．ヒルマンは回想した.「3歳ぐらいのときだったかな．エディス叔母さん（育ての親）が私に長い靴下を履かせようとして，台所のテーブルに座っているときだった．ちょうどその頃は，急に言葉数が増えていたんだよ．私は“うせろ（Fuck)”と言った[*1]．その瞬間，バシッとひっぱたかれたよ．横に吹っ飛んで倒れているときに，すごい，なんて強烈な言葉なんだ，と思ったよ．どんな意味なんだろう，とね」

ヒルマンの娘のジェリルやカーステンは，罰当たりな言葉を浴びることはなかったが，ときどき，家の周りで父が罵っているのを耳にした.「父が家から15分くらいのところのクエーカー教（キリスト教の一派）の学校に私を入学させたときだったわ」ジェリルは回想した.「1年生のときの担任の先生は，とても愛らしくて一生懸命だけど，強い原理主義者だったの．彼女はアダムとイヴの話の授業を進めていて，私は教室の後ろの席に座っていたわ．まるで昨日のことのように覚えている．私は，先生が少し変な方向に話を進めているから，家で教わったことを先生にも伝えてあげないといけないと思ってひたむきに手を挙げていたの．そこで先生が私を見つけて，ジェリルと呼んだの．そこで私は先生の目を見て，私の父はそれはクソみたいな話と言っていました，と言ったの．私の記憶の中の次の光景では，とても大きな，そして急に巨大化した先生が後ろからやってきて，私の腕をつかんで教室の後ろから引きずり出し，トイレに連れて行き，ディスペンサーから液体石鹸を乱暴に出して，私の口を洗い始めたわ．私は完全に当惑していたわ．何も悪い言葉を言ったと思っていなかったのだもの．結局，そのあと私は先生に，世界がどのようにできたかを説明したわ．でも今は，その夜，父が電話で先生にこっぴどく絞られた姿を見てみたかったわ」

*1　罵る言葉で最も悪く，放送禁止用語でもある．通常，保守的なキリスト教の家庭で子どもが使おうものなら，ものすごく怒られる．ここでは意味がわからずに使って怒られた．

1960年代半ばには，メルク社は，より良い，より幸せな従業員になるように，上級幹部に管理手法を学ばせるために何人かの心理士を雇った．「メルク社にきて7〜8年たったとき，皆，特に幹部職員を礼儀作法教室に送り込んでいた」ヒルマンは思い返した．「目的は皆で仲良く合議の決定をして，喧嘩をしないで自己中心的な考えを抑制することを教えるためだ．心理士がその教室をやっていたよ」．上司のマックス･ティシュラーは，ヒルマンにその教室に参加するように頼むという気が重くなる仕事をしなければいけなかった（ティシュラーの給与は，それを成し遂げるには不十分だったようだ）．「マックスがお行儀教室に行けと言って，しかも罵るのを控えろと言ったよ」ヒルマンは思い返した．「マックスは部長会議で私が罵るのを聞いたんだ．そのような言葉は決して使わないようにと言った．それでこう言い返した，クソくらえだ，なんだこれは，ここは教会の学校か，ってね」．ティシュラーはのちに言った．「通常は，私のオフィスに人がくると，その人は緊張して落ち着かない．でもヒルマンがくると，落ち着かないのは私のほうだった」．結局，ヒルマンは決してその教室には行かなかった．

ヒルマンの長い非難演説は伝説になっていたが，それらの中でもある会議のメモは，メルク社の職員の間でも25年たってもいまだ語り継がれている．それは“トラック運転手のメモ”と呼ばれている．ヒルマンの爆発はいくつかの伏線があって起きた．ヒルマンがB型肝炎ワクチンをつくっているとき，不活化処理の手順を正確に行うことに断固としてこだわった．それを怠ることで，子どもに死を招く活性のあるB型肝炎ウイルスを注射してしまうことを恐れた．そのワクチンの作成を担当していたのはヒルマンの研究チームではなく，メルク社の製造部門であった．製造部門は組合に管理されていた．トラック運転手組合，石油化学と原子力労働組合だった．すべてを管理下に置きたいヒルマンでも，ワクチンをつくる従業員は管理できなかった．ロイ・ヴァジェロスは，ヒルマンと製造部門との衝突があったことを覚えている．「ヒルマンは，軍のウォルター・リード研究所の出身だった．研究室にきてまずやらなければいけなかったことは，メルク社のウイルスと細胞生物部門を軍隊組織につくり替えることだった．誰もがその日の朝に何をしなければいけないかを把握していた．ウイルスと細胞生物部門にいるときはうまくいっていたけど，製造部門の人はヒルマンのやり方に慣れていなかった．だから作業が製造部門に移行するとき，研究所の隅では常にちょっとした雷が落ちていたよ」．1980年8月15日，ヒルマンのちょっとした雷がすさまじい咆哮の怒鳴り声になった．

ヒルマンは，製造部門の誰かが生産効率を上げるためにB型肝炎ワクチンの化学処理による不活化工程を，ほんの少しだけ変更したのを見つけた．ヒルマンは，とても少ない極量の活性B型肝炎ウイルスを検出する方法はなく，変更した工程が感染性肝炎ウイルスを不活化できなかったときにそれを防ぐ安全策がないことも知っていた．それは子どもがリスクに曝されるということだった．そこでヒルマンは，製造部門の人をメルク社の研究所の西の隅にある小さなエアコンのない部屋に集めた．そこで工程を変更したことについてどう思うかを伝えた．「工程はこのクソったれのワクチンをつくるため，安全を担保するためにある．生産性を上げるために工程を変えて，小賢しい点数稼ぎをしたいクソったれの大馬鹿者がいる．このクソったれの工程に従うのは絶対だ．ワクチンが安全だというのはわかっている．だが工程には従わないといけない．誰も生産性を上げることでボーナスをもらえるからってこのクソったれの工程を変えてみようなどと思わないことだ．クソまぬけな奴ばかりだ」．ヒルマンは，ワクチンのような生物製剤は，製造工程がすべてであることがわかっていた．彼は完璧だとしている工程の少しの変更にも我慢ならなかった．その変更が，生産効率を上げて利益が出て生産時間を短縮したとしてもだった．彼は，ワクチンの安全性には徹底的にこだわった．彼は，他の人もこの職務倫理に自身と同様に厳しくないと我慢ならなかった（ほとんどの人がそこまで厳しくない）．「モーリスは，いつも自分のしたことのすべてにおいて非常に細かい管理をしたがった」ペルティエは回想した．「彼は馬鹿な奴には我慢ならなかったね」

ヒルマンは従業員が厳格な要求に答えられないときはクビにした．のちに彼のデスクにその干し首はまるでトロフィーのように並んでいた．「プレゼントで嬉しかったのが干し首作成キットだったわ」モーリスの下の娘のカーステンが思い返した．「キットには，顔を彫る用のリンゴ，気持ち悪い歯や目，髪が入っていて，顔をつくったあと数週間かけて乾燥すると，しわしわの干し首になるの．父は，私のつくった干し首が，最近クビにした従業員の顔に似ているのに気づいたみたい．それを職場に持って行って，デスクの後ろのキャビネットに飾っていたみたい．父はそれが面白かったみたいで，最も記憶に残った解雇した人の顔を私に彫らせたわ．母がどこかからかその噂を聞きつけて，びっくりして，私の作業場を閉鎖しちゃったの」

彼の冷酷で恐ろしいやり方にもかかわらず，仕事仲間は猛烈に彼に尽くした．「私も彼が恐ろしかったけど，私が彼のイメージを傷つけるようなことは何もなかったわ」スタウブが回想した．「だって彼がすることすべてに圧倒されるんだもの．そしてあの独裁者が見返りを払ったと思えることもあったわ．1970 年代の不幸な金曜日にメルク社は大量の職員を解雇したことがあったの．メルク社がそんなに解雇するのをその日まで見たことがなかったわ．だけどウイルスと細胞生物部門の人は誰も解雇されなかったのよ．モーリスのおかげでね．私たちはヒルマンを恐れた．それは疑いもないわ．でも彼は私たちを守ってもくれたのよ」．メルク社のワクチン収益が薬剤に比べたら大したことがなくても，ヒルマンは，毎年研究費と開発予算の 10%の増額要求を勝ち取った．スタウブは，ヒルマンのやり方は誰も真似できないと信じていた．「今日，決定は執行委員会メンバーの合意で決まるわ」彼女は言った．「モーリスは執行委員会をもっていた．たった一つの執行委員会だったわ．私たち幹部は，あの男がやりたいことをやりたいようにやる．あの当時の支配者だったの．もし現在のメルク社に彼がやってきても，それはできなかったわ」

……

ヒルマンは，ウイルスに感染した男性の同性愛者や薬物中毒者の血液から B 型肝炎の表面タンパク質の精製に成功したことを理解していた．彼のワクチンに自信もあった．彼はついにクリューグマン，彼の妻のシルヴィア，9 人のメルク社の幹部に接種するように仕向けた．クリューグマンは実験を監督した．「看護師に最初の注射を打ってもらったよ」クリューグマンは回想した．「そしてそれ以外の人にもね」．次の 6 ヵ月間，医師は試験に参加したボランティアを診察し，肝炎を発症していないことを確かめるために定期的に採血をした．実験が終わったとき，皆ゆっくりと安堵の息を吐いた．

ヒルマンは，肝炎ワクチンをより多くの人で試験をするために，評判を否定しようのない誰かを必要としていた．そこでウルフ･シュムネスを選んだ．

あばた顔の驚くほど金髪の小さな 50 歳の男性で，1969 年にシュムネスはアメリカに渡ってきた．ポーランドのワルシャワ生まれで（ユダヤ人の）両親をホロコーストで失い，のちにドイツ軍の進軍を逃れるためにロシアに逃げた．20 年間，シベリアとロシアで医者として仕事をしていた．一つの出来事が彼のキャリアの方向性を変えた．彼の妻のマヤが輸血のあとの肝炎で死にかけたのだった．シュムネスは残りの人生をその病気と原因の解明に費やした．1959 年，ポーランドの東の国境にある小さな騒々しい街ルブリンに戻った．しかし 8 年後の 1967 年，シュムネスは再び反ユダヤ主義に直面した．イスラエルとエジプトの 6 日間戦争（第三次中東戦争）のとき，政府役人はシュムネスに集会でイスラエルの行動を非難するように命じた．彼は拒絶したために，翌日には解雇された．

シュムネスは，コロンビア大学の公衆衛生学で講師から教授への道を歩み始めていた．1973 年には，ニューヨーク血液センターでゲイのコミュニティでの肝炎のテストを指導していた．疫学者，臨床医，公衆衛生担当官，肝炎ウイルス研究者でもあったシュムネスは，ヒルマンのワクチン試験を行うには完璧な人選であった．彼は手早く B 型肝炎ウイルスに感染したことがない 1,000 人の男性同性愛者を募った．1979 年 10 月には，シュムネスは応募してきた人の半分に 3 回の肝炎ワクチン，残りの半分にはプラセボを注射した．1980 年 6 月，試験開始から約 2 年がたとうとしたとき，シュムネスと同僚は，結果を注意深く解析した．ワクチン接種をした男性は，ワクチン接種を受けなかった男性に比べて 75%肝炎にかかりにくかった．ヒルマンの B 型肝炎ワクチンは効果があった．

この議論を呼んだ試験は，のちにヒルマンがアメリカでの AIDS 流行の原因になったのではないかと一部の人に責められた．ヒルマンの B 型肝炎ワクチン試験が行われるより前に AIDS はアメリカに入ってきていたが，皮膚科医アラン・キャントウェル・ジュニアは，1988 年，『AIDS と死の医者たち』という本の中で，“1978〜1981 年にアメリカの 6 つの都市で最初の B 型肝炎ウイルスワクチン試験が行われた．対象となったのはゲイとバイセクシャルのボランティアの男性集団であった．驚くべきことに，この大きな集団のサーベイランスと血液検査から，アメリカでの AIDS の拡散はここから蓄積していったという科学的知見をすぐに見つけた．これらの試験が行われた年と，ゲイの間での新しい奇妙な病気の流行した年，AIDS が公表される直前の年が一致しているのは偶然なのだろうか？”と述べた．キャントウェルは，ヒルマンの B 型肝炎ワクチンが HIV を含んでいて，アメリカでの AIDS 流行の原因になったと考えた．のちに研究者は，キャントウェルの仮説を調べるため，ヒルマンのワクチンを受けた男性と受けなかった男性で AIDS の罹患を調査した．両者に差はなかった．HIV はおそらく彼のワクチンの初期段階の血液には含まれていたとされるが，ヒルマンのペプシン，尿素，ホルムアルデヒドによる化学処理で完全に破壊されていた（アラン・キャントウェルの本を出版したアリエス・ライジング出版社は，AIDS 流行の起源について彼の根拠のない考えを広めるために，キャントウェル自身が設立した）．

モーリス・ヒルマンが市場に B 型肝炎ワクチンを販売する前に，もう一つ克服しなければいけない壁があった．バルーク・ブランバーグである．フォックス・チェイス癌センターでブランバーグは，オーストラリア抗原で基本的に構成されるウイルス性肝炎に対するワクチンの特許を取得していた．アメリカ特許番号 3636191 である．特許には，感染性の成分を含む不純物を徹底的に取り除いて構成する工程を踏み，残されているウイルスを弱毒化する手順をとって，オーストラリア抗原以外の血液成分を含まないワクチンでないといけないと書かれていた．特許は通常，アイディアに対して発行されるのではなく，特定の方法に対して発行されるものである．業界の他の誰も皆知っていたのと同じように，ブランバーグは B 型肝炎ワクチンは活性のある B 型肝炎ウイルス，他のウイルス，他の血液タンパク質を含まないものであるべきということを知っていた．しかし，彼はどうやってそれを実現するかはわからなかった．ヒルマンは，ブランバーグの特許は多くの言葉でごまかしているだけとみた．「肝炎業界の人は，この最低野郎の根性に愕然としたよ」ヒルマンは思い返した．「誰かが実際にそんなクズに特許を発行するなんてね」

ヒルマンはブランバーグの特許がメルク社のワクチンの障害になることを恐れた．そこで彼と話すためにフォックス・チェイス癌センターに行った．フォックス・チェイスの森を見下ろす広い部屋で，ヒルマンは，ウイルスやワクチンのことが何もわかっていないセンターの管理者たちの前に居心地悪そうに座っていた．ブランバーグはその部屋にこなかった．「国際的な製品にしたかったので，あの連中と話し合いをする必要があった」ヒルマンは述懐した．「そこでこの製品を生産したいと言ったんだ．しかし販売やマーケティングの邪魔はされたくない．フォックス・チェイス癌センターの会計職

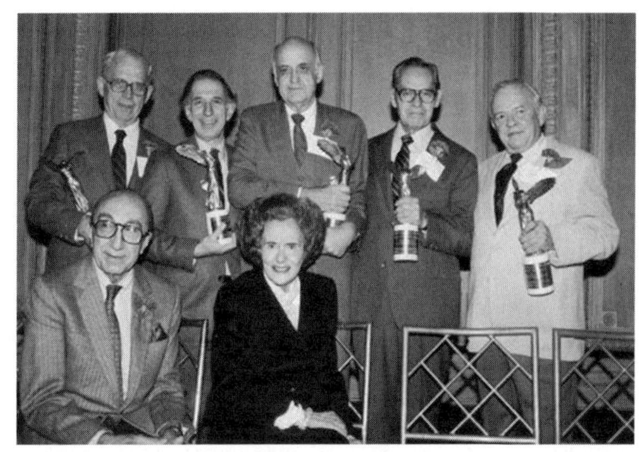

メリー・ラスカーがラスカー賞の受賞者のモーリス・ヒルマン（後ろの真ん中），
サウル・クリューグマン（後ろの右から2番め）とポーズをとっている．
血液由来のB型肝炎ワクチンで2人とも受賞した（1983年11月16日）
（ベットマン・アーカイブの厚意）

員が言った．これが条件だ，ブランバーグをこの計画の代表にしろ，と．そこで私は黒板のところに行き，絵を描いたんだ」．それはヒルマンが湖で溺れている絵だった．さらに石を描き彼の首の周りにくくりつけ，絵を指して言った．「私は溺れかけている．これは石臼の石だ．ブランバーグの石臼のね*2」ヒルマンは怒り狂っていた．ウイルスや免疫学について何もわかっていない連中にワクチンの製造や試験を任せたくなかった．彼は，フォックス・チェイス癌センターの管理者を攻撃し続けた．「もしウイルスについて全く何も知らない素人が計画の代表になり，われわれが何億ドルもの投資をすると考えるくらいあなた方が馬鹿者なら気が狂っている．その考えは捨てろ，と言い放った」．フォックス・チェイス癌センターの管理者は折れた．メルク社に特許を譲り，ブランバーグを計画の代表にするのをあきらめた．

何年かして，他の企業も血液由来のB型肝炎ワクチンをつくり始めたとき，ヒルマンはフォックス・チェイス癌センターから買い取った特許をその

*2　キリスト教の聖書の中に首にくくりつけられた石臼というのがあり，やっかいな重荷という意味がある．

企業にみせた．彼は，メルク社がまだ独占的権利をもっていると考えた．「その企業はアホみたいに笑ったよ」ヒルマンは回想した．「それが特許といえる代物なの？ と聞かれたよ．そんなものにお金を払ったの？ ってね．もしすべてをやり直せるなら，フォックス・チェイス癌センターのところに行かなければよかったね．だけど私は争いを好まない男だったんだよ．妥当な金額を払ったほうがよかった．私は，ブランバーグがオーストラリア抗原を発見したことでいくらかの報酬を得るべきだと感じた．彼の発見は本当に素晴らしかった．扉を開いたんだ．だが彼がしたのは，そこまでだけどね」

彼の本，『B 型肝炎：殺人ウイルスの探求』の中で，バルーク・ブランバーグは B 型肝炎ワクチンは彼の発明だと主張した．モーリス・ヒルマンの名前も一度だけ出てきた．“1975 年，フォックス・チェイス癌センターはメルク社にワクチン開発を許可した．ワクチン開発と製造，肝炎研究に相当の経験があったモーリス・ヒルマン博士は，その計画の責任者だった”．ブランバーグは，ヒルマンが B 型肝炎ウイルスの不活化の方法を開発して，他の可能性のあるウイルスもすべて不活化して，ヒトの血液に含まれるすべてのタンパク質を除去して，表面タンパク質の構造を無傷のままで残しながらこの処理を行う方法を見つけたということには触れなかった．ブランバーグは，オーストラリア抗原を発見するという重要な最初の一歩を成し遂げた．しかし，他のすべてのワクチンを作成するのに不可欠な手順の開発は，ヒルマンの業績である．のちにヒルマンはこう語っている．「ブランバーグは，多くの称賛を得るべきだ．だけど彼は，他の誰も称賛したくなかったんだね」

モーリス・ヒルマンの血液由来の B 型肝炎ワクチンは 1981 年に FDA に承認され，1986 年まで市場に出された．だけど医師は使いたがらなかった．科学への確信がもてず，血液の供給源に対する心配だけが残った．「ワクチンを市場に出したとき，すごく苦戦したよ」ヒルマンは思い返した．「医師や看護師は，ヒトの血液でワクチン投与を行いたくなかったんだ」．ヒルマンは，彼の方法はすべての発見されているウイルスを不活化しているとわかっていた．しかし，ウイルス不活化の科学を理解するように医師に求めることは，多くを求め過ぎていることもわかっていた．「化学処理は化学処理だ」ヒルマンは言った．「血液がどこの由来であろうが関係ない．だけど，話を理解してもらうのにかなりの見識のある人が必要だったよ」

皮肉にも，ヒルマンの血液由来の B 型肝炎ワクチンは，今まで使用された最も危険な原材料で作成されたが，おそらく今までつくられた中で最も安全で，最も純粋なワクチンとなった．

しかし，アメリカの臨床医はヒトの血液からつくられたワクチンを使用するのが不安であったため，ヒルマンは別の方法を開発しなければいけなかった（ヒルマンの血液由来のB型肝炎ワクチンは，もう北アメリカやヨーロッパ，日本では販売されていないが，まだアジアのいくつかの企業で作成されている）．幸運にも1970年代初め，ハワイ州のデリで昼食を食べていた2人の研究者が，別の方法でB型肝炎ワクチンをつくるのに必要な技術をヒルマンに提供するのに役立つ取り引きをしていた．その開発技術は，遺伝子工学の時代の先駆けとなるものであった．

……

ハーバート・ボイヤーとスタンリー・コーヘンは，生物学の革命を起こし始めていた．ボイヤーは，暗いペンシルベニア州西部の隅にある工業地のデリーで生まれた．鉱山業，鉄道業も有名で，アメリカンフットボール（アメフト）のクォーターバックのジム・ケリー，ジョー・ナマス，ジョニー・ユニタス，ジョー・モンタナなど，皆ペンシルベニア州西部の高校の出身だった．ボイヤーも攻撃的ラインマンとしてアメフトに打ち込んだ．しかし，ボイヤーのアメフトのコーチは理科の先生でもあって，コーチの科学への情熱は，ボイヤーの情熱をアメフトよりも科学へと駆り立てた．ボイヤーは高校を出たあと，ペンシルベニア州のラトローブの近くの聖ビンセント大学で生物と化学を学び，ピッツバーグ大学の大学院に進み，大学院卒業後はイェール大学に通った．そして西に向かい，反体制文化の高まっている1960年代にサンフランシスコにたどり着いた．大きな丸顔，いたずらっぽい笑顔，セイウチのような口髭，革のベストに青いジーンズ，広く開いた開襟シャツをまとったハーバート·ボイヤーは，グレイトフル·デッドというバンドのロックミュージシャンであるジェリー・ガルシアのような見かけであった．ガルシアと同じように，彼は市民権利運動に参加し，ベトナム戦争の反対運動へ熱狂的に身を投じた．

しかしボイヤーがカリフォルニア州にきたのは，反体制運動をするためではなく，科学への愛を追い求めるためであった．彼は，カリフォルニア州立大学サンフランシスコ校で生物化学の助教授の職に就いた．1969年までに腸内の常在菌叢である大腸菌が彼の興味を引いた．ボイヤーは，大腸菌が巧みに特異的なデオキシリボ核酸 deoxyribonucleic acid（DNA）を切断する酵素を産生することを発見した．1972 年，彼がこの研究を行っているときに学会でホノルルに行った．そこで同じく細菌の研究に取り組んでいるスタンフォード大学のスタンリー・コーヘンに出会った．コーヘンは，いくつかの細菌は他の細菌と異なって，抗菌薬の作用に耐性を示すことを発見した．そして，その耐性菌は，隣の生きている細菌に耐性機序を受け渡すことができた．そしてコーヘンは，どうやってそれが行われるかも発見した．細菌は，プラスミドという小さな環状の DNA 上に抗菌薬の耐性遺伝子をもっていた．プラスミドは，1 つの細菌の細胞から次へと簡単に移動することで容易に拡散した．

ハワイの学会で，ボイヤーとコーヘンはお互いの仕事に興味をもち，夜にまた会う約束をした．コーンビーフとパストラミのサンドイッチを頬張りながら，お互いの研究をどうしたら共同できるかを考え，一つのアイディアが浮かんだ．それを試すためにある実験を行った．その実験によって，その後 FDA 承認の 400 種類もの製品をつくり出し，1,400 ものバイオテクノロジー会社の起業の基礎となり，400 億ドル（約 4 兆円）もの年間利益を生み出す産業を創出した．コーヘンは，ボイヤーの DNA を切断するタンパク質を使って，1 つの抗菌薬への耐性遺伝子を含むプラスミド DNA を切り出し，別の抗菌薬に耐性のある遺伝子に挿入した．そこで 2 人の研究者は，プラスミドを修復してまた環状構造に戻した．これによりプラスミドが 2 つの抗菌薬に耐性の遺伝子をもった．コーヘンは，この新しいプラスミドを細菌に再び挿入することで，2 つの抗菌薬に耐性をもつ新しい細菌をつくり出したことを発見した．ボイヤーとコーヘンは，どの遺伝子，ヒトの遺伝子ですら細菌のプラスミドに挿入できると考えた．この遺伝子工学で作成した細菌を増殖させてタンパク質を合成させるたびに，細菌はヒトのタンパク質も作成することができた．細菌を，人がつくるさまざまな産物を代わりに大量生産する小さな工場にすることができたのだ．ボイヤーとコーヘンによって創り出された新しい研究分野は，組換え DNA テクノロジー，または遺伝子工学と呼ばれた．

この発明の価値は，ベンチャー投資家ロバート・スワンソンが見出した．ボイヤーに電話をかけ，サンフランシスコのバーで会った．そこで 29 歳のスワンソンと40歳のボイヤーはビールを飲みながら，研究室でヒトのタンパク質を合成することの商業価値を話し合った．紙ナプキンに，遺伝子工学による最初のバイオテクノロジー企業の計画を書き出した．ボイヤーは社名をジェネンテック（Genentech）と名づけた．Genetic Engineering Technology（遺伝子工学テクノロジー）の頭文字をとって縮めたものであった．ジェネンテック社が1980年に上場したとき，ウォール街の歴史上で最も劇的な株価上昇が起こり，3,800万ドル（約38億円）の資本を集めて創業家を億万長者にした．その年に，ボイヤーの写真はタイム誌の表紙を飾り，その見出しは"研究室で生命をつくり出す:遺伝子工学ブーム"であった．ジェネンテック社の最初の製品は，ヒトのインスリンであった．わざわざウシやブタの膵臓からインスリンを精製する必要がなくなった．研究室で細菌によって生成できるようになったからだ．のちにジェネンテック社は，子どもの成長を助けるタンパク質，心臓発作の患者の動脈血栓を溶かすタンパク質，血友病の患者の血液を凝固させるタンパク質を生成した．必要な凝固因子をヒトの血液に頼らなくて済むようになり，血友病の患者は輸血によるHIV感染の危険性がなくなった．

しかし，ボイヤーとコーヘンの研究は，遺伝子工学は神の領域に踏み込んだ人間性への侵略とする科学者や国民を恐怖に陥れた．1980年代のタイム誌の表紙のタイトルが"生命をいじくり回す"で，ハンマーと定規をもった何人かの白衣を着た科学者に囲まれたDNA構造が描かれていた．DNAの頭は，毒牙をもった蛇であった．

メルク社の科学者は，ボイヤーとコーヘンの発見がB型肝炎ワクチンをヒトの血液を使わずに作成することに使えると考えた．メルク社は，カリフォルニア州立大学サンフランシスコ校の分子生物学者ウィリアム・ラッターを雇用した．ラッターは，ボイヤーのDNA切断酵素を用いてウイルスから表面タンパク質の遺伝子を取り出し，スタンリー・コーヘンの細菌のプラスミドに挿入した．細菌が増殖することによって，大量のB型肝炎の表面タンパク質を生成することができた．しかし残念なことに，ラッターとメルク社の細菌によってつくられた表面タンパク質は，動物に免疫を誘導しなかった．そこで違う方法を試すことにして，ワシントン大学のベン・ホールの助けを求めた．ホールは，パン職人が用いる酵母を細菌の代わりに使用し

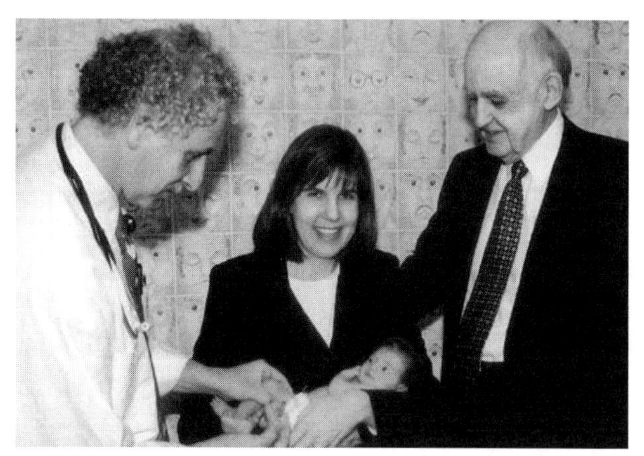

マイケル・トライスター医師（左）がカーステン・ヒルマンの生後10日の娘
アネリーゼに組換えB型肝炎ワクチンを投与している．
モーリス・ヒルマンがそれを見ている（1999年）

た．ヒルマンは，酵母によってつくられたB型肝炎の表面タンパク質はチンパンジーの感染防御抗体を誘導し，のちにヒトでも誘導することを確認した．そこでこのシステムで次のB型肝炎ワクチンをつくることにした．

1986年7月23日，FDAは，メルク社の酵母由来の組換えB型肝炎ワクチンを承認した．このワクチンは現在も使用されている．

1980年代の終わり頃，B型肝炎ワクチンは世界の人口の1%未満でしか使用されていなかった．1990〜2000年に，B型肝炎ワクチンの使用は30%まで増加した．2003年までに，150ヵ国以上でワクチンを使用し，その影響は劇的であった．台湾では，B型肝炎ワクチンは肝癌の罹患を99%も減少させた．アメリカでは，子どもと10代のB型肝炎ウイルス感染症の罹患を95%減少させた．さらにB型肝炎ウイルスに感染する人が激減したために，B型肝炎ワクチンは，潜在的な肝臓の臓器提供ドナーの数を劇的に増加させた．「B型肝炎ウイルスによる多大な災難を制御しようとしたヒルマンの英雄的な役割は，20世紀，あるいはすべての世紀においても，最も人類の健康に素晴らしく貢献したものであろう」と肝臓移植の先駆者トーマス・

スターズルは述べた.「私の狭い領域の見解では，モーリスは，臓器移植領域で最も重要な障壁の一つを取り除いてくれた」

ヒルマンは，B 型肝炎ワクチンを会社の最も優れた業績と位置づけた.「世界で最初の肝炎ワクチン，世界で最初の癌予防のワクチン，世界で最初の組換えワクチン，世界で最初の単一のタンパク質でつくられたワクチンをつくった」. 世界が B 型肝炎ワクチンを使い続ければ，ウイルスの慢性感染症は理論上排除され，さらに 30〜40 年以内には，肝炎から進行する肝硬変や肝癌も排除されるだろう.

微小動物

> “黄金の十字架に人をはりつけにすることはできない”
> ウィリアム・ジェニングス・ブライアン（アメリカの政治家）

1886年2月7日，日曜日の朝，ジョージ・ウォカーとジョージ・ハリソンは，南アフリカの平坦な手つかずのサバンナをうろついていた．ウォカーは，スチューベンス家の2人の兄弟のために小さな家を建て，ハリソンは未亡人のペトロネラ・ウーストハイゼンのために家を建てた．無意味に地面を蹴り飛ばしていたら，ハリソンは，露出していた岩につま先をぶつけた．彼はそれを拾い上げると注意深く観察して，試掘用のツルハシを出し，叩いて小さな破片にした．ハリソンは南アフリカにくる前，オーストラリアで金採掘をしていた．ウーストハイゼンの甥のジョージ・オヴァーベイは，次に何が起きたかを覚えていた．「ハリソンは伯母の台所からフライパンを借りて，礫岩を鋤の刃の上で粗い粉になるまで砕いた．近くの水道ポンプまで行き，揺すりながら砂金を探した．そこには一筋の金があった」

1886年7月24日，ジョージ・ハリソンは，南アフリカ共和国の大統領ヨハネス・クルーガーに採掘免許を願う手紙を書いた．ハリソンの発見のニュースは広がって，何百人の採掘者がその地域に殺到し，採掘免許の取得を願い出た．1886年9月20日の朝9時，返事がきた．政府の役人は，荷馬車の傍らに立って，男たちにクルーガーの宣言書を読み上げた．「私，ステファノス・ヨハネス・パウラス・クルーガーは，行政議会の助言と同意によって，この地区を公共の採掘場にすると宣言する」．1～2ヵ月で数千人の男が街にテントを設営し，すぐにそこはヨハネスブルグと名づけられた．3

年後，ヨハネスブルグは，アフリカで最も人口密度の高い街になっていた．1895年までには10万人が住んでいた．そのうち7万5,000人が採掘業に従事し，全員が地方の家に妻や子どもを置いてきた貧しい男性の黒人アフリカ人であった．クルーガーランド金貨の名前の由来になったクルーガーは，1898年，南アフリカ共和国で最後の任期となる4回めの大統領に選ばれた．金鉱業会社の欲望にぞっとしたクルーガーは，住民は南アフリカでの発見を祝うのではなく嘆くべきだと考えた．「われわれの土地が血で塗られることになるであろう」と予想した．1930年代後半，世界で最も大きくて潤沢な金鉱を発見したジョージ・ハリソンは，彼の免許を10ポンドで売りわたした．数年後，彼はライオンに襲われて命を落とした．

金鉱を保有したイギリスの会社は，カフィール（黒人を人種差別的に指す）を1人当たりの単価で採用する担当者を雇って，労働者を金鉱に送り込んだ．その中には田舎から都市に出てくる旅路で病気になる者もいた．無事たどり着いた者でも，狭くて手入れがされていない粗末な建物に過密に押し込められ，重症の感染症を患った．またほとんどの人が低栄養で苦しんだ．もし生き残ることができれば，家に帰るまで6～9ヵ月働いた．鉱夫は常に交換され，金鉱の構内に新しい男が継続的に補充された．鉱夫は赤痢や結核で苦しんだが，細菌性肺炎ほど頻度が高く重症で，命を奪った病気はなかった．新しく補充される鉱夫は，全員感染する可能性があった．

1894年，南アフリカのトランスバール州医学会の集まりで，医師は“鼻腔からの膿性滲出物が出て，ほとんどの症例で肺炎だった”100例の伝染病の流行を報告した．そのうち15例が亡くなった．5年後，似たような流行が報告された．“93人のやせ衰えたカフィール（黒人）の集団が7月初めに到着した．中には病弱な者もいた．この集団のうち8人が死亡した”．1900年代初めには，毎日7人の金鉱夫が肺炎で亡くなった．医師が亡くなった男を解剖して肺の分泌物を顕微鏡で覗くと，そこに小さな双球菌を見つけた．細菌の名前は肺炎球菌であった．それが鉱夫の死因になったかを調べるために，研究者はウサギにその菌を注射した．数日ですべてのウサギは死んでしまった．

死の肺炎の原因が判明して，ここで研究者はそれを予防するワクチンをつくるスタートラインに立った．

最初のワクチンはエドワード・ジェンナーの天然痘ワクチンで，ウイルス感染症を予防した．肺炎球菌性肺炎のような細菌性疾患を予防するワクチンは，大幅に開発が遅れた．最初のワクチンは約100年くらいたってから開発されており，それだけ長くの時間を要した理由は，ウイルスよりも細菌ははるかに複雑だからである．

ウイルスと細菌はどちらも感染防御抗体を誘導するタンパク質からできている．ウイルスのタンパク質はとても少ない．例えば，麻疹ウイルスには10種類のタンパク質，ムンプスウイルスには9種類のタンパク質しかない．ところが細菌はウイルスよりはるかに大きく，肺炎球菌は2,000種類近くのタンパク質をもつ．どれが免疫応答を誘導するタンパク質なのかを決定しなければいけない困難が，細菌ワクチンの開発に時間がかかる理由である．開発も試行錯誤が多く，順調には進まない．

皮肉なことだが，研究者はウイルスよりもずっと先に細菌を見つけていた．タバコの植物を研究していたマルティヌス・ベイエリンクは，ウイルスとは何か，どこで増殖するかを初めて突き止めた．しかし，彼は実際にそれを観察したことはなかった．1930年代に電子顕微鏡が発明されるまで，ウイルスを研究している科学者は，実際に観察することができなかった．細菌はウイルスよりもはるかに大きいために，細菌の研究は300年ほど先行していた．1600年代後半，オランダの織物商だったアントン・ファン・レーヴェンフックが初めての顕微鏡をつくった．雨水の雫や歯の表面をこすったものを彼の顕微鏡で覗いてみると，気持ちよさそうに動いている小さな生き物がいることに気づいた．彼はそれを小さな動物という意味の微小動物（animalcules）と呼んだ．現在，それは細菌であったことがわかっている．1800年代後半まで，研究者は細菌が喜ばしいものではなく，中には重症，しばしば致死的な病気を起こすものがあることを知らなかった．

次の重大な発見は，ドイツの細菌学者ロベルト・コッホが特定の細菌が特定の病気を起こすことを証明したことだった．1876年，コッホは，家畜がよく罹患するときどき死に至ることもある肺の病気で，まれにヒトも罹患する炭疽病の原因を突き止めた．コッホは大雑把な研究室が併設された農場に住んでいた．炭疽病で死んだウシの脾臓の一部を取り出し，小さく鋭利な木片でそれをマウスに注射したところ，すべて死んでしまった．ウシの脾臓を顕微鏡で覗くと，うじゃうじゃと細菌が観察できた．コッホは，この細菌がマウスを殺したと考えた．これを証明をしなければいけない．そこで彼は，雄牛の目の中心からゼラチン状の液体を取り出し，感染したウシの脾臓の一片をそこに植えつけて，細菌が培養されるのに十分な栄養素が含まれていることを願った（昔の多くの科学実験は，まるでシェイクスピアの戯曲『マクベスの魔女の呪術』みたいだ）．次の数週間，コッホは細菌が増殖するのを観察した．次に培養した炭疽病の細菌をマウスに注射したところ，再びすべてのマウスが発症した．マウスの肺を調べてみると，炭疽病の細菌が大量にいた．コッホは画期的な観察をした．そのときまで科学者は，病気のヒトから採取した細菌だけが病気を発症させると考えていた．コッホは，研究室で培養した細菌も同様に病気を起こすことを証明した．ロベルト・コッホは，疾患の細菌説の父となった．

次の 10 年の間，コッホは，じゃがいもやゼラチンでつくった栄養培地で細菌を培養できることを発見した．彼の実験室で働いていた若い研究者ユリウス・ペトリが発明した特別な平らなガラス皿で培地を作成した（このガラス皿は，ペトリ皿と呼ばれ名前が残っている）．のちにコッホは，結核とコレラの原因となる細菌を発見した．1900 年までに，研究者は病気を起こす 21 種類の異なる細菌を発見した．コッホは言った．「正しい手法さえ見つければ，発見は木になる熟したリンゴのように簡単にやってくる」．細菌が研究室で培養できるというコッホの観察によって，いくつもの重要な発見と 3 つのワクチン開発につながった．

最初の画期的な発見は，1800 年代終わりに 2 人のフランスの研究者エミール・ルーとアレクサンドル・ヤーシンがしばしば死をもたらすジフテリアの原因になる細菌を培養同定したことだった．ジフテリアは，喉や咽頭に厚い灰色の膜を生じて気道を閉塞することもあり，しばしば犠牲者を窒息させた．アメリカだけで毎年 20 万人がジフテリアに感染して（そのほとんどが 10 代である）うち 1 万 5,000 人を死に至らしめた．コッホと同じように，ルーとヤーシンは，実験動物に細菌を注射することで病気を引き起こせることを発見した．さらに彼らは液体培地で細菌を培養できることを発見して，その液体だけで重症もしくは致死的な病気を引き起こし，細菌自体は病気を起こすのに必要ないことも発見した．明らかにジフテリアの細菌は，毒素を産生していた（病気を起こしているのは細菌ではなく，細菌が産生する毒素であった).

2番めの画期的な発見は，初めてのノーベル医学賞を受賞した．ドイツのマルブルグで働いていたエミル・フォン・ベーリングは，ジフテリア毒素を注射された動物は，抗毒素と呼ばれる毒素に対する抗体を産生して，その抗毒素が病気を予防することを発見した．のちに科学者は，ベーリングの発見を応用していくつかの細菌の抗毒素をつくった．ベーリングの発見は，アイディタロッドの犬ぞりレース（毎年アラスカ州で行われる世界最長の有名な犬ぞりレース）の始まりの元にもなった．1925年，アラスカ州でジフテリアのアウトブレイクがあったとき，アラスカ州のネナナからノームまで1,078 kmの距離を，命を救うジフテリア抗毒素を犬ぞりで緊急搬送した．そのアウトブレイクで2人の子どもが命を落としたが，ベーリングの抗血清は多くの命を救った．

もう一人のフランスの研究者ガストン・ラモンは，1920年代の終わりに3番めの画期的な発見をした．彼は，ホルムアルデヒドで不活化した毒素でジフテリアからヒトを守ることができることを発見した．これで研究者は，細菌感染症と戦うのに抗毒素だけに頼る必要がなくなった．トキソイドというホルムアルデヒド処理した毒素をヒトに注射して，抗体を自分で産生させることで，その後一生ジフテリアから身を守ることができた．この研究によって破傷風，一部で百日咳ワクチンの開発につながった．これら3つのワクチンのおかげで，アメリカで毎年の死亡者がジフテリアで1万5,000人から5人，破傷風で200人から15人，百日咳で8,000人から10人に減少したのである．

新しい細菌のワクチン生産は，1900年代初めに活況をみせた．アメリカの製薬会社は，純粋培養で細菌を増やして化学処理で殺菌し，死んだ細菌を錠剤にしてワクチンをつくった．これらのワクチンをバクテリンと呼んだ．バクテリンは，溶連菌の咽頭炎，にきび，淋菌，皮膚感染，肺炎，しょう紅熱，髄膜炎，腸や膀胱感染を予防するために販売された．バクテリンは簡単に服用でき，容易に入手でき，つくるのも簡単で，大きな利益も上げられた．ただ一つだけ問題があった．それは効果がなかったことだ．効果がある必要がなかったと言ってもよいかもしれない．製薬会社は，1960年代初めまで，製品に効果があることを証明することが義務づけられていなかった．のちに大災害が起きたことで，やっとルールが変更された．

1954年，西ドイツの企業ケミエ・グリュネンタール社の化学者が，フタルオイリソグルタミン（頭の中で発音できなくてもよい）という化合物を熱して抗菌薬をつくろうとした．つくられた薬剤は，細菌を殺すことができなかった．そこで完全に違うことを試すことにした．動物で抗腫瘍効果があるかを試験したのだ．またしても幸運は訪れなかった．最後にヒトでの小規模な試験によって，この薬剤で自然に一晩中の睡眠が得られることを見つけた．1957年10月1日，薬剤を睡眠薬として宣伝して，完全に安全であると主張した．一度も試験を行っていなかったにもかかわらず，妊婦のつわりの治療にも使用できると主張した．薬剤はサリドマイドといった．1960年までに，何百人という赤ちゃんが手と足が体幹に直接ついているような状態で生まれた．サリドマイドは2万4,000人の胎児に障害を与え，半数は出生する前に亡くなった．現在，約5,000人がサリドマイドによる先天性奇形とともに生活している．

サリドマイド薬害事件によって，1938年に通過した連邦医薬品・食品・化粧品法の見直しが行われた．1962年，議会は法改正を行い，製薬会社は製品を販売する前に実際に効果があることを証明することが義務づけられた．

……

肺炎球菌性肺炎から南アフリカの金鉱夫を守るためにワクチンをつくろうとした最初の人は，アルムロス・ライト卿だった．1911年2月，ロンドンの中央鉱業投資会社の社長ジュリウス・ウェーナーは，イギリスの有名な研究者ライトを呼んだ．頑固で独善的な男で，女性の選挙権に強く反対したライトは，ジョージ・バーナード・ショー（ノーベル文学賞受賞者）の作品の『医師のジレンマ』に出てくるコレンソ・リッヂジョン卿という登場人物のモデルになった（ショーの演劇は，リッヂジョンは結核から1人を助けるだけの抗血清しかない状況で，同僚の医者か才能ある芸術家のどちらかを選ばなければいけないジレンマを描いた．芸術家の妻に心を奪われたリッヂジョンは医者を選び，芸術家はそのせいで亡くなればよいと思った．ライトは，演劇の最初の上演で怒り狂ったと言われている）．ウェーナーが肺炎球菌ワクチンを開発するためにライトを選んだのは，何年か前にライトが *Salmonella typhi* による腸チフスに対するワクチンの開発に成功していたからだった．ライトは，純粋培養で腸チフスを増殖させ，熱で殺菌することでワクチンをつくった．彼が発見する前は，腸チフスは頻度が高く致死的な感染症で，特に兵士の間で問題になった．アメリカ・スペイン戦争（フィリピンの領有を争った）では，200人のアメリカ人が外傷で亡くなったが，腸チフスでは2,000人も亡くなっていた．ライトのワクチンに効果があるとわかったあと，イギリス軍は第一次世界大戦ですべての兵士に接種させた（なお第二次世界大戦は，戦闘よりも感染症で死んだ兵士が多かった最初の戦争になった）．

ライトは，腸チフスワクチンをつくったときと同じ方法で，肺炎球菌感染症を予防するワクチンをつくれると考えた．そこで肺炎球菌の菌株を採取して，培地で培養して化学処理で殺菌した．1911年10月4日，アルムロス・ライトは，彼のワクチンを初めて南アフリカの5万人の金鉱夫に投与し，1914年1月に『接種した人の肺炎の罹患率と死亡率の減少をすべての症例で証明した比較統計』という論文で結果を発表した．しかしライトは間違っていた．南アフリカの医学研究施設で働いていた統計家がライトのデータを再度解析したところ，彼のワクチンは全く効果がなかったことがわかった．彼の失敗の理由はすぐに明らかになった．

1910年，ライトの研究が行われる1年前，ドイツの研究者が肺炎球菌には2種類の型があって，片方の免疫がもう片方の型による感染を防げないことを見つけた．1913年までには，南アフリカで働いていたイギリスの医師F.スペンサー・リスターが4つの型の肺炎球菌を発見した．さらに続き，1930年代には，研究者は30種類の異なる型を見つけ，第二次世界大戦の終わり頃には，型は40種類になっていた．現在研究者は，少なくとも90種類の型の肺炎球菌を発見している．ライトのワクチンが南アフリカの金鉱夫を守る試みに失敗したのは，彼のワクチンに十分な異なる型の肺炎球菌が含まれていなかったからであった（多くのSir Almroth Wrightの同僚は，彼をSir Almost Rightと呼んだ*1）．研究者は，同じ細菌でも免疫学的にたくさんの異なる型によって引き起こされる病気を予防する方法を探らなければいけなかった．

ペンシルベニア大学の研究者ロバート・オーストリアンは，ライトが失敗した点では成功した．バルチモアの医師通りの3階建てで天井の高いレン

---

*1　名前の英語の発音が似ているのをもじって，あとちょっとで正しかった（Almost Right）と皮肉った．

ガ造りのテラスハウスで育ったオーストリアンは，シナイ病院の部長でジョンズ・ホプキンス大学の准教授チャールズ・ロバート・オーストリアンの息子であった．「私は医学の道に入るのが死ぬほど怖かった」オーストリアンは回想した．「父が真似できないほど素晴らしい人だったからね」．オーストリアンは，身なりがきちんとした話上手なドイツ系ユダヤ人家系の男性で，1945 年に初期と後期研修をジョンズ・ホプキンス大学で修了し，感染症の専門に進むことに決めた．「古典的な細菌学を学ぶなら，ハーバード大学かロックフェラー研究所に行きなさいと言われたけど，細菌学の未来をみたいならニューヨーク大学だ，とね」．ニューヨーク大学でオーストリアンは，肺炎球菌に人生をかけて興味をもち続けた男コリン・マックレオドに出会った．オーストリアンの興味は肺炎球菌ワクチンだったが，ドイツで最初に開発されたある医薬品に先行されてしまった．

1908 年，ウィーン人の化学者ポール・ゲルモは，ドイツの染色産業で鮮やかな赤い有用な化合物を生成した．この染料は細菌を染めることができて，顕微鏡でより観察しやすくなった．25 年後，医師のガーハード・ドマックは，この染料をマウスやウサギに投与すると，致死的な量の細菌の投与から守られることを見つけた．その染料は動物では有効であったが，ドマックは人間に注射するのはためらった．しかし 1935 年，彼の下の娘が溶連菌の血流感染でしばしば致死的であった病気にかかって，とても具合が悪くなった．この危機によってドマックは決断に迫られた．他に選択肢のなかった彼は，この染料を娘に投与して命を救った．その染料は，スルファニルアミド（サルファ剤の一つ）と呼ばれ，生物由来ではない最初の抗菌薬であった．

オーストリアンは，抗菌薬の時代の夜明けを振り返った．「ジョンズ・ホプキンス大学の地域医療の部長ペリン・ロングは，アメリカにサルファ剤を持ち込んだ最初の医師だった．溶連菌感染症の何人かの患者で治療した結果があまりにも劇的であったので，同僚は彼が嘘をついているかと思ったほどだよ．その可能性はまるで無限大のようだった」．サルファ剤は，細菌感染症と戦う魔法の弾丸のようにみえた．ホプキンス大学では，ペリン・ロングは供給が非常に限られていたサルファ剤の責任者であり，門番の役割を果たした．彼はこの責任を真剣に考えたが，ある忘れられない事件があった．彼の同僚が 1936 年，深夜の電話の件を話した．「電話に出たら女性の声がして，ロング先生に取り次いでほしいと言ったので，彼に電話を渡した．そこで彼がこう言ったのが聞こえた．“今度は騙されないぞ，お前がエレノア・ルーズベルトのわけがないだろう”彼は電話を切った．数秒もしないうちに再び電話が鳴った．今度は，彼はやけに従順な声で返事をした．“はい，ルーズベルト大統領夫人，私がロングです”．翌日の新聞で，大統領の息子が病気であることが伝えられた．あとで彼が提供したスルファニルアミドで治癒したことも報じられたよ」

1940 年代初めには，研究者は，それとは異なる抗菌薬ペニシリンを大量生産する方法を開発した．これにより臨床医は，肺炎球菌の感染症は排除できると自信をもった．「死亡率の低下は劇的だった」オーストリアンは振り返った．「ほとんどの人は，この病気はもう昔のもので，重症でもなくなったと感じ始めていた．それだけでなく，肺炎球菌を同定する必要性もなくなり，この細菌自体の認識すら薄まった．1940 年代と 1950 年代の意見は，驚異の薬と呼ばれた新しい抗菌薬のおかげで，肺炎球菌による肺炎はほとんどなくなったというのが大方を占めた」．しかし，オーストリアンは抗菌薬が命を救っているが，感染症の頻度は減っていないことを指摘した．「ホプキンス大学病院からアメリカで 3 番めに大きなブルックリンのキングス・カントリー病院に移ったとき，肺炎球菌による肺炎に本当に興味があるなら，毎年少ししか症例がないここは間違った場所だよ，と言われた」．オーストリアンは，肺炎の人のうち何人が肺炎球菌によって感染したかを調べる研究室を立ち上げた．「そこはとんでもないところだったよ」オーストリアンは振り返った．「病床は 4,000 床もあった．ベッドが廊下にも並んでいたよ」．肺炎球菌による肺炎で，毎年 400 人がキングス・カントリー病院に入院していたことを見つけた．オーストリアンの同僚は信じられなかったので，彼の発見はブルックリンだけの地域的な特徴なのかと思った．「そこで国立衛生研究所 National Institutes of Health（NIH）の研究費を取得して，アメリカの肺炎球菌による肺炎の罹患率を調べることにしたよ．なぜなら，昔誰かがブルックリンはアメリカの正反対の街だ，と言っていたからね．ところがシカゴ，ロサンゼルス，ニューオーリンズの街の病院にくる肺炎球菌による肺炎患者は，ブルックリンと同じくらいいた．その病気はどこかに消えてなくなったわけではないことが明らかになった．探している疾患だけをみていたということだったんだよ」

データを集めてから10年後，オーストリアンはもう一つの驚くべき事実を発見した．彼は，重症の肺炎球菌感染症の患者を3群に分けて死亡率を比較した．抗菌薬で治療された群，抗血清（肺炎球菌に感染させた馬の血清から作成した）で治療された群，治療されなかった群であった．抗菌薬と抗血清は明らかに命を救ったが，最も重症の感染症では効果がなかった．「最初の5日間の死亡率は，3群で原則的に同じだった」オーストリアンは言った．「もし病気でとても早い時期に死んでしまう運命であった場合，どの治療をしても差がないということを示していた．今日でも何が早期死亡を引き起こしているのかはよくわかっていない．早期死亡のリスクが高い人を守るには，発症予防が唯一の選択肢になる」．オーストリアンは，肺炎球菌ワクチンのことを語っていた．

……

1900〜1945年，科学者は肺炎球菌についていくつかの重大な発見をしていた．この細菌は，多糖体（ポリサッカライド）と呼ばれる複雑な糖でできた莢膜で囲まれていた．多糖体は細菌から剥がすことができて，マウスにその多糖体を注射すると感染症から守られた．いろいろな肺炎球菌の菌株から取った多糖体をヒトに注射すると，それぞれの異なる菌株に対して抗体を産生した．ニューヨーク大学でオーストリアンの指導者だったコリン・マックレオドは，4つの異なる種類の肺炎球菌から多糖体の莢膜を取り出し，最初の肺炎球菌ワクチンの作成に成功した．第二次世界大戦の間，彼のワクチンかプラセボのどちらかを1万7,000人の軍の新兵に注射した．肺炎球菌による肺炎が流行したあとに，彼のワクチンに効果があったことがわかった．E.R.スクウィブ社は，1940年代後半にマックレオドのワクチンを6種類の異なる肺炎球菌を使って作成した．しかし全く売れなかった．ペニシリンが肺炎球菌を排除させたと思っていたので，医師が肺炎球菌ワクチンに興味をもたなかったのだ．結局，スクウィブ社は生産を止めてしまった．

1970年代初めには，オーストリアンはペンシルベニア大学の教授になって，コリン・マックレオドのワクチンを復活させようと決めた．「大学の管理者には，自分で費用を払う限りは何をやってもいいと言われたよ」彼は振り返った．オーストリアンは，13種類の異なる型の肺炎球菌が病気のほとんどを占めていることを見つけていた．NIHの援助を受けて，それらの型の多糖体を含むワクチンを作成した．オーストリアンとNIHは，巨大製薬企業エリ・リリィー社に彼のワクチンを数千回分，生産をするように説得した．肺炎球菌から人を守ることができると自信をもって，南アフリカの最も大きい3ヵ所の金鉱業会社の医学責任者に電話をした．1970年9月6日，交渉を始めるために妻と一緒にヨハネスブルグに飛んだ．同じ日，パレスチナ解放人民戦線のメンバーがニューヨークに向かう4機の飛行機をハイジャックした．「飛行機から降りたとき，あふれんばかりの歓迎を受けたよ．最初，それがなぜかわからなかった」オーストリアンは思い返した．「飛行機がハイジャックされた日に，北アフリカに飛んできたからだった」

2年後，オーストリアンは，ヨハネスブルグから東に24 kmのボックスブルグにあるイーストランド準備鉱業で彼のワクチンの最初の試験を始めた．1893年に設立された鉱山は国内で最も古く，最も深い金鉱の一つだった．アルムロス・ライトが彼のワクチンを試験してから60年がたっていたが，金鉱の環境は良くなっていなかった．オーストリアンは，初めて働きにくる男性を対象にすることにした．地元の田舎のコミュニティで見つかる肺炎球菌以外の型に遭遇する可能性が高いからであった．「忘れることのできない経験だったよ」オーストリアンは言った．「地球の表面から3.2 km，海抜から1.6 kmも下の深い坑道に降りて行ったことは」．岩の温度は51 ℃にもなった．

オーストリアンは，肺炎球菌ワクチンとプラセボをそれぞれ鉱夫に割りつけて注射をしたかった．しかし，鉱業会社の幹部を説得するには，急激で圧倒的な感染を起こす別の細菌である髄膜炎菌に対するもう一つのワクチンを使用しなければならなかった．髄膜炎菌は，鉱業会社の職員を怖がらせた．職員が元気だったのも束の間，4時間後には死んでしまう．「そういった死亡は，金鉱業の評判を悪くした」オーストリアンは振り返った．「肺炎球菌による肺炎になった鉱夫の治療にかかるお金は，金鉱のコストとして計算できた．しかし，髄膜炎菌による死亡は世間の評判を落とした．会社は，髄膜炎菌があったので肺炎球菌の試験をさせてくれたんだ」．1/3の鉱夫が肺炎球菌ワクチン，別の1/3が髄膜炎菌のワクチン，残りの1/3はプラセボを投与した（肺炎球菌と同じように，髄膜炎菌ワクチンは，細菌の莢膜の多糖体からつくられた）．彼はワクチンで命を救えることを評価したかったが，さらにどのくらいの抗体価が病気予防に関連するかも調べたかった．そのために

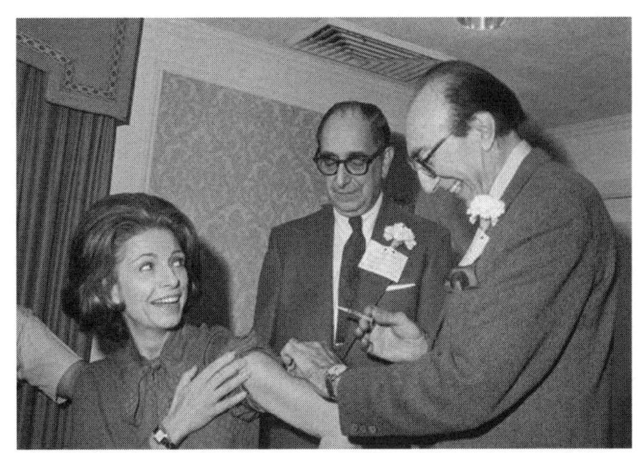

1978年のラスカー賞受賞者のロバート・オーストリアン（中央）は，
マイケル・ドゥベーキー医師がラスカー財団の副代表ウィリアム・マッコーニック・
ブレア夫人に肺炎球菌ワクチンを投与するのを見ている（1978年11月20日）

は，彼はワクチン接種前と接種後に血液のサンプルを採取する必要があった．オーストリアンの知的な関心は，鉱業会社の職員を怒らせた．「血清学的な反応をみる試験をしたかった」オーストリアンは振り返った．「会社の幹部は，鉱夫が実際に急性疾患になったら血液を採取することを許可したが，回復したあとに血液を採取することには反対したんだ．あるとき，会社の幹部から金鉱の労働力を邪魔しているからこの試験を中止する，と電話を受けた．ほとんど時間がない中，飛行機に飛び乗って，鉱業会社の社長の一人に会うためにヨハネスブルグに戻った．私は社長に，ワクチンはすでにおおよそ医療費換算で10万ドルも節約することになっていると説明した」．これに対して，鉱業会社のオーナーはゆっくりと首を横に振った．オーストリアンはこのビジネスについて何も理解していなかったことを思い知らされた．「彼は私を見て言った．“これは年間300万ドルの事業だ”．彼は私の問題（鉱夫の健康）には興味がなかった．私がみた中で，最も冷酷な青い目をしていたよ」．最終的に鉱業会社の幹部は，オーストリアンが鉱夫から血液を採取しないという条件で試験を継続させてくれることになった．

試験が終了したとき，オーストリアンは肺炎球菌ワクチンが罹患率を

80％も減少させて，効果があったことがわかった．大喜びでアメリカに戻り，エリ・リリィー社が大量生産をすることを確信した．しかし，アメリカで最も大きなワクチン生産企業の一つだったエリ・リリィー社は，ワクチン事業から撤退することを決定した．何千人もの命を救うことができるワクチンが手中にありながら，オーストリアンは，どの企業も生産しないという厳しい現実の可能性に直面した．最終的には，モーリス・ヒルマンだけがオーストリアンの嘆願を聞いてくれた．「ヒルマン博士自身が，メルク社がそのワクチンをつくると決めてくれた」オーストリアンは振り返った．「もしモーリスが断ったら，すべてが無駄になってしまうところだった．モーリスがこれを援助してくれなければ，私は他に市場に出す準備ができるワクチン会社はどこも見つけられなかった」

1977年，モーリス・ヒルマンとメルク社は，14種類の異なる型の肺炎球菌の感染症から守る初めての肺炎球菌ワクチンをつくった．1983年には，より多くの型を含む2番めのワクチンをつくった．オーストリアンは，肺炎球菌ワクチンは，今までつくられた中で最も変わったワクチンの一つだと考えた．「これはおそらく市場に出ている中で最も複雑なワクチンだよ」オーストリアンは言った．「23種類もの違う感染症から守るように設計されているからね」．疾病管理予防センター Centers for Disease Control and Prevention（CDC）は，ロバート・オーストリアンの肺炎球菌ワクチンを，その病気で最も死亡する可能性が高い65歳以上の人に推奨している．残念ながら，アメリカの高齢者の多くは肺炎球菌ワクチンを接種していない．重症でときに致死的な肺炎に対して戦うのに，おそらく最も使用されていない武器ともいえるだろう．世界中で，毎年200万人が肺炎球菌による感染症で亡くなっている．

肺炎球菌，のちに髄膜炎菌に加えて，ヒルマンとメルク社は，インフルエンザ菌b型（Hib，ヒブ）と呼ばれる細菌に対しても初めてのワクチンをつくった．肺炎球菌と異なり，重症の髄膜炎，血流感染症，肺炎を起こすHibは，特に小さな子どもを死に至らしめた．残念ながら，肺炎球菌，髄膜炎菌，Hibのような細菌が起こす病気から守るために細菌の多糖体を使うオーストリアンのアイデアは，細菌の多糖体では免疫応答が起きない乳児ではうまくいかなかった．ヒルマンと他の人たちは，これらの病気から小さな子どもを守るために，何か違う方法を考えなければいけなかった．

1970年代の終わり頃，NIHのジョン・ロビンスとラチェル・シュニールソン，ロチェスター大学のデビッド・スミスとポーター・アンダーソンは，Hibの多糖体とタンパクを結合させると乳児にHibの抗体を誘導できることを発見した．その業績からメルク社や他の企業は，Hibのワクチンをつくるヒントを得た．20世紀の終わりまでには，小さな子どものHib感染症の罹患率は99%も減少した．

細菌ワクチンの開発は，ちょうどよいタイミングであった．多様な異なる抗菌薬の過剰使用は，肺炎球菌を含む多くの薬剤耐性細菌を生み出した．残念ながら，製薬会社は抗菌薬の開発にエネルギーを費やさなくなった*2．細菌感染症と戦う最後の勝算は，最終的にはワクチンにかかっているのかもしれない．

モーリス・ヒルマンは，毎年何百万人もの命を救っている麻疹，ムンプス，風疹，A型肝炎，B型肝炎のワクチンを開発するのに重要な実験を行った．彼は，最初に肺炎球菌と水痘ワクチンの開発と大量生産をして，最初に髄膜炎菌とHibワクチンをつくったうちの一人であった．しかし1990年代から21世紀にかけて，モーリス・ヒルマン，彼のワクチン，彼の科学は論争の嵐の中に放り込まれた．ヒルマンが成し遂げたことのほとんどに反対することを表明した何百人もの政治家，スポーツ界関係者，メディアのパーソナリティ，俳優の中には，ジョー・リーバーマン（政治家），ジョン・ケリー（政治家），デイヴ・ウェルデン（政治家），ダン・バートン（政治家），ドン・アイマス（ラジオパーソナリティ），ティム・ラサート（TVジャーナリスト），ロバート・ケネディ・ジュニア（活動家），ダグ・フルーティ（元アメフト選手），アンソニー・エドワーズ（俳優），シンディ・クロフォード（モデル）などがいた．

*2　抗菌薬のような急性疾患を治療する薬剤は使用期間が短く，経済的な利益が上がりにくい．一方，高血圧や糖尿病のような慢性疾患の薬剤は，長期使用されるために利益が大きい．市場原理で開発対象薬剤を選択することで，必要な薬剤が開発されない危機的な状況になりつつある．

不確かな未来

> “証拠のない申し立てを聞くということは，それを信じるということである．犯人に動機は要らない．論理や根本原理も必要ない．レッテルだけが必要だ．そのレッテルは動機になる．そのレッテルは証拠になる．そのレッテルは論理になる”
>
> フィリップ・ロス（小説家），『白いカラス』

ワクチンは，不確かな未来に直面している．一方で，昔よりも安全で良いワクチンをつくることもできる．2006年6月，ワクチン会社は，世界で最も多い癌の一つである子宮頸癌を引き起こすヒトパピローマウイルス human papillomavirus（HPV）の感染を予防するワクチンの認可を得た．子宮頸癌は，毎年30万人の女性の命を奪う．どのHPVのタンパク質が防御抗体を誘導するかを突き止めたあと，研究者はそのタンパク質をつくる遺伝子を取り出してプラスミドの中に挿入し，そのプラスミドを一般的なパン酵母の中に入れた（ヒルマンがB型肝炎ワクチンをつくったときと同じ戦略である）．その酵母は，大量のHPVタンパク質を産生した．そのときにちょっと驚くべきことが起きた．HPVタンパク質がウイルス粒子全体と類似したのだ．電子顕微鏡で観察してみると，合成されたHPVは，自然のHPVと見分けがつかなかった．両者の唯一の違いは合成HPVはウイルスのDNAを含まない点であり，増殖や病気を起こすことは不可能であった．この合成ウイルスは何千人もの女性に投与され，HPV感染を防いだ．HPVワクチンは，癌を予防する2番めのワクチンになった（1番めはB型肝炎ワクチンである）．

21世紀には，子どもの肺炎球菌と髄膜炎菌の感染症を予防する2つのワクチンの誕生を目撃した．食品医薬品局 Food and Drug Administration

(FDA) は，細菌の周囲にある多糖体と無害なタンパク質を結合させてつくった2つの結合型ワクチンを，それぞれ2000年，2005年に認可した．肺炎球菌の感染症を予防するワクチンで，子どもの肺炎と血流感染の罹患率を75%減少させた．髄膜炎菌のワクチンの導入で，親はついに子どもや10代における最も恐ろしい病気に対して武器を手に入れた．髄膜炎菌は，毎年アメリカで3,000例の急激で恐ろしい血流感染や髄膜炎を引き起こしている．アメリカの小学校，高校，大学で最もパニックを引き起こす感染症である*1.

2006年2月，ワクチン会社は，世界で最も乳児や幼児の命を奪う感染症の一つであるロタウイルスに対するワクチンの認可を取得した．ロタウイルスは，小腸を侵して，発熱，嘔吐，下痢をきたす．ときに嘔吐が頻回で長引いて重症となるために，喪失した水分を取り戻すことが子どもにとっては困難なことがある．結果として，急激な脱水により死亡することもある．アメリカだけで，ロタウイルスは50人に1人の乳児を重症脱水症で入院させる原因になっていた．世界的には，毎年60万人，毎日2,000人の子どもの命を奪っている．科学者は，ヒトではなくウシに病気を起こすロタウイルスの株を捕まえて精製し，ヒトのロタウイルスの株と結合させてワクチンを作成した*2．麻疹，ムンプス，風疹，水痘のワクチンとは異なって，研究者は，最初にヒトのロタウイルスのどの遺伝子が子どもに症状を引き起こして，どの遺伝子が感染防御の免疫応答を誘導したかを調べた．現在の研究者は，動物の細胞でヒトのウイルスを培養して，弱毒化されることを祈る必要がなくなった．単純にウイルスのどの遺伝子が危険であるかを調べて，最終的なワクチンをつくるときにはその遺伝子が含まれていないことを確認する．「昔はすべてが経験的で，控えめに科学的だった」エジプト生まれの寄生虫学者でメルク社のワクチン部門の前責任者であるアベル・マーモウドは言った．「昔は微生物を増殖させて，弱毒化させて，不活化させて，煮沸して，ホルムアルデヒド処理をして，それがワクチンになった．今世紀の初めに導入されたワクチンは，皆が夢にみたことの1桁，上をいっている」

---

*1　日本では髄膜炎菌感染症の頻度が非常に低く，小児の定期接種としては，髄膜炎菌ワクチンは用いられていない．

*2　ヒトのロタウイルスだけから作成したワクチンも販売されている．

さらに良いニュースもある．先進国と開発途上国の間にあったワクチン接種率の差が縮まってきているのだ．1974 年，世界保健機関 World Health Organization（WHO）は，開発途上国のワクチン接種率を 5%から 40%に引き上げるプログラムを導入した．世界のワクチンプログラムでおそらく最も大きな成功は，麻疹死亡数が 800 万人から 50 万人以下まで減少したことであろう．これらの成功にもかかわらず，WHO のプログラムは，ワクチンが必要な子どもに接種させるのに奮闘している．世界で毎年 1 億 3,000 万人の子どもが生まれる中で，200 万〜300 万人の子どもがワクチンで予防できるはずの疾患で死亡している．「われわれは，開発途上国にワクチンを分け与える強い意思をもっている」ある製薬会社の重役が言った．「しかしアフリカにワクチンを送ると，空港の駐機場で熱によってダメになってしまうのをみているしかなかった」．新しい世紀に変わるとき，ある 2 人がこの現状を変える計画をもって進み出た．

2000 年，ビル・ゲイツとメリンダ・ゲイツがワクチンと予防接種のための世界同盟 Global Alliance for Vaccines and Immunisation（GAVI：官民共同のワクチンアライアンス，ガヴィと読む）の設立に 10 億ドル（約 1,000 億円）を寄付した．この基金は，（他の団体や政府の）拠出金が寄付金の額と同じにならない限りは使用できない制限がついていた．ユニセフ，WHO，世界銀行，ワクチン会社，10 ヵ国の政府は，（拠出金を出すことで）ゲイツ夫妻の挑戦に応えた．2005 年 12 月までに，30 億ドル以上が使用され，GAVI は最も貧しい国に何百万回分の B 型肝炎，三種混合ジフテリア・破傷風・百日咳（DTP），インフルエンザ菌 b 型（Hib）ワクチンを提供した．ワクチン接種率は劇的に上昇した．「20 年前よりもはるかに楽観視しているよ」マーモウドは言った．「健康に投資することは，未来に投資することになる．富が健康をもたらすだけでなく，健康が富をもたらすのだ」

開発途上の世界にワクチンをうまく導入するかの瀬戸際にあって，何世紀も続いていた格差が解消されようとしている．ある意味，私たちはワクチンの新しい時代の夜明けにいる．そして残念ながら，この 20 年でワクチンを叩き潰そうと意図している勢力も台頭してきている．

……

モーリス・ヒルマンの人生が終わりに近づいている頃，彼はいくつかの論争の中に巻き込まれていた．彼のワクチンによるあらゆる成功にもかかわらず，彼に対して最も長く悪意に満ちて扇情的な攻撃は，自閉症を生じるというものだった．

自閉症はつらい症状がそろう謎の障がいである．自閉症の子どもは，親，兄弟姉妹，同級生とコミュニケーションを図るのに苦労する．しばしば内気で，単調にみえる繰り返しの自己刺激的な行動をとり，偏食が多く，自分だけの世界に住んでいるようにみえる．親にとっては，コミュニケーションに苦労している子どもを見ることが何よりもつらかった．自閉症が広く知られるようになったのは，TV ドラマシリーズの『セイント・エルスウェア』(St. Elsewhere：聖人どこか他のところ) による．架空の聖ウリギウス病院でのスタッフの生活や仕事を描いたドラマである．主要登場人物の息子が重度の自閉症であった．最終話で，その少年がその病院のレプリカが入ったスノードームをゆっくりとひっくり返し，長年続いたドラマは，すべて彼の驚くべき想像の世界の話であったというオチで終わる*3．

1960 年代の終わりには，ヒルマンは麻疹，ムンプス，風疹ワクチンを一つに混合することを決めた．のちに MMR ワクチン (麻疹 Measles，ムンプス Mumps，風疹 Rubella の頭文字をとった) として知られることとなる．彼は，3 回注射されるより 1 回で済むほうがよいと考えた．「それは未来像だった」ヒルマンは言った．「いつかこれらの病気を 1 回の接種で予防できるようにするのが長年の夢だった」．メルク社は，ヒルマンの MMR ワクチンをアメリカで 1971 年，イギリスで 1988 年に販売した．10 年後，イギリスの研究者がヒルマンの MMR ワクチンが自閉症の流行の原因だと主張した．

1998 年 2 月，ロンドンの有名な王立自由病院で記者会見が開かれた．会見場は，ランセット誌 (高く評価され広く読まれているイギリスの医学雑誌) に，もうすぐ発表される研究結果を聞き逃すまいと押し寄せた記者でいっぱいになった．テレビカメラの照明の熱の中，演壇に座っていたのは，医学部

---

*3　スノードームは，プラスチックの中が水で満たされていて，建物などの飾りと雪のようにみえるたくさんの破片が入っており，ひっくり返すと破片が降りてくるのがまるで雪が降っているようにみえる置き物で，アメリカでクリスマスの時期によく飾られる．

の学部長を含む5人の医師であった．その中心にいたのが筆頭著者のアンドリュー・ウェイクフィールド医師だった．

ウェイクフィールドは相手を魅了する人物だった．記者の記述によると，「背が高くハンサムで，弁がたち，ユーモアを兼ね備えたカリスマ性があり，教養のあるイギリス英語訛りで，体格はラグビー選手のようであった」．ウェイクフィールドは，イギリスで8人の子どもがMMRワクチンの接種を受けたあとにすぐ，自閉症と消化管の問題を引き起こしたと記者に告げた．ウェイクフィールドは，ワクチンは腕に接種するのだが，MMRワクチンの中の麻疹の成分が消化管の内面を傷つけ，腹痛と下痢で子どもを苦しめる原因になったと考えた．消化管の表面が適切な防壁として機能しないために，有害なタンパク質が血液の中に侵入して脳にたどり着いて自閉症を生じたとした．この研究は欠陥だらけであった．ウェイクフィールドは，それらのタンパク質が何であるかも言わなかったし，見つけてもいなかった．腕に投与された麻疹ウイルスがどうやって消化管を傷害したかも言わなかった．なぜ麻疹単独ワクチンよりもMMRワクチンに含まれている麻疹ワクチンがより有害なのかも言わなかった．そして最も重要なことは，ウェイクフィールドは，MMRワクチンを受けた子どもの自閉症の罹患率を，受けていない子どもと比較していなかった．彼にはただ理論だけがあった．もし彼が正しかったとしたら，自閉症の元凶はこれら3つのワクチンを1つにすると決めたモーリス・ヒルマンだった．

自閉症の子どもをもつ親は，ウェイクフィールドの説に興味をそそられた．子どもは健康だったが，MMRワクチンを受けて自閉症になった．これは偶然なのだろうか？　またはMMRワクチンが本当に自閉症の原因になっているのだろうか？　90%のイギリスの子どもは1歳の誕生日を迎えると，すぐにMMRワクチンを受ける．自閉症の症状は典型的には，1～2歳で出てくるので，ウェイクフィールドがMMRワクチンを受けて1ヵ月以内に自閉症になった数人の子どもを見つけてくることは何ら不思議ではない．衝撃的な個人的な見解で（ワクチンと自閉症を）関連づけることは，判断を誤らせる．『なぜ人はニセ科学を信じるのか』の著書の中でマイケル・シャーマー（科学記者）は，“人間はパターンを求めて原因を見つけたがる熟練した生き物へ進化してきた”と書いた．“パターンを見つけるのが得意な人は，例えばサファリで風上にいる動物は狩猟が下手とか，ウシの肥やしは農産物に良い，ことを成果として残してくれる．私たちはその子孫である．パターンを探して見つけることの問題は，どれが意味があって，どれが意味がないかを理解することである．残念ながら，われわれの脳はその違いを決定することに必ずしも長けていない”．個人の見解が衝撃的であることの例を，フィラデルフィア地域の看護プラクティショナーが語った話にみることができる*4．「4ヵ月の赤ちゃんの母親がワクチンを受けさせるためにクリニックにやってきたわ」彼女は思い返した．「その赤ちゃんは，私がワクチンを注射器に吸っている間，母親の膝の上に座っていたの．もう一度見たとき，赤ちゃんが痙攣をし始めたわ．痙攣の家族歴があって，その子はてんかんと診断されたの．だけどもしワクチンを5分ほど先に注射していたら，母親はどのように思ったか想像してみて．母親は，ワクチンがてんかんの原因であったと思い込むに違いないわ．母親に世界中の統計データをみせて原因とは関係ないと言っても，それを説得するのは無理ね」

ウェイクフィールドの個人的な観察が正しかったかどうかを決めるのに，彼は自閉症の罹患率を，MMRワクチンを接種した子どもと接種しなかった子どもで比較する必要があった．しかし彼はそれをしなかった．ランセット誌の論文の中で，ウェイクフィールドは仮説を提唱したが証明はしていないことを理解していた．“われわれはMMRワクチンと記述した症候群の関連を証明していない”と彼は書いている．しかし，記者会見で照明を浴びてイギリスと世界中の心配する親に語りかけたとき，彼はその慎重さのすべてを捨て去った．彼はMMRワクチンはそれぞれ単独のワクチンに分けるべきだと言った．「最低でも1年以上の間隔をあけて個別のワクチンを投与すべきという証拠が私の頭の中にあって，それは必要十分な心配である」と彼は言った．「もう一つの証拠は多過ぎるということだ．私にとっては道徳上の問題だ．私はこの問題が解決するまで，3種類のワクチンを混合して使用し続けることを支持できない」

ヒルマンは3種類のワクチンを1つに混合する方法を，長年探ってきた．最も効果的となるそれぞれのワクチンのウイルス量を決めて，混合しても安定する方法までも突き止めた．彼は，MMRワクチンを受けた子どもの免疫

*4　看護プラクティショナーは，医師と看護師の間のような職で，簡単な処方などの診療行為が行えるアメリカの医療職種．

応答と，3 つのワクチンを個別に受けた子どもの比較も行った．彼は子どもの免疫がどれくらい長く続くかも調べた．それをアンドリュー・ウェイクフィールドがたった 1 回の発言で，何年もかけてモーリス・ヒルマンが成し遂げたことをなかったことにした．ヒルマンはイングランドで起きた事件が広がっていくのをどうすることもできず，力なくみていた．「それは彼を悲しませた」とヒルマンの友人が言った．

ウェイクフィールドは，（「親から話を聴いているから自閉症のことはすべて知っている」と言った）よく気遣ってくれる医師の温かい感情と，公衆衛生当局者と製薬会社への軽蔑を巧みに組み合わせることでメディア受けした．「国際的な自閉症の流行の真ん中にいる」彼は言った．「この流行を調査して対応する責任のあった担当者は失敗した．その失敗した理由は，彼ら自身がこの流行の原因であるという見込みに直面した事実だ．したがって罪から逃れようとして，調査の進行を妨害した．間違いなく公衆衛生当局者は問題があることを把握していたはずだ．しかし問題はないことにした．強制ワクチン接種の必要性は犠牲を伴い，その公衆衛生政策の成功を謳い文句に，数がわからないほどの多くの子どもの損害を野放しにしたのだ」．ウェイクフィールドは，公衆衛生当局者は何人かの子どもが自閉症の犠牲になることを知りながら，他の子どもが感染症で困らないようにしたとした．ウェイクフィールドが声明を発表した当時，狂牛病が流行している間は，イギリスの牛肉は安全であると保健担当者は宣言していたが，そのわずか数ヵ月後に，同じ人が市場での牛肉の流通を禁止したのをイギリス市民はただ見ているだけだった．確かに，もし担当者が狂牛病の原因を見つけることに失敗したことを隠そうとするなら，ワクチンが自閉症を生じたというのを認識できなかった失敗も隠すに違いないと思うであろう．

ウェイクフィールドの記者会見のあと，一流とされる病院と信頼される医学雑誌のお墨つきを得て，主席調査官が政府にただちに行動を起こすように求めたことで，イギリスのメディアは爆発的な盛り上がりをみせた．

ガーディアン・デイリー・メール誌の見出しは，“子どもの接種に警告”や“三種混合廃止に向けて医者を説得しろ”であった．イギリスの首相トニー・ブレアが，息子のレオがワクチンを接種したかどうかを家族のプライベートなことという理由で回答を拒否して，論争をさらに悪化させた．

イングランドとアイルランドの子をもつ親は，MMR ワクチンを子どもに接種することを拒否するという反応をした．ウェイクフィールドの会見から数ヵ月後，10 万人の親が子どもにワクチンを接種しないという選択をした．当然の結果として，イングランドとアイルランドの麻疹の罹患率は急増した．「その研究が発表されたあと，子どもに予防接種するように親を説得することに苦戦した」イングランドのチェルテンハムの小児科医ミシェル・ハミルトン・アイヤースは言った．「かなり状況は悪くなった」．ワクチンで容易に制御できる病気の麻疹が戻ってきた．ダブリンの郊外にある小さな小児病院は，数ヵ月で 100 人の麻疹の子どもが入院して，うち 3 人が亡くなった．そのうちの 1 人は 1 歳 2 ヵ月の女の子ナオミだった．「こんなことが起きるなんて信じられなかった」母親のマリーは言った．「昔の麻疹のことを聞いたことはあったけど，こんなに悪いものだとは思わなかったわ」．高熱と呼吸困難に苦しめられて，ナオミは麻疹肺炎で病院の集中治療室に入院した．3 週間で退院したが，ナオミの調子は良くならなかった．「目をぴくつかせるようになったの」マリーは言った．「また具合が悪くなるなんて，とても信じられなかったわ」．麻疹ウイルスは，ナオミの肺に感染して次に脳に感染した．ナオミは再び病院に入院した．「私たちが病棟に着いたときには，ナオミは死んでいた．体中につけられた管を取り外していたわ．最初，ナオミが病気になったとき，看護師さんはただの麻疹だからって言っていた．ただのじゃないでしょ？」

MMR ワクチンが自閉症を生じるという根拠のない主張は，あっという間にアメリカでも広まった．何人かの政治家は自閉症の原因として受け止めた．2000 年 4 月 12 日，政府改革の下院委員会の委員長ダン・バートンは，この自閉症の流行の裏にあるものを整理して真実を得るために，科学者，公衆衛生当局者，医師，親を招集した．彼は声明とともに議会調査を開始した．「私はこの写真をとても誇りに思っている」と彼は言った．部屋の前の大きなスクリーンに映し出された孫のアレクサンドラとクリスチャンの写真を指差した．「左にいるのが私の孫娘だ．B 型肝炎の注射を受けたあとに死にかけた．短い間に息をしなくなって，病院に駆けつけなければいけなかった．こっちが私の孫息子．孫娘の肩のところに頭が見えているだろ．医師によれば，将来身長 208 cm くらいになるそうだ．プロバスケットボールのスター選手になって家族を助けてくれるのを楽しみにしていたよ．しかし残念ながら，1 日に MMR，三種混合ジフテリア・破傷風・百日咳，B 型肝炎などの９本の注射を受けたあと，短い期間で彼は無口になった．走り回って，壁に自分の頭を打ちつけて，甲高い声や大声を上げて，手を振り回して，全く違う子どもになってしまった．彼は自閉症だとわかったよ．彼は健康に生まれた．魅力的で背の高い子だった．社交的でよくしゃべる子だった．人と一緒にいることや，あちこち出かけるのも好きだった．そしてあの注射を受けて，私たちの生活も変わってしまった．彼の人生も変わってしまった」．バートンは息をこらえ，気持ちを落ち着かせようとした．「クリスチャンに起きたことのすべてをここで読みたくはない」バートンは言った．「なぜなら私はそれに耐えられないだろう．しかし私はこれが偶然だとは信じられない．あの注射を打ってからとても短い期間で，一緒に遊んで話をして普通だった子どもが，走り回って，頭を打ちつけて，腕を激しく振り回すなんて．これは遺伝的な問題だと言われた．言わせてもらうが，そんなことを言う奴は頭がいかれている．そんなものではない」

反ワクチン活動家の助けを借りてバートンは，彼の委員会の前で何人かに証言をさせた．アンドリュー・ウェイクフィールドは，最近 MMR ワクチンを接種した子どもが自閉症になった話をした．アイルランドの分子生物学者ジョーン・オリアリィは，ウェイクフィールドが調査した自閉症の子どもの腸にいる麻疹ウイルスのタンパク質の写真を見せた．オリアリィは，他の研究者が同じ検体で調べても同じものは見つけられなかったことは触れなかった．ある研究者は，オリアリィがデータを捏造したのではないかと疑問を呈した．バートンは，ウェイクフィールドとオリアリィが説明するポリメラーゼ連鎖反応 polymerase chain reaction (PCR)，融合タンパク質，ハイブリダイゼーション解析，濾胞樹状細胞の重要性のスライドを次から次と見た．明らかにバートンの理解の範疇を超えていて，多分これらの結果はより簡単な言葉で説明できるのではないかと，のちに彼は述べた．

全員がバートンを支持して証言したわけではなかった．ロンドンの王立自由病院（ウェイクフィールドが研究を実施した施設）で働く疫学者のブレント・タイラーは，MMR ワクチンを受けた子どもと受けなかった子どもで自閉症の率は同じだと証言した．これはバートンが意図した会合のあり方ではなかった．タイラーの議論に反論するために，反ワクチングループがバートンのために準備した原稿を読んで，タイラーが任意で何人かの自閉症の症例を除外したのではないかと聞いた．タイラーがすべての自閉症の症例を対象にしたと回答したとき，バートンは行き詰まった．彼はウェイクフィールドの論文もタイラーの論文も読んでいなかった．

委員会に参加していた民主党の有力者ヘンリー・ワックスマンは，このような議論の場に疑問を呈した．「私はこの会合に悩まされている」ワックスマンは言った．「この聴聞会は，見解を立証するために召集され，構成されている．そしてそれは委員長（バートン）の見解だ」．ワックスマンは，聴聞会に証言するように頼んだ団体をバートンが除外することで不正をしていると述べた．除外されたのは，アメリカ医師会，アメリカ公衆衛生協会，アメリカ感染症学会，アメリカ看護師協会，イギリス医学研究評議会，WHO，保険福祉省の元トップのルイス・サリヴァンであった．「このような聴聞会は本当に危険だ」ワックスマンは言った．聴聞会の後半で，ワックスマンは，科学的な真実を決めるのに議会が妥当であるかについて，再度疑問を投げかけた．彼は，科学研究を実施し，それを科学者が評価して，議員はその科学的なプロセスを受け入れるようにと頼んだ．「科学者にどこに真実があるのかを見つけてもらおうではないか」と彼は言った．ワックスマンにとって，議会でワクチンの科学を政治家が判断するのは，研究室で投票者の権利を科学者が法制化するようなものだと考えた．

バートンだけがMMR ワクチンが自閉症を生じるという見解を支持した政治家ではなかった．議員デイヴ・ウェルデンは，アメリカ小児科学会の会長ルイス・クーパーに手紙を書いた．“私は，MMR ワクチンを個別に分けて接種する選択肢を親に伝えることを，小児科医に対して推奨するように学会に強く主張せざるを得ない．私は，公衆衛生当局に方針の検討を促すために同様に連絡をした”

アメリカのメディアはこの話に飛びついた．ニューヨークタイムズ紙，Cable News Network（CNN），USA トゥデイ誌，ワシントンポスト紙，アメリカのほとんどすべてのメジャーな新聞，雑誌，ラジオ，テレビは，ウェイクフィールドの仮説を事実にまでもち上げた．“ワクチンが自閉症の原因である”．2000 年 11 月 12 日，テレビ番組の 60 ミニッツの中で，MMR ワクチンについて放送された．特派員はエド・ブラッドリーだった．番組は，ブラッドリーがペンシルベニア州のエヴァンス市に住む自閉症の息子をもつ親のデイヴとマリー・ワイルドマン夫妻をインタビューするところから始まった．ブラッドリーは「初めての誕生日の直後まで完璧に正常にみえた子

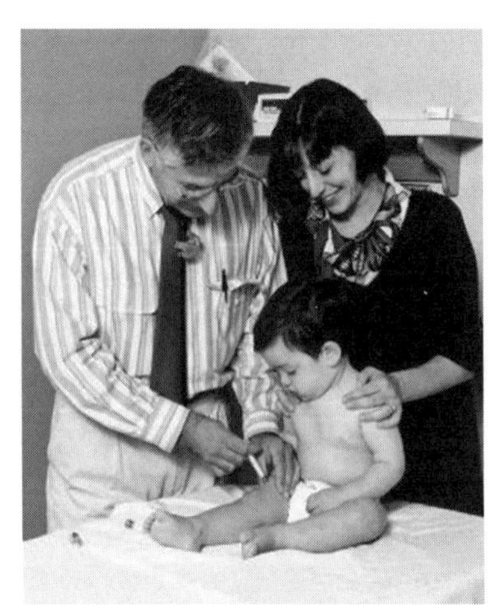

リチャード・ブックタ医師（左）がジェリル・ヒルマンの息子コリンに MMR ワクチンを接種している（1991 年）

が MMR ワクチンを受けた．両親によると 1〜2 週間で物事が変わり始めた」と伝えた．「名前を呼んでも私を見ないようになり始めたの」マリーは言った．「どうしてだかわかりますか？」ブラッドリーが聞いた．「MMR ワクチンのせいよ」顔から涙をこぼしながらマリーが答えた．「あのワクチンを息子に決して受けさせるべきではなかったわ」．ブラッドリーは番組で，アンドリュー・ウェイクフィールドにもインタビューした．「私の心配は最初，親御さんが語ってくれた話から始まりました」ウェイクフィールドは言った．「正常発達の子どもが MMR ワクチンを接種した途端，行動と発達の退行，発語や言語の喪失，獲得していた技能の喪失，兄弟姉妹や同年代との社会性の喪失を含む複雑な症候群を発症するのです」「あなたにお子さんはいらっしゃいますか？」ブラッドリーは尋ねた．「4 人の子どもがいます」ウェイクフィールドは答えた．「今，あなたが見つけたことを知ったうえで，MMR ワクチンを子どもに接種しますか？」ブラッドリーは言った．ウェイクフィールドはカメラ目線で穏やかにはっきりと，「いいえ，接種しません」彼は言った．「もちろん当然ながらワクチンは接種します．個別に麻疹，ムンプス，風疹ワクチンを接種します」．番組を見た後，シカゴでイベント企画をしていた32歳マリー・リンチは言った．「2歳の娘テスにMMRワクチンの接種を許してしまったわ．だけど，神頼みで数日間祈るしかなかった」

論争が大きくなることに対応して，アメリカ，デンマーク，イギリス，フィンランド，他の国の疫学者，研究者，公衆衛生当局者は，医療記録を調べて，MMRワクチンを受けた子どもが受けなかった子どもに比べて，自閉症になるリスクが高いかどうかを確かめようとした．次の数年間で，14の異なる調査が60万人以上の子どもの記録を評価した．結果は明らかで，首尾一貫して再現性もあった．自閉症の罹患率はどちらのグループも同じであった．MMRワクチンは自閉症の原因ではなかった．子どもに接種しないことを選択した親は，自閉症のリスクを減らしていなかった．致死的にもなりうる病気にかかるリスクを増やしているだけであった．アンドリュー・ウェイクフィールドの推測は，さらなる詳細な調査に耐えられなかった．

2004年2月，ロンドンの調査記者であるブライアン・ディアは，アンドリュー・ウェイクフィールドは世間に思われているような人物でないことを指摘した．ロンドンのサンデータイムズ紙の記事で，ディアはウェイクフィールドのランセット誌の論文は，いくつかの間違いがあるとした．論文の謝辞で，“この研究は，王立自由ハンプステッド国民医療保健サービスNational Health Service（NHS）トラストの特別管理人と子ども医療チャリティーの支援を受けた”と書かれていた．しかしウェイクフィールドは，この研究で一番大きな支援者の記載を省いた．論文が発表される2年前，ウェイクフィールドは，人身傷害の弁護士リチャード・バールと5万5,000ポンド（当時約900万円）の契約を結んでいた．ウェイクフィールドが研究する8人の自閉症の子どものうち，5人の親がバールの顧客であった．ウェイクフィールドは，MMRワクチンと自閉症のつながりを見つけることで子どもの親に金銭的利害があることを知っていた．もしウェイクフィールドがそのつながりの証明に成功していれば，それらの親は補償の訴訟を起こすことに成功していたであろう．ウェイクフィールドは，バールとの経済的なつながりを医学雑誌ランセット誌の編集者と共同研究者に開示しないことを選んでいた[*5]．

＊5　科学論文では，研究結果に影響を与える可能性がある利益相反の開示が求められる．開示しなかったことは重大な違反となる．

ウェイクフィールドの論文において，誤解を招くところは謝辞だけではなかった．ウェイクフィールドは，当初，子どもとは病院への通常の入院で遭遇したと主張したが，実際にはバールによって子どもの存在を知らされていた．彼は，著しく一般の誤解を招くことを，子どもの病歴に関する親の主張と臨床的所見を医学論文に適するようにきれいにみせた．このランセット誌の研究の余波で，ロンドンの700の家族が製薬会社に対して自閉症の子どもを理由に訴訟をするため団結していた．これらの家族のほとんどがリチャード・バールの顧客であった．

最後に，ウェイクフィールドは，研究は倫理委員会で承認されたと主張した．しかし，倫理委員会は研究を承認したことはなかった．さらにウェイクフィールドは，これらの子どもに施行されたすべての侵襲的な検査である血液検査，腰椎穿刺，下部消化管内視鏡，腸生検は，研究対象でなくても（医療上，必要だったので）行われていたとして，倫理委員会を安心させようとしたが，これもまったくのデタラメであった．訴訟の証拠づくりの目的で自閉症の子どもが生検や腰椎穿刺の対象となった事実は，子どもの健康を願っているのは一体誰だったのであろう，と多くの人を考えさせた．

ディアの主張への返答を求めて，記者会見では記者がウェイクフィールドに詰め寄った．「4人だったかな，5人だったかも」ウェイクフィールドは，ランセット誌の研究の子どもがリチャード・バールの顧客であったことを認めた．「4人ですか？　5人だったんですか？」記者は問い詰めた．「5人ということにしておこう」と彼は言った．「訴訟関係者ですか？」「そうだ」と彼は答えた．「あなたは訴訟を有利に進めるために報酬を受け取ったのですか？」再びウェイクフィールドは，そうだと認めた．「共同研究者には，これらの子どもが研究に含まれていることを伝えていましたか？」「覚えていない」と彼は弁明した．「論文発表前にこれらの利益相反についてランセット誌には伝えましたか？」．ウェイクフィールドは「伝えなかった」と答えた．「なぜ伝えなかったのですか？」「この論文の研究は誠実に実施されたと信じている．発見したことを報告した．利益相反はない」と彼は答えた．「これであなたの主張を変える理由は何かありますか？」「ない」と彼は答えた．

イギリス政府の医務部長リアム・ドナルドソン卿は，ウェイクフィールドの報告をありのままに捉えた．ひどい科学である．ワクチン接種をした群としなかった群で自閉症の罹患率を比較しなかったことから，ウェイクフィールドは何の研究も成し遂げていなかったといえよう．ほんの少数の子どもで単に仮説を発展させただけであった．ドナルドソンは，ウェイクフィールドの論文は発表されるべきではなかったと考えた．利益相反に違反したからではなく，自閉症の原因に何の新たな知見をもたらさなかったからだ．彼は，ウェイクフィールドの声明が多大なる犠牲を生じたことを認めた．イギリス放送協会 British Broadcasting Corporation（BBC）の番組トゥデイの中で，ドナルドソンは，「もしこの論文が発表されていなければ，世界中で何百万人の子どもの命を救うワクチンの信頼を，完全に間違った形で失うことはなかったはずだ」と言った．

サンデータイムズ紙がウェイクフィールドの研究を人身傷害の弁護士が支援していたことを暴いたとき，ランセット誌の編集者リチャード・ホートンはショックを受けた．「この論文には致命的な利益相反がある」彼は言った．「もしそれについて知っていれば，論文は不受理にしたであろう．MMR ワクチンを受けた 3 歳の子どもをもつ親として，この論文が及ぼした有害な衝撃を後悔する」．ウェイクフィールド論文の共著者であるサイモン・マーチも不意を突かれた．「われわれは，彼から研究資金である 5 万 5,000 ポンドについて何も知らされていなかった．われわれ全員が驚いたよ．とても腹立たしい」．ウェイクフィールド論文の発表から 6 年後の 2004 年 9 月，最初の論文著者である 13 人中 10 人がウェイクフィールドへの支持を取り下げた．彼らがランセット誌にあてた強い言葉の手紙には，“データが不十分なために，ワクチンと自閉症の間に因果関係があることを確立する論文ではないということを明確にしておきたい．しかしながら，そのような因果関係がある可能性は提起される．結果として生じた出来事は，公衆衛生に大変な影響を与えた．この点において，われわれはこの論文の発見から導いた解釈を正式に撤回すべき適切な時期が今であると考える”との記載があった．

王立自由病院は，アンドリュー・ウェイクフィールドを解雇した．イングランドの医療審議会は，不正行為で彼に対して 11 件の告発を提出した．ウェイクフィールドは，アメリカに逃げる道を探した．最初はフロリダ州，次にテキサス州で，ワクチンの危険性を心配する大衆へ，継続的に講義する仕事をした．それらの多くの人にとってウェイクフィールドは，彼を叩き潰そうと決めた医療界の権力者へ勇敢に立ち向かう悲劇的な人物にみえたため英雄であり続けた．

番組60ミニッツのエド・ブラッドリーのインタビューで，ウェイクフィールドは言った．「私の理論が間違っていたとしたら，私はとてつもない後悔をするでしょう．麻疹によって子どもが合併症を抱えたり，死亡したりするのですから」．ウェイクフィールドは，間もなく子どもが麻疹で苦しんで死んでいくのを親がみることになるだろうと予想した点については正しかった．しかし，彼の後悔する能力については過大評価である．あらゆる研究がMMRワクチンが自閉症を生じないと証明しても，ウェイクフィールドは後悔せず，彼が誤りの証明は不可能と考える仮説に固執し続けた．自分自身をまだ子どもの味方，強欲な製薬会社と無能な公衆衛生当局によってワクチンを強いられる子どもの安全を守ることに身を捧げていると考えていた．彼は尋ねた．「辞めるべきか？　どこかに行ってしまうべきか？　不都合だから文書で発表するのをやめるべきか？　私は仕事を失った．イングランドではもう診療することができない（彼は医師免許を剥奪された）．診療することに良いことなど何もない．だけどあなたが私のところにきて，“これが私の子どもに起きたことなの”と言う．私の仕事は何だ？　医学の道に入ったときに，どんな契約をした？　私はここで患者の心配事に取り組まなければならない．代償は高くつく．でもその代償を払う用意はある」

アンドリュー・ウェイクフィールドは，MMRワクチンの害から子どもを救うことに献身する男であり続けた（害は存在しないものであったが）．一度，広がってしまったものを取り消すのは困難であった．アメリカやイングランド，世界中の親の中には，いまだに自閉症が生じることを恐れて，子どもにMMRワクチンを接種することを拒否している人がいる．

MMRワクチンが自閉症を生じるというウェイクフィールドの見解を，科学的な証拠がはっきりと否定しても，アメリカの反ワクチン活動家は止まらなかった．ワクチンが害である仮説を，いくつかのワクチンに含まれる水銀を用いた保存剤のチメロサールに転嫁した．今度はチメロサールが自閉症を生じていると言い始めた．ヒルマンは，再び論争の真ん中にいる自身を見つけた．

その論争は悪意なく始まった．1997年，FDA近代化法を議会が可決した．当時，メディアがほとんど関心を示さなかった法律は，保健担当者に対して，意図的に水銀化合物を含む薬物と食品のリストを作成して，それらの化合物の量を調べるように義務づけた．それを受けて，保健担当者はワクチンを含むさまざまな医療製品の水銀の量を計算し始めた．

法制化されたとき，ワクチンに最もよく使用されていた保存剤は，チメロサールだった．初めの頃に悲劇があったことで，製薬会社は1930年代からワクチンにチメロサールを添加していた．チメロサールを添加する前の1900～1920年代，製薬会社は通常，複数回使用のバイアルにワクチンを詰めて出荷した．典型的な1つのバイアルに10回分が含まれていた．ワクチンにかかる費用の多くを，容器に詰める工程が占めていた．無菌ガラスのバイアル，ゴム栓，金属の蓋，ラベル，さらにバイアルにワクチンを入れるのに必要な労働力を考えると，複数回使用のバイアルがワクチンの価格を下げていた（開発途上国では，多くのワクチンは複数回使用のバイアルが用いられている）．医師はこれらのバイアルを病院の冷蔵庫に保管した．子どもにワクチンを投与するとき，ゴム栓からバイアルの中に注射針を刺して，シリンジに液体を吸い上げ，子どもの腕に注射した．残念ながら，何回もゴム栓を針で突き刺すことで，医師や看護師は意図せず細菌でバイアル内の液体を汚染させてしまうことがある．バイアルから8回め，9回め，10回めに投与される子どもは，1回めに投与されるよりも細菌感染症のリスクが大きかった．ワクチンを汚染した細菌は，それを注射した部位に膿瘍をつくることがあり，その膿瘍は重症でときに致死的な感染症を起こした．20世紀の最初の20年間で，保存剤を含まない複数回使用バイアルのワクチンで起きた細菌感染症によって，少なくとも60人が死亡したとされる．

20世紀の初め，科学者は少量の水銀が細菌の増殖を防ぐことを見つけた．大量の環境水銀であるメチル水銀は，脳に永続的な障害をきたすことも知られていたが，少量の水銀は無害であるようにみえた．さらに注意を払って，製薬会社は環境ではみられない型の水銀，エチル水銀を選んだ．なぜなら環境のメチル水銀よりもずっと素早く体外に排出されて，殺菌する効果もあったからだ（水銀を含むオレンジ色の消毒液の赤チンを覚えている人もいるだろう．1950～1970年代にかけて，切り傷や擦過傷で細菌感染を予防するために使用されたものである）．エチル水銀とメチル水銀は同じように聞こえるが，両者は全く異なる．ワインやビールに含まれるエチルアルコールは，頭痛や二日酔いの原因になることがある．木のアルコールとしても知られているメチルアルコールは，失明を引き起こす．1930年代終わりには，エチル水銀がいくつかのワクチンに添加されて，事実上，細菌の汚染による感染症は起きなくなった．

次の 70 年間，製薬会社はたくさんの新しいワクチンをつくって，複数回使用バイアルに詰めて，チメロサールを保存剤として添加した．子どもに接種するワクチンの種類が増えるにつれて，投与される水銀量は増えていった．1990 年代の終わりに FDA がワクチンに含まれる水銀量を調べたところ，乳児は最大で 187.5 μg を注射されうることが判明した．（1 g は小さじ 1 杯の約 1/5 の塩の重さである．1 μg は 1 g の 1/100 万である）担当者はエチル水銀の連邦安全ガイドラインを調べた．メチル水銀のガイドラインはあったが，エチル水銀に関しては存在しないことがわかった．そこでメチル水銀のガイドラインを使って，エチル水銀の安全性を決めることにした．公衆衛生当局者は，3 つの団体に安全性ガイドラインの作成を相談した．FDA，環境保護庁 Environmental Protection Agency（EPA），環境有害物質・特定疾病対策庁 Agency for Toxic Substances and Disease Registry（ATSDR）である．EPA は，子どもが受けるワクチンの水銀量が推奨する安全レベルの 2 倍以上であると報告した．一方で，その水銀量は FDA と ATSDR が推奨する量を超えてはいなかった．アメリカ小児科学会と連邦政府の公衆衛生サービスにとって，EPA が作成した安全性ガイドラインを超える量の水銀を意図的に投与していることは，国民に対しての広報活動における悪夢であった．1999 年 10 月，2 つの団体は，予防接種への国民の信頼を維持することを望んで声明を発表した．チメロサールをワクチンから可能な限り速やかに取り除くように要請した．諮問委員会は，害が知られているからチメロサールを取り除くのではなく，安全なワクチンをさらに安全にするためと述べた．批評家は，害がないと知られている材料を取り除くことで，どうしてワクチンがより安全になるのかと思った．引き続き起きた出来事は，国民を安心させようとして理論上のリスクを伝達しなかった失敗事例として，おそらく永遠に語り継がれると思われた．

製薬会社は，アメリカ小児科学会と公衆衛生サービスが出したワクチンからチメロサールを取り除く指示に従った．インフルエンザワクチンだけが例外であったが，単回使用バイアルからは取り除いた．保健担当者はチメロサールは有害であると示されていないと国民を安心させようとしたが，問題がないのであれば，なぜ製薬会社は突然それを取り除いたのかと親は思った．もう一度，この一連の出来事に対して，素早く，情熱的に，効果的に飛び乗ってきたのは，少数派だが声高に主張する自閉症の子どもの親のグループであった．

ワクチンからチメロサールを取り除いた余波で，いくつかの強力な力が一緒になって動き出した．自閉症の子どもの親は，水銀の議論によって問題の解決になるかもしれないと考えた．もし水銀が自閉症を生じているのであれば，子どもから水銀を取り除く化学薬品を使えば治療できるのではないかと考えたのだ．人身傷害の弁護士は，その論争を巨大な欲望をそそる金のたまり場と考えた．もし水銀が自閉症を生じて，製薬会社が連邦の安全性ガイドラインの量を超えていることを認識していれば，会社は与えた害に対して法的責任を負うことになる．毎年1万人以上が自閉症と診断されていることから，和解や裁定から生み出される金額は莫大なものになる．メディアは，素晴らしき人が犬を噛んだ物語（犬が人を噛んでもニュース価値はないが，逆だと価値があることのたとえ）と考えた．長年，命を救う製品と主張されてきたワクチンが実際には有害であった．そして政治家は，ワクチンが自閉症を生じたというこの論争を，嘆き悲しむ親に共感を示すことでテレビカメラに映ることができる方法と考えた．この状況に賛同している全員がしなければいけなかったことは，各州で水銀を含むワクチンを禁止することであり，それは政治的に大変なことではなかった．

2005年の夏，これらのすべての力がアメリカ中を沸騰させた．

原告弁護士の支援を受けたロバート・ケネディ・ジュニアは，ローリング・ストーン・マガジン誌に『死の免疫』という題の暴露記事を書いた．記事の中でケネディは，欲深い製薬会社，羊のような医師，把握はしていたが起きた問題がついにひどく手に負えなくなったのを隠そうとする公衆衛生当局者という構図を描いた．カリフォルニア州のアーノルド・シュワルツェネッガーは，州でチメロサールを含むワクチンを禁止した最初の州知事であった．他の知事もすぐに彼に従った．チメロサールが入っていないインフルエンザワクチンの供給が限られていたため，シュワルツェネッガーは，インフルエンザを予防するワクチン接種を多くのカリフォルニア州の子どもに禁止したようなものであった．インフルエンザは，アメリカで毎年1万人の子どもの入院と100人の死亡の原因になっている．

最後に，活動団体セーフ・マインズは，記者デビッド・カーヴィーにチメロサールと自閉症の論争の本を書くように制作を依頼した．カーヴィーは，それまでに健康，科学，またはワクチンの話を執筆したことはなかった．しかし，カリフォルニア州の金持ちの資本家から資金援助を受けて出版した『有害の証拠』という本が，アメリカで健康分野の書物でベストセラーになった．ドン・アイマスは，全国放送のラジオ番組で，カーヴィーを複数回インタビューしている．ティム・ラサートも，ミート・ザ・プレス（アメリカで人気のテレビ報道番組）で彼にインタビューした．実にすべての主要なテレビとラジオ放送局が，CDC が陰謀を企てる秘密の会議の話，画面切り替えで居眠りをしている公衆衛生当局者を映して，『有害の証拠』の物語を吹聴した．それはまるで全員が製薬会社の言いなりであるかのように思わせた．『有害の証拠』が出版されてから数ヵ月で，チメロサールと自閉症の物語がニュースを独占した．メディアは，弱者（親）と強者（製薬会社）の対立話に仕立て上げ，ほとんどのアメリカ人が大好きな物語をつくった．

ワクチンの水銀が自閉症を生じるという恐れが大きくなっていくにつれ，ついに悲劇が起きた．2005 年 4 月 3 日，5 歳の自閉症の少年，タリク・ナダマは，ペンシルベニア州ポーターズヴィルのロイ・ユーギン・ケリー医師の外来を受診した．ケリーはタリクの袖をまくり上げ，水銀と結合する化学物質で，水銀を体から排除するのを助けるエチレンジアミン四酢酸 ethylenediaminetetraacetic acid（EDTA）を腕に注射した．EDTA 治療が自閉症の症状を緩和するという証拠は一切なく，FDA もこの目的での使用を認可しておらず，かなり危険な薬剤でもあった．ワクチンから急にチメロサールが除去されたことの影響を強く受けて，毎年 1 万人の子どもが水銀結合療法を受けた．この治療に効果があるという証拠は全くない．注射して 5 分後，タリクは心臓発作を起こして亡くなった．

メディアがつくり出した注目に支持されて，人身傷害の弁護士は，何十億ドルもの補償を求めて連邦裁判所，州裁判所に 350 件の訴訟を起こした〔2007 年 3 月の時点で，製薬会社は弁護に 4 億ドル（当時約 468 億円）を費やした．裁判が始まる前にである〕．モーリス・ヒルマンは，すぐに争いの真っただ中にいることに気がついた．ワシントンを拠点とする人身傷害の弁護士ジェームス・A・ムーディが，ロサンゼルスタイムズ紙の医療記者マイロン・レヴァンにあるメモを漏洩した．1990 年代初めに，ヒルマンがメルク社のワクチン部門責任者ゴードン・ダグラスにあててメモを書いていた．ムーディは，良心の呵責にさいなまれた匿名の内部告発者が，彼にメモを渡したと主張した（実際はメモは原告側の弁護士に，裁判前の手続きで通常の情報開示請求によって渡されただけであった）．メモには“ワクチンの中の水銀量がかなり多い”と書かれていた．人身傷害の弁護士は，FDA 近代化法の以前に，会社がワクチンの中の水銀が許容できない高用量であることを知っていたことの証拠として，ヒルマンのメモを使用した．しかし，ヒルマンはメモの中で，“最も重要なのは，ワクチンで投与される量のチメロサールが安全上の危険要素なのかそうでないのかである．しかし，危険要素の認識は同様に重要である”とも述べていた．アメリカ小児科学会や公衆衛生サービスと同じようにヒルマンは，メディアや活動団体について心配していた．ヒルマンは環境に水銀が存在していることも知っていて，ワクチンに含まれている量の水銀が有害となりうる追加摂取量なのかはわからなかった．彼は書いた．“現在の情報では，ワクチンのチメロサール量が，さまざまなところから毎日摂取する水銀に加えて，重大な意味のある追加摂取量になるのかならないのかを判断することは，根本的に不可能にみえる”

彼がメモを書いたあと，ヒルマンは最近の研究をさらに調査して，ワクチンに含まれている水銀は有害ではないと結論づけた．

その考えはいくつかの事実によって裏づけられた．地球の地殻の一部である水銀は，火山噴火，石炭の燃焼，岩の水による浸食によって無機水銀の形で環境中に放出される．土壌の細菌によって，次に無機水銀から有機水銀，特にメチル水銀に変換される．メチル水銀は，次に水の供給網から最終的に食物連鎖の中に入る．

メチル水銀はそこら中に含まれるので避けることはできない．水銀は水，乳児のミルク，母乳の中にも含まれる．母乳栄養の赤ちゃんは，生まれてから最初の 6 ヵ月で約 360 μg のメチル水銀を摂取する．除去される前のワクチンに含まれていた水銀量の 2 倍である．そして母乳に含まれる水銀はメチル水銀で，ワクチンに含まれるエチル水銀よりも体から排泄されるのがずっと遅く，ずっと体に蓄積されやすい．

赤ちゃんはワクチンに含まれているよりもずっと多い量の水銀を環境から摂取していることから，ヒルマンはワクチンに含まれる水銀は決して有害ではないと信じた．しかし，それが有害と認識されることがあるということは理解した．言うまでもなく，ヒルマンはそのメモを書いたことを後悔した．

「私は，そのメモが全く考えることができない連中の手に渡るとは考えなかったよ．ロサンゼルスタイムズ紙のマイロン・レヴァンなんかは，一度も私と話をしたことがない．メルク社に内部告発者なんていなかった．奴らは私が書いた内容を誤解した．私の心配は，国民はエチル水銀とメチル水銀の違いなんて知らないということだった．国民の認識は，科学によって情報が与えられるわけではない．しかし，そこで人身傷害の弁護士が情報操作を行ったんだ」

のちに三大陸で行われた5つの研究が，チメロサールを含むワクチン，含まないワクチンを受けた子どもで自閉症の罹患率が同じであることをはっきりと示した．国立科学アカデミーの独立した組織である医学研究所がこれらの研究結果を調査して，チメロサールは自閉症を生じなかったと結論づけた．おそらく2006年7月に発表された研究論文が一番よくデザインされていて，1987～1998年に，カナダでワクチンの中のチメロサールの量が変更されたことを利用していた．1987～1991年に，モントリオールでワクチンを受けた赤ちゃんは125 μg，1992～1995年は225 μgのチメロサールを接種され，1996年以降は0 μgだった．もしチメロサールが自閉症を生じるなら，自閉症の罹患率は1992～1995年に生まれた子どもが，1996年以降に生まれた子どもよりもずっと高いはずであるが，事実は逆であった．自閉症の罹患率は，1996年以降に生まれた子どものほうが，1995年以前に生まれた子どもより高かったのである．似たようなことがデンマークの研究でもみられた．1991年にチメロサールの使用をやめたが，その数年後に自閉症の増加がみられた．自閉症率の増加は，自閉スペクトラム症，アスペルガー症候群，広汎性発達障害を含んだ疾患定義に広げたことによると思われる．

ワクチンに含まれる量のチメロサールは自閉症を生じなくても，この論争は，金の成る木として興味をもち，終わらせたくない人がいる限り，すぐに収まることはないであろう．

……

反ワクチン活動家や人身傷害の弁護士，ときどき無責任なメディアに加えて，他の障害もワクチンに立ちはだかった．例えば，ワクチンにお金を払うかの選択である．

1950年代初め，DTP（ジフテリア・破傷風・百日咳），天然痘の4種類の疾患に対するワクチンがあった．これらのワクチンの費用は全部合わせて2ドルもしなかった．当時は自費で払っており，アメリカの40%の子どもが予防接種を受けた．これは，今日の開発途上国と似たような接種率である．

1970年代は，DTP（ジフテリア・破傷風・百日咳），MMR（麻疹・ムンプス・風疹），ポリオの7種類の疾患に対するワクチンがあった．すべてのワクチンを合わせた費用は50ドル以下で，この当時も自費だったが，接種率は70%に上がった．

1990年代半ばには，DTaP（ジフテリア・破傷風は同じだが，百日咳が新しいワクチンに替わった），MMR（麻疹・ムンプス・風疹），ポリオ，Hib（インフルエンザ菌b型），B型肝炎，水痘の10種類の疾患に対するワクチンがあった．これらのワクチンの費用は数百ドルまではね上がって，多くの親は払うことができなかった．ワクチンの数が増えるにつれて費用も高くなったことで巨大化した民間のワクチン市場は，もう一方の購入者である連邦政府によって縮小を余儀なくされた．1990年代初め，ビル・クリントン大統領は，アメリカの保険がないか，保険カバーが狭い子どもが，必要なワクチンを受けることができないことは不当だと考えた．そこで彼は，連邦子どもワクチンプログラムを創設した．連邦政府予算を投入して，予防接種率は70〜90%まで上昇し，いくつかの病気は完全にまたは事実上，排除された．

2006年には，CDCは定期接種スケジュールにロタウイルス，髄膜炎菌，インフルエンザ，HPV，肺炎球菌，A型肝炎を加え，16種類の疾患に対するワクチンを定めた．これらのワクチンの費用は1,000ドル（約10万円）を超えた．連邦政府と保険会社は，ワクチンに毎年30億ドルを支払っている（30億ドルは多くの金額に聞こえるかもしれないが，アメリカの保険医療ケアに使用している毎年3兆ドルのわずか0.1%でしかない）．残念ながらワクチンに最も支援が必要となったとき，連邦政府はあてにならない一貫性のない購入者になってしまい，ワクチンを買うために，州に直接支出するプログラム予算は削られた．ワクチンの資金は危機を迎えている．結果として，以前は子どものためにすべてのワクチンを購入していた多くの州で，その余裕がなくなった．ワクチンを選ばなければいけなくなって，ある州では肺炎球菌ワクチンを提供しなかったり，ある州では髄膜炎菌またはHPVを提供しなかったりする．州はどの感染症を予防して，どの感染症を（苦しんで死ぬことの原因となり続けることを）許容するかを決定しなければならなかった．

病気の人の治療にはお金を支払おうとするが，病気でない人の予防にはお金を支払わないということは，まるで不死身神話を信じているかのようだった．

病気になるとは決して信じなかった．実際に病気になるまでは…….

2002年の映画『ジョンQ 最後の決断』で，デンゼル・ワシントンは，息子が心臓移植を必要とするジョン・クインシー・アーキバルドという父親役を演じた．男の子は心臓移植を受けないと死んでしまう．ジョンは我慢強く，そして死に物狂いで，彼の保険会社に移植の費用を払ってくれと頼んだ．しかし断られてしまった．ジョンには移植の費用を払うだけのお金がなく，病院の外科医は無償では手術をしようとしなかった．彼の息子は死亡宣告をされたようなものだった．どの親でもそうであるように，ジョンは息子が死んでいくのを黙ってみていられなかった．そこで彼は銃を突きつけて病院を占拠した．この映画を観ている人は，彼の深い悲しみをみて取ることができる．しかし，もしこれが心臓の病気を予防するワクチン接種に対するものだったらどうであろうか？ 彼の息子が病気になる何年も前に，利益があるかもわからないワクチンを受けることを拒まれたとして，ジョンは同様に情熱的に，献身的に，そして最後には正気を失うほどのことをするだろうか？

これはワクチンにおける問題である．効果があるときは本当に全く何も起きないのである．全く何も．自分の子どもがHibによる髄膜炎，B型肝炎による肝癌，肺炎球菌による致死性肺炎，ポリオによる麻痺から救うことができたということを一度も考えることなく，親は人生を送ることができる．私たちは，この上なく幸せであることに気づかない状態で生きている．1990年代初めに製薬会社がHibワクチンをつくる前は，毎年1万人の子どもが髄膜炎に襲われ，多くが失明したり，難聴になったり，発達遅滞になったりした．今日，毎年50人未満の子どもしかこの病気にはならない．では今日，Hibにかからなかった何千人の子どもは誰であろうか？ その名前は？それはわからないのである．それがワクチン，または予防が治療よりも全く注目されない理由である．骨髄移植，肺移植，腎臓移植，心臓移植には，何億ドルものお金が必要になる．これらの治療はずば抜けて高価であるが，医療保険システムや社会のためのお金は節約できるものではない．病気になったときは，どうしようもなく手の施しようがなくなった段階まで治療をやめない．残念ながら誰が病気になるかもわからない早い段階で，命を救うワクチンをやめるという判断をひどく当然のようにしている．多くの子どもを失うことは避けられない危険な賭けをしているのである．

宗教と保守派の団体は，ときどきワクチンに反対する．例えば，子宮頸癌の原因になるウイルスを予防できるHPVワクチンは，政治的なワクチンになった．

アメリカでは，子宮頸癌は毎年1万人の女性を襲い，4,000人を死亡させる．2006年にCDCは，HPVワクチンを性交渉をもつ前のすべての思春期の女の子に推奨した．保守団体は，このワクチンがすべての10代に義務化されるのを恐れた．HPVは，性交渉をもつことで伝播する．だから性交渉をしなければ感染しないと考えた．そして女性と夫となるパートナーがどちらも結婚前に性交渉をしなければ，2人の結婚生活においてHPVに感染することはないとした．教訓はワクチンによる性感染症の予防ではなく結婚前の禁欲であるべきで，ワクチンは単に性交渉を奨励することになりかねないと考えた．トニー・パーキンスは，家族研究評議会の代表である．彼は13歳の娘にこのワクチンを接種する意思は全くなかった．「われわれが懸念するのは，このワクチンが禁欲すべきという教訓を得るべき年齢の集団が対象になっていることです」とパーキンスは言った．国立禁欲情報センターの指導者レスリー・ウンラーも同意した．「正しい性的行動で100%予防できる病気に対して，子どもにワクチンを接種することは個人的に反対です」．ペンシルベニア大学の生命倫理センター長アート・カプランは，パーキンスとウンラーの意見に同意しなかった．「子どもに道徳的な行動を教えたいのなら，家，学校，教会，ユダヤ教会堂で教えなさい」彼は言った．「道徳的な行動を奨励するために命を救える可能性があるワクチンを控えるという見解は不当である」

ワクチンに対して，もう一つ影響している力は，資本主義である．ワクチンの収益性は高くない．

毎日使用される薬と違って，ほとんどのワクチンは1人の人生の中で数回しか使用されない．したがって，薬の市場がワクチンの市場よりも圧倒的に大きいことは驚きではない．例えば，子どもの肺炎球菌ワクチンは収益性が高いが，2006年の売り上げは20億ドルであった．しかし高脂血症治療薬，脱毛治療薬，性交能力改善薬，心臓病や肥満，神経疾患の薬は，年間それぞれで70億ドルかそれ以上を稼ぎ出す．高脂血症治療薬の一つであるリピトール®の年間収益は130億ドルで，世界中すべてのワクチン産業の収益の約2倍である．

これらの財務問題に直面して，製薬会社は徐々にワクチンから撤退していった．1957年には26社，1980年には17社がワクチンをつくっていた．今はたった5社であり，グラクソ・スミスクライン社，サノフィパスツール社，メルク社（日本ではMSD社），ワイス社（ファイザー社と合併した），ノバルティス社だけが市場で存在感を示している（他にたくさんの小さな会社もワクチンをつくっているが，それらをすべて合わせても全市場の15%未満しか占めていない）．製薬会社の中でも，ワクチンは社内の財源や資源をめぐって薬と争う．そして負ける．ワクチンをつくる会社が少ないために，生産の問題でしばしば供給不足にもなる．2003～2005年のインフルエンザワクチンの供給不足は一つの例である．1998年から子どもに定期接種が推奨されている16種類のうち10種類のワクチンが供給不足になっている．特に麻疹，ムンプス，風疹，水痘，破傷風，ジフテリア，百日咳，インフルエンザ，髄膜炎菌，肺炎球菌である．2002年，ワイス社は，DTaP（ジフテリア・破傷風・百日咳）とインフルエンザのワクチンの生産から撤退した．生産を中止する決断は，株主に対してほとんど利潤効果が得られないからであったが，子どもへの影響は大きかった．この2つのワクチンは供給不足に陥った．中には接種の時期を逃したことで，供給不足が解消したあともワクチンを受けられなかった子どももいた．

幸いなことに，ワクチン業界のニュースはすべて悪いことばかりではない．ワクチンには，いくつかの薬にない利点もある．例えばアメリカの市場では，どの会社もジェネリック（特許が切れたのち廉価で販売する後発品）のワクチンを生産しない．なのでワクチンは，特許権が切れたあとでも，長い間収益を上げることができる．さらに薬と異なりワクチンは，CDCやアメリカ小児科学会のような機関に定期的な使用が推奨されて，市場が保証されている．ロタウイルスや髄膜炎菌のような新しいワクチンは，年間に5億～10億ドルの売り上げがある．HPVワクチンは，20億ドルを超える収益がある．ワクチンの収益は超大型新薬よりも少ないが，いくつかの製薬会社にとっては，ワクチン生産を継続して，新しいワクチン開発の研究に投資するだけの興味をもたせるには十分なのである．

もし何かの複合的な力が作用して，製薬会社がワクチン生産から撤退したり，アメリカのほとんどの人がワクチン接種をやめたらどんなことが起きるかを想像できるだろうか．最初に流行する病気は，百日咳であろう．毎年，何週間にも及ぶ長引く連続性の咳に苦しむ原因になる．約 100 万人の 10 代と大人が感染する．大人は百日咳で死ぬことはない．しかし赤ちゃんは死ぬ．赤ちゃんは通常，大人から百日咳に感染する．百日咳菌は，赤ちゃんの小さな呼吸の通り道に炎症を起こす．ときどきその炎症は重症化して，赤ちゃんは容易に息を止める．もし百日咳ワクチンがなくなれば，赤ちゃんは，ただちに百日咳で死に始めるだろう．

百日咳ワクチンが最初に導入された 1940 年代以前は，百日咳はアメリカで 8,000 人の赤ちゃんを死に至らしめていた．1940 年代は大昔で，今は捨てるほど潤沢な抗菌薬もあるし，当時はなかった集中治療の施設もあるという人がいるかもしれない．しかし抗菌薬では百日咳を治療できない．抗菌薬は，細菌の伝播を止めて感染しているヒトの感染力を下げるだけで，重症度を低下させない*6．イングランドで 1970 年代末に予防接種率が 80%から 30%に落ちたとき，百日咳で 10 万人以上の子どもが入院して，70 人が死亡した．それはすべて予防接種率が 50%低下して 1〜2 年以内に起きたのである．

そしてアメリカからほぼ排除された麻疹ウイルスは，1〜2 年以内に新たな棲み処を再び見つけるであろう．アメリカでは麻疹感染症はとてもまれになったが，世界では毎年 3,000 万人が感染している．海外渡航が当たり前の時代になって，麻疹の患者がしばしばアメリカにくる．例えば 2006 年 5 月，ワクチンを接種していなかったコンピュータープログラマーがインドから麻疹を持ち込んだ．彼は，ボストンの最も高いビルのジョン・ハンコックタワーで勤務していて，そこには 5,000 人の他の従業員がいた．ボストン

*6　近年の日本の先端医療でも，百日咳は集中治療を含む治療を施しても子どもを救命できないことがまれではない（小児病院での重症の百日咳菌感染症．IASR, Vol.40：5-6, 2019）．

の公衆衛生の長官アニータ・バリーは，会社の従業員にワクチン接種を提供したときのことを思い出した．「最初は30人くらいしかクリニックにこなかったわ」彼女は言った．「もっとたくさんの人が受診してくれればと思ったわ．次に起きたことを考えれば，会社もそう思ったでしょうね」．すぐにウイルスはビル内の他の人にも広がった．そしてビル周辺の1〜2区画先にも飛び火して，予防接種を信じていない集団のクリスチャン・サイエンス（キリスト教系の団体でボストンで創設された）のメンバーにも感染した．「実際には，天然痘よりもずっと感染力が強いのです」マサチューセッツ州の感染症担当官長アルフレッド・デマリアは言った．14人が感染して，メディアがジョン・ハンコックタワーで広がっていくアウトブレイクについてボストン住民に警告した．ようやく何千人もの人がワクチンを受けて，アウトブレイクは終息していった．しかし，もしジョン・ハンコックタワーで誰一人，ワクチンを接種していなかったらどうなっていたであろうか．

もし十分な数の人がワクチンを接種していないと，風疹は再び先天奇形や死産，流産をきたす．ムンプスは，よく難聴をきたす原因になる．2006年，ムンプスの流行がいくつかの中西部の州を襲った．ウイルスは4,000人に感染して（ほとんどが若年成人であった）痙攣や髄膜炎を引き起こし，約30人が難聴になった．アメリカで分離されたムンプスウイルスの株は，最近イングランドで流行し，7万人が感染した株と同じであった．イングランドのアウトブレイクは，MMRワクチン（麻疹・ムンプス・風疹）で自閉症を生じるという誤った心配を恐れて，たくさんの人がワクチンを接種をしなかったのでさらにひどかった．

次にくるのは，Hib（インフルエンザ菌b型）であろう．Hibワクチンが導入される前は，Hibは毎年1万人の子どもに髄膜炎，血流感染を生じさせた．Hibワクチンは1980年代半ばまで導入されなかったが，この頃には病気を治療するいくつかの抗菌薬がすでにあった．これらの抗菌薬があるにもかかわらず，Hibは多くの感染した子どもに精神発達遅滞，発語障害，言語発達遅滞，難聴，麻痺を生じさせた．抗菌薬は命こそ救ったが，感染症が発症してから投与するのでは，一生残る障害を予防するには遅過ぎたのである（進行が早いので早期治療が困難で死亡することも多かった）．

赤ちゃんがワクチンを接種しない状態が10年続くとポリオも戻ってくる．1940〜1950年代に両親，祖父母が経験したことが，若いアメリカ人にも実際に起きるであろう．再び親は，子どもを夏にプールに行かせたり，水飲み場で水を飲ませたり，映画館に集まったり，近所の子どもと遊ばせたりすることが怖くなる．このシナリオは，現実味のない話ではない．1978年，そして1992年にもワクチンを拒絶するオランダ改革派教会の信徒でポリオのアウトブレイクが起きて，何人かの子どもに麻痺が生じた．幸運にも病気は近所には拡散しなかった．なぜなら98%の接触のあった子どもは，ワクチン接種を受けていたからである．しかし，もし予防接種率が50%，または0%であったら，結果は全く違うものになっていたに違いない．

感受性のある子どもがいると，ジフテリアも戻ってくる．1990年代初め，ソビエト連邦の崩壊で，多くの子どもが必要なワクチンを受けることができなかった．ジフテリアが再び流行するまで長くはかからず，5万人が感染した．ジフテリアを起こす細菌は，まだそこら中にいる．防御を下げれば病気は戻ってくる．つまり1920年代に祖先が感じていた（10代を最も死に至らしめていた病気の一つである）ジフテリアへの恐れを，再び経験することができてしまうのである．

他の近代医学の進歩によって，50年前よりも現在のほうが感染症の猛攻撃にうまく対処できるのではないかという人がいるかもしれない．しかしある意味，現在のほうがむしろ状況は悪くなっている．現在，病院の集中治療室は，毎年何百例の重症感染症を治療するが，何万例もは治療できない．予防接種率の劇的な低下によって必然的に起こる感染症の急激な増加に対応できる施設は存在しない．さらに今日の集中治療室は，重症の早産児・低出生体重児，骨髄移植や臓器移植患者のように，はるかに脆弱な集団を治療している．また免疫を抑制するステロイドのような薬剤の使用が広く普及して，アメリカ人の多くは50年前よりも現在のほうが免疫システムが弱くなっている．結果として，伝播力の強い感染症によって害を被る可能性がずっと高いのである．

ワクチンのない時代に戻ると，職場にも影響が出る．50年前は，ほとんどの母親は家にいて子どもの世話をしていた．しかし現在，女性は家の外で仕事をしている．麻疹，ムンプス，Hib，ポリオ，ジフテリアのような感染症が戻ってきたら，親のどちらかは最低でも毎年数週間は家にいて，病気の子どもの世話をしないといけない．これらの感染症の拡散が早い託児所は，真っ先に影響を受ける．商品やサービスを提供するのに必要な労働力が大きく遮断されることになって，何十億ドルの賃金も失われるであろう．

ワクチンがなかった頃の生活がどのようであったかをみるために，その時代に戻る必要はない．もしワクチンがない未来を覗いてみたいなら，サハラ砂漠の南にあるアフリカ諸国，インド，パキスタンを旅行して，ワクチンで予防できるはずの病気で苦しんで死んでいく子どもをみてみるとよい．それでも，まだこれらの子どもの半分はワクチンを受けている．麻疹だけでも，毎年約50万人子どもが死んでいる*7．

「社会の否定的な圧力にもかかわらず，予防接種はコミュニティで感染症を管理する最も合理的な方法であることを，疑いの影を超えて証明してみせた」と感染症で打ちひしがれた国のエジプトで育った寄生虫学者アデル・マーモウドは言った．「成功の物語は否定しようがない．多くのコミュニティで麻疹はなくなり，ムンプスは少しだけ残り，風疹もなくなり，B型肝炎も少しだけになった．そしてその理由はワクチンである．ワクチンは，ヒトの集団における病原微生物の環境を変える信じられないほど賢い方法だ．ヒトと微生物の間の長い闘いの歴史の中で発見したもので，生態学的にも重要だ．しかし排除されたわけではない．必要な代償とともにやってくる．だからワクチンを使い続けなければいけないんだ」

---

*7　2017年，世界の麻疹の死亡者はワクチンにより11万人まで減っているが，依然，多くの死亡をきたす予防可能な疾患である．

Chapter 11　Unrecognized Genius

評価されなかった天才

> “この２人の男のうち片方が守護の精霊なのであろう．そこにいる２人も．どちらが人間で，どちらが精霊なのか？　誰かわかる者はいるか？”
>
> ウィリアム・シェイクスピア，『間違いの喜劇』*1

「あの男は，」メルク社の疫学研究部門の専務理事ウォルター・ストラウスは語った．「モンタナ州の風の吹きつける牧場で生まれ，事実上，生まれてすぐに孤児になって親戚に引き取られ，才能とやる気はあったが，どこかの小さな店の事務で一生を終える可能性もあった．だけどアメリカの科学業績の頂点に昇りつめて，世界の半分の子どもに影響を残した．すべてのホレイショ・アルジャーの話の中でも最もすごい奴だよ*2」

ヒルマンは，彼のキャリアをありえないことが起きたとは考えていなかった．彼の農場での経験は，命を救うワクチンをつくる科学者にとって完璧なトレーニングだった．「あそこには機械工場，電気屋，鍛冶屋もあった」彼は言った．「農業を学んだよ．灌漑ポンプをばらして，また組み直した．1928年の故障したフォードもあった．修理してなんとか動く車にしたよ．農場で育つと，たくさんのいろいろな知識が身についた」．カスター・カントリー高校では，一般農業，機械工学，科学，商業，学術を専門にする選択肢があった．彼は科学を選んだ．彼の兄も全員そうした．ヒルマンと同じよう

---

*1　２組の双子が起こした喜劇．同じ姿の２人の男が２組もいるので，片方が本物の人間，もう片方がその守護霊ではないか，と言っているセリフ．

*2　19世紀のアメリカの小説家で，どんなに貧しい逆境でも，努力すれば成功を手に入れられるという話を多く書いた．のちの20世紀のアメリカン・ドリームの思想に影響を及ぼした．

に，全員が成功した．ハワードはオレゴン大学の解剖学と生理学の教授で，無脊椎動物の解剖学の教科書を執筆した．「彼は，写真を撮ったかのように何でも覚えてしまう記憶力をもっていたよ」ヒルマンは思い返した．ヴィクターは，フランクリン・D・ルーズベルトの資源保存市民部隊（連邦政府の団体で環境保全活動をした）の造園部門を指揮して，のちに造船や飛行機製造をした．ハロルドは，ロッキード社（アメリカの航空機製造会社）でプロペラ機の設計と製造をした．リチャードは，同じくロッキード社で飛行機に搭載する電子機器の管理をした．ノーマンは，連邦政府でレーダーの専門家であった．「彼は，あらゆるレーダーの電気回路を暗記するのが好きだったよ」とヒルマンは笑った．科学や工学を選ばなかった唯一の兄は，ウォルターであった．彼はコンコーディア大学を卒業して，ルター派聖職者の資格を得るところであった．しかし 19 歳の若さで，診断されなかった虫垂炎によって手術台の上で帰らぬ人になった．

モーリスの兄は全員成功したが，彼の粘り強く絶えないやる気は比類なかった．この違いの説明を求められたとき，ヒルマンは必ず父について語った．「親父に私をみてほしかった」．ヒルマンは叔父と叔母に育てられ，父に拒絶された認識があったので父を嫌った．「親父は，視野が狭くて，威張り散らして，何かされることが我慢できなくて不寛容だった」ヒルマンは思い返した．「親父との確執で，ときどき私がキレて体罰をくらったよ．解決の方法なんてなかった」．兄と姉たちは父と一緒に暮らしているのにヒルマンは 1 人であることを，毎朝起きて思い知らされるというつらい記憶は決して消えることはなかった．ヒルマンの父でもあるのに．父に決して認められることがなかったヒルマンの多くの業績の一つひとつは，底のない穴を掘るツルハシについた泥でしかなかった（ヒルマンは掘り続けるしかなかった）．

ヒルマンは子どもの頃，死にかけた．彼の母も，双子の妹も彼の出産で命を落とした．もしヒルマンも助からなかったら，現在あるワクチンは存在したであろうか？　おそらくは彼のつくったワクチンは，最終的にすべて他の誰かによって開発されたであろう．だが 2 つの例外を除いてである．それは血液由来の B 型肝炎ワクチンとムンプスワクチンである．モーリス・ヒルマンだけが，ヒトの血液を化学処理によってあらゆる汚染の可能性がある微生物を不活化して，混合物からオーストラリア抗原を精製するという洞察力をもっていた．誰も成し遂げるだけの資源，知性，度胸を持ち合わせていなかった．血液製剤にHIVが見つかったことで，その任務は危険過ぎるともされた．しかし販売された5年間，ヒルマンの血液由来のB型肝炎ワクチンは，B型肝炎ウイルス感染症を予防する唯一の方法であり，何百万回分もが販売されて，何千人もの命を救った．ヒルマンが娘に感染したウイルスでつくったムンプスワクチンは，他の誰がつくったものよりも優れていた．他の研究者も挑戦した．1960年代，ロシアでつくられたムンプスワクチンはレニングラード株，日本でつくられた別のワクチン占部株は，認可を受けて販売された．これらの両方のワクチンもよく効いて，ムンプス感染症を排除し，市場にも数十年間上場した．しかし，両方とも代償があって，時折髄膜炎を生じた．ムンプスワクチンのジェリル・リン株には，ほとんどこの危険な副反応はなかった．

モーリス・ヒルマンは，2005年4月11日に永眠した．死後，追悼記事がニューヨークタイムズ紙の1面に載った．ローレンス・アルトマンが執筆した．記事を書いているとき，アルトマンは著名な科学者や医師に，なぜヒルマンは国民の間で有名でないのかを聞いた．ラジオでの過激な物言いで知られるハワード・スターンは，アルトマンの記事を読んで，なぜブリトニー・スピアーズ（歌手）の妊娠は知っているのに，ヒルマンのことは知らないのか，と番組でリスナーに問いかけた．その同じ日，公衆衛生担当官，疫学者，臨床医，メディア関係者がジョナス・ソークワクチンの50周年記念を祝うために，ピッツバーグ大学の同窓会ホールに集まっていた．式典のあとの祝宴で，参加者の一人が小児感染症専門家のグループに，モーリス・ヒルマンが亡くなったことを伝えた．他のどのグループよりもヒルマンの業績の凄さがわかっているはずのグループである．しかし，死亡のニュースを聞いても，顔を上げたまま全員が表情も変えずに動くこともなかった．誰も彼の名前を聞いたことがなかったからである．

ヒルマンの名前があまり知られていないのは，いくつかの理由で説明できる．自信過剰で，罰当たりで，周りと衝突を招くやり方をし，横暴で，ときどき人を怖がらせる態度をとるにもかかわらず，モーリス・ヒルマンは，慎み深い男であったのである．

アントン・シュワルツは，1960年代半ばに麻疹ワクチンをつくった．ヒルマンと競争して作成したワクチンをシュワルツ株と名づけた．ジェニファー･アレクサンダーは，肝癌で死にそうな患者から肝臓細胞を採取して，のちにその細胞がオーストラリア抗原を産生することを発見した．彼女は，それをアレクサンダー細胞と名づけた．そしてD.S.デインが電子顕微鏡を覗いて，ヒトの血液の中を循環しているB型肝炎ウイルス粒子を見つけたとき，彼はそれをデイン粒子と名づけた．ヒルマンは違った．彼の発見のどれ一つにも自身の名前を冠さなかった．彼は麻疹ワクチンに，ジョン・エンダース（Enders）の仕事を称賛してモラテン株（Moraten；More Attenuated Enders）と名づけた．彼は風疹ワクチンに，ハリー・メイヤーとポール・パークマンが最初に見つけた高度通過ウイルス（High Passage Virus）の仕事を称賛してHPV77アヒル株と名づけた．彼は2つのB型肝炎ワクチンをつくるのに使用した原材料と科学的プロセスを指して，血漿由来と組換えワクチンと名づけた．A型肝炎ウイルスを初めて同定したときも，彼はCR326株と名づけた．初期ポリオワクチンをひどく汚染していた未発見のサルウイルス株を発見したとき，彼はサルウイルス40と名づけた．ヒルマンは一度だけ自身にうぬぼれを許した．彼はムンプスワクチンをジェリル・リン株と名づけた．でも彼は，ジェリル・リン・ヒルマン株，JLH株（Jeryl Lynn Hillemanの頭文字）とは名づけなかった．そしてワクチンの添付文書を読んでも，ジェリル・リンがモーリス・ヒルマンの娘であることはわからないのである．

「彼は結果や製品に興味を示したが，名声や称賛には無頓着だった」国立衛生研究所National Institutes of Health（NIH）内の国立アレルギー・感染症研究所の所長トニー･ファウチは言った．「彼がワクチンをつくったり，何か発見したりしても，彼の態度は，“私，モーリス・ヒルマンが成し遂げた”というよりは，“この発見は面白くない？”というものだった．いつもそんな感じだった．彼は本当に気にしていなかった．彼はただ仕事をして，業績が勝手に物をいった．だから彼が成し遂げた信じられない数の発見自体は皆知っていても，それを成し遂げたのが彼だというのを知らなかったんだよ．そして追悼記事と弔辞が出たら，みんなが言ったよ，なんて奴だ，これを全部1人でやったのか，ってね」

ウォルター･ストラウスは振り返った．「彼の仰天するような業績にもかかわらず，モーリスは深い謙虚さを持ち合わせていた．たくさんの科学者は，巨大な自負心をほんの些細な業績に向ける．モーリスは違った．大恐慌の不毛な少年時代を過ごして，彼はどれだけ人に感謝しなければいけないかを悟っていたんだ．多くの少年時代の友達は，大人になってもモンタナ州の牧場でダウンを着て，わずかな収入のために働いていたに違いない．モーリスは彼が歩んだ別の道を振り返って，とても楽しいことに没頭できることがとんでもなく幸運だと考えていた」

ほとんどの人が，企業所属の研究者は学術的な研究者と違うと考えていたので，ヒルマンが選んだ製薬会社で働くということも，彼を無名にした．学術界の科学者，教育者，研究者は商業主義に捉われず，より高邁な使命感を追求していると信じている．そして民衆もそれを信じている．民衆は，科学者はとても献身的で，夢に向かって生きる理想主義者であることを望んでいる．1902年，ヴィルヘルム・コンラート・レントゲンがX線を発見して物理学の最初のノーベル賞を受賞した．レントゲンは，科学の知見とは良き人間性のために自由に分かち合って，基本的にお金のようなもので報われるべきではないと信じていた．レントゲンは，ノーベル賞の報奨金7万ゴールドフランを慈善事業に寄付した．20年後，彼が亡くなったときは一文無しだった．

1950年代後半，サム･カッツは，初めての麻疹ワクチン作成を追求するボストン小児病院のジョン・エンダース研究班の一人だった．エンダース研究班は，決してワクチンで特許を取らなかった．2005年，ロバート・ケネディ・ジュニアは，ローリング･ストーン･マガジン誌の記事で，サム･カッツを最初の麻疹ワクチンの特許で金儲けをしたと批判した．カッツは激怒した．「私が個人的に麻疹ワクチンの特許を取ったと書かれた．全くの大嘘だ．私は麻疹のワクチンを開発した3人のグループのうちの1人で，1963年に認可を得た．しかし，私の指導者でメンターのジョン・エンダースは，たくさんの人で問題に取り組めば，より早く，より問題解決につながると，完全に信じている科学者だった．だから7年以上の研究に取り組んだ期間を通して，研究室にきてくれた正規の研究者とは，自由に分け合った．エンダース博士は，ワクチンのような生物学的製品の特許取得には断固として反対していた．だから絶対にしなかった」．カッツは，ボストンの研究者は業績で収益を上げるような品格を落とすことは絶対にしないと，ケネディに知ってほしかった．学者は公共の利益を守る番人であって，利益を求める実業家ではないのである．

ジョナス・ソークもメディアと民衆に対して，彼のポリオワクチンで収益を上げないということを明確にした．1955年4月，『今それを見よう』というテレビ番組で，エドワード・R・ムローはソークに聞いた．「このワクチンの特許は誰がもっているのですか？」ソークはちょっと考えてから言った．「そうですね，あえて言えば皆さんですかね．特許はありません．太陽で特許を取ります？」

この一般的な文化を反映して，現在のメディアや民衆は，経済的収益に興味を示す科学者に対して，レントゲン，カッツ，ソークのように恥という認識をもっている．1996年の映画『ツイスター』は，巧妙にこの社会通念を描き出した．ツイスターは，竜巻の力学を理解しようとする2つのライバル研究チームの物語である．どちらのチームも竜巻の中心に小さな計測ロボットを設置することで，次に竜巻がいつ，どこに出現するかを予測しようとする．一方は学術界から，もう一方は企業からの研究チームであった．ビル・パックストンとヘレン・ハントに率いられる学術チームは男女混合で，ヨーロッパ系，アフリカ系，アジア系が混じっている．全員が明るい色鮮やかな服を着ていて，まるで楽しいパッチワークのキルトのような集まりであった．俳優ケイリー・エルウィスに率いられる企業チームは，黒服に身を包む白人男性で，ダース・ベイダーの母船から出てくる歩兵（映画『スターウォーズ』）のようであった．学術チームは，面白くて，子どもっぽくて，常識に捉われない．一方，企業チームは，生真面目で，堅苦しく，ユーモアがない．暗示していることは明らかであった．学術研究は，楽しくて，無垢で純粋な心をもった子ども的な探求心がある人が追い求め，知識を求めるのは，知識そのものが報酬であるからである．反対に企業研究は，真剣で，険しい個性のない大人が追い求め，知識がもたらすお金を手に入れる手段である．企業の科学者を賞賛するよりも，学術の科学者の業績を賞賛するほうがずっとはるかに心地が良いのである．「モーリスは，業界では非常に高く評価されている」ヒト免疫不全ウイルス human immunodeficiency virus（HIV）の共同発見者ロバート・ガロは言った．「だけど企業側に所属している科学者で有名になった人を知っているか？ いないだろう」

「モーリスがメルク社で働くようになったときは，それは素晴らしかったわ」モーリスの妻ロレインは言った．「ピペットやガラス器具を洗浄してくれる人がいたわ．どれも自分でやる必要がないの．彼は信じられなかったわ．必要なことをするために費やすお金もあった．お金が問題にならなかったわ．自分の研究ができたの」．ヒルマンは，ほとんどの人から，製薬会社の研究者は学術界で働く研究者よりも見下されることを理解していた．彼は自身の仕事を皮肉を込めて“汚い産業”と呼んでいた．しかし彼はまた，産業界のもつ資源は，人間の健康に対して，どんなに素晴らしい学術センターでも達成できない多大な貢献ができることも知っていた．それならば，交換条件としては悪くなかったのである．

ヒルマンの，医学でなく微生物学の博士号を取った選択肢も彼が認識されなかった理由になった．ヒルマンが研究室で娘のムンプスウイルスの弱毒化に成功したとき，ロバート・ウィーベルとジョセフ・ストークス・ジュニアに試験を頼んでいる．ウィーベルとストークスが結果を論文発表した頃，アメリカの子どもはワクチンを受け始めた．メルク社は，医師にワクチンの出所を理解してもらうために心温まる写真を配布した．写真の中心には，2歳のカーステン・ヒルマンが新しいワクチンを受けていた．涙が顔をつたって，口を丸く大きく開けて叫んでいた．姉のジェリル・リン（ワクチンの元になったウイルスを採取された）が側に立って，「私は妹にすべては大丈夫だからと言っていたわ」とジェリルは言った．カーステンの左でワクチンを接種していたのは，ロバート・ウィーベルであった．メルク社は，この写真を何千枚もコピーして，アメリカや世界中のメディアの放送局に配布した．2人の娘が写真に映っていても，ヒルマンはどこにもいなかった．多くの人はロバート・ウィーベルがムンプスワクチンを開発したと，この写真を見て解釈した．ヒルマンは，ワクチンを投与してメディアや民衆に説明する前線の医師ではなく裏方で働く博士であったため，ほとんどの人が彼の名前や貢献を知らなかったのである．

ヒルマンが認識されなかったのは，ムンプスワクチンにおいてだけではなかった．ウルフ・シュムネスがヒルマンの血液由来のB型肝炎ワクチンの試験を終了したあと，彼は最も権威のある医学雑誌の一つのニューイングランド医学雑誌に結果を発表した．新聞紙や雑誌は，シュムネスの仕事の重要性を報じた．ラジオ局は，研究結果についてインタビューした．テレビ局は，メルク社によって提供された，シュムネスが試験でボランティアにワクチンを投与している映像を流した．専門学会がB型肝炎ウイルスを議論する会議を開いたとき，ウルフ・シュムネスを呼んだ．諮問委員会がB型肝炎ワクチンをアメリカでまさにどのように使用すべきか決めるとき，ウルフ・シュムネスを呼んで質問した．メディア，国民，公衆衛生当局の理解では，ウルフ・シュムネスがB型肝炎ワクチンを開発したのである．

しかし，シュムネスはB型肝炎ワクチンを開発していない．モーリス・ヒルマンが開発したのである．シュムネスの先駆的な発表をしたニューイングランド医学雑誌の論文には9人の著者がいたが，ヒルマンは含まれていなかった．結果として，メディアはヒルマンを見つけられなかった．医師，看護師，公衆衛生担当官も，彼が発明者だとはわからなかったのである．「私は後ろに下がって，ウルフにワクチンが有効かどうかを決めてもらいたかった」ヒルマンは回想した．「もし私の名前が論文にあったり，私がテレビカメラやラジオのマイクの前に立ったりしたら，人は私が何かを売ろうとしていると考えただろう．なぜなら私は企業に所属していたから．それは私の仕事を評価することだから，倫理的にも私はそこにいるべきではないと感じたんだ」．モーリス・ヒルマン自身が無口で，会社も彼を前面に立たすことを戦略上，よく思わなかった．彼自身も最も素晴らしい業績と考えたB型肝炎ワクチンでも，ほとんどの人が彼を認識しなかったのである．

麻疹ワクチンのヒルマンの仕事もまた，ほとんど無視された．1989～1991年，麻疹ウイルスがアメリカで再燃し，約1万人が入院して100人以上が死亡した．流行対策として，疾病管理予防センター Centers for Disease Control and Prevention（CDC）は，すべての子どもが2回めの麻疹ワクチンを小児期に受けることを推奨した．その推奨は効果があり，2005年，連邦政府のコンサルタント，ワクチン企業，メディア，民衆が新しい推奨の結果を聴くためにアトランタに集まった．CDCは，前年にはたった37人しか麻疹の症例がなく，誰も入院せず，誰もウイルスによって死亡しなかったと報告した．公衆衛生当局は，アメリカから麻疹を排除できる可能性に興奮していた．会合で，連邦の諮問委員会の委員長がサム・カッツを麻疹ワクチン開発者として称賛した．カッツは，諮問委員会の渉外委員だった．「サム・カッツの貢献を讃えるためのお時間を拝借したい」委員長が言った．「彼が麻疹ワクチンをつくった男です」．カッツは大喝采を浴びた．慎み深く，正直な男のカッツは両手を挙げて，喝采を落ち着かせようとした．「拍手はもう十分ですよ」と彼は言った．

サム・カッツとボストンの研究班は，研究室でウイルスを分離して弱毒化するという重要な貢献をした．それは喝采に値した．しかし，そのワクチンの弱毒化は十分ではなかった．ワクチンを受けた 10 人中 4 人で発熱や皮疹がみられた．より良いワクチンは，モーリス・ヒルマンによって作成された．残念ながら，ヒルマンの業績は総立ちの大喝采を受けることはなかった．

これらのすべての業績にもかかわらず，モーリス・ヒルマンはノーベル賞を受賞することはなかった．賞は死亡した人には与えられないため，もう彼が受賞することはないであろう．

アルフレッド・ノーベルは，自身の死亡記事を読んだのちに，ノーベル賞を創設することを決めた．1833 年 10 月 21 日にスウェーデンのストックホルムで生まれたノーベルは，特に炭鉱で使用する爆発物に興味があった．当時，炭鉱夫は火薬の一種の黒い粉を使用した．しかしノーベルは，もっと強力な揮発性爆発物のニトログリセリンに興味があった．1862 年に小さな工場をつくって，そこで生産した．1 年後，ノーベルは金属の筒に挿入された木のプラグで構成される実用的な起爆装置を発明した．プラグは黒い粉，金属の筒はニトログリセリンを含んだ．2 年後，ノーベルは，木のプラグを小さな金属の蓋に，黒い粉を雷酸水銀に取り替えることで起爆装置を改良した．この二つめの発明は雷信管と呼ばれ，近代の爆発物の元になった．

しかし，ニトログリセリンは扱いが非常に難しかった．1864 年，ノーベルのニトログリセリン工場が爆発して，ノーベルの弟エミルを含む何人かが死亡した．ひるまなかったノーベルは，この揮発性化学物質で開発を続けた．1867 年までに，彼は大量のシリカを含む土をニトログリセリンに加えることで安定化できることを発見した．彼はこの三つめの発明をギリシャ語 dynamis の力という意味でダイナマイトと呼んだ．ダイナマイトは軍に新しい殺傷兵器を提供して，アルフレッド・ノーベルは大金持ちになった．

1888 年，アルフレッドの兄のルドヴィッヒがカンヌで亡くなった．フランスの新聞は，アルフレッドとルドヴィッヒを勘違いして，アルフレッドの死亡記事の見出しを“死の商人が死んだ“と載せた．ノーベルは，彼の爆発物は実際の価値と異なって，戦争にではなく平和の手段として使われると常に信じていた．彼は言った．「私のダイナマイトは，1,000 回の国際会議を開くよりも，早く平和を導くでしょう．一瞬で軍全体が完全に破壊されることがわかれば，きっとただちに素晴らしい平和に従うはずです」（どこかで聞いたような話だ）．自身の死亡記事を読んだあと，ノーベルは考えが間違っていたことを悟った．彼は平和の使者ではなく，戦争の商人として歴史に名前を残したことを知った．そこで 1895 年 11 月 27 日，彼は遺書を書き直した．“残された私のすべての不動産は，次に示す方法で分配すること．資産は賞という形で，毎年その前の年に 5 つの分野で人類に最も貢献した者に授与すること．物理学，化学の発見や改善，生理学または医学，文学，国家間での友愛と平和の推進における最も優れた仕事”．遺書を書き換えてから 1 年後，1896 年 12 月 10 日，アルフレッド・ノーベルは，イタリアのサンレモで発作で亡くなった．今日，ノーベル賞は誰もが憧れる賞となっている．

ノーベルの遺志に従って，ストックホルムのカロリンスカ研究所で働く科学者が，ノーベル生理学賞または医学賞の受賞者を決定する．しかし，科学者は，しばしば公衆衛生的な業績よりも技術的な革新に魅了される．結果として，医学の分野で最も重要な発見で，最も多くの命を救った人には，授与されていないのである．

ワクチン分野でのヒルマンの業績だけが，ノーベル賞委員会に冷遇されていたわけではない．ジョナス・ソークのポリオワクチンは，アメリカで劇的にポリオの罹患を減少させ，いくつかの他の国では排除すらした．彼のワクチンが効果があると発表されて数日で，ソークは，ホワイトハウスで敬意を表された．ローズガーデンでの式典で，感情で震える声でドワイト・アイゼンハワー大統領が言った．「私は感謝の言葉もない．本当に，とても，とても嬉しい」．しかしジョナス･ソークもノーベル賞は受賞しなかった．ソークの死から数ヵ月後，癌を生じるウイルスを発見した業績で 1975 年にノーベル医学賞を受賞したレナト・ドゥルベッコは，科学雑誌のネイチャー誌にソークの追悼記事を書いた．“ポリオワクチンの業績で，ソークは民間や政府の主要なすべての賞を受賞した．しかし，科学界からは賞を受けなかった．ノーベル賞も受賞しなかったし，アメリカの国立科学アカデミーのメンバーにも選ばれなかった．理由は，彼は科学で革新的な発見をしなかったからだ”．ソークのワクチンは，最も優れた 20 世紀に待ち望まれた公衆衛生の業績の一つであったが，ノーベル賞は彼のものにならなかった．

1〜2 年後，アルバート・セービンが彼のポリオワクチンを開発した．

1991年までにセービンのワクチンは西半球地域と世界のほとんどの地域からポリオを排除した．2015年までに，セービンのワクチンがインド，アフリカ，インドネシア，アジアで使用され続ければ，地球上からポリオが根絶されるであろう（残念ながら2020年現在でまだ根絶されていない）．セービンは天才であった．同僚から評価され，たくさんの賞や栄誉を獲得して，国立科学アカデミーにも加わった．ワシントンDCにあるセービンワクチン研究所は，永久に彼を称える聖地として建っている．しかし，ジョナス・ソークと同様にアルバート・セービンもノーベル賞は受賞しなかった．ポリオワクチンの開発でノーベル賞を受賞したのは，ジョン・エンダース，フレードリック・ロビンス，トーマス・ウェラーのボストンの研究班だけであった．それは，エンダースのチームは，細胞培養でどうやってポリオウイルスを培養するかを発見して，ソークとセービンがワクチンをつくれるようにしたからであった．

モーリス・ヒルマンは，麻疹，ムンプス，風疹ワクチンを研究室で弱毒化することでつくった．彼の努力は，アメリカでのこれらの病気を事実上，排除した．しかし，ヒルマンは，細胞培養でウイルスを分離する方法を最初に発見したわけではなく，ヒトのウイルスが動物細胞で弱毒化できることを最初に発見したわけでもなかった．発見したのはマックス・タイラーであった．だから1951年にノーベル賞を受賞したのはタイラーだったのである．

ヒルマン自身は，B型肝炎ワクチンを最も優れた業績だったと考えた．1970年代後半に，男性同性愛者の血液からオーストラリア抗原を精製して作成した血液由来のワクチンは，技術的なツール・ド・フランス（フランスの長い過酷な自転車レース）であった．しかし，ヒルマンがオーストラリア抗原を発見したわけではない．オーストラリア抗原を発見したのはバルーク・ブランバーグであり，ノーベル賞を受賞したのは彼であった（多くの科学者は，この賞はオーストラリア抗原がB型肝炎ウイルスの一部だと最初に気づいたアルフレッド・プリンスに授与されるべきだったと信じている）．

しかしヒルマンは，賞に値する一連の研究を行っていた．インターフェロンの研究である．ヒルマンは，インターフェロンを最初に精製して，生物学的構造を決定して，その活性の機序を提案した．彼の死の数ヵ月前，何人かの科学者がノーベル賞委員会の委員に，ヒルマンのインターフェロンの業績は賞にふさわしいと働きかけた．しかしある主要な委員が，ノーベル医学賞

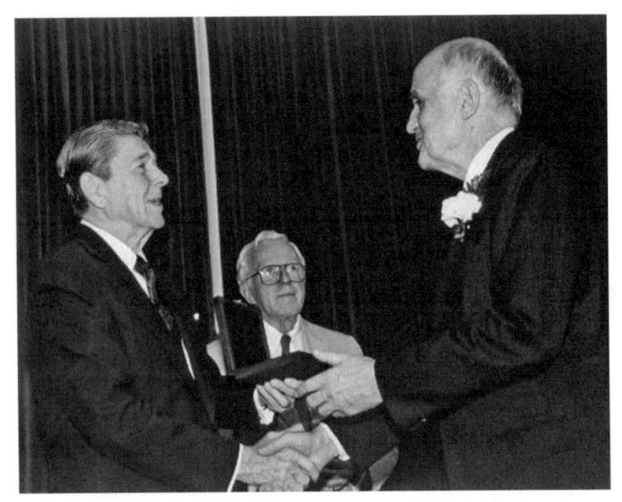

モーリス・ヒルマンがロナルド・レーガン大統領から
科学栄誉賞を受けている（1988 年）

は企業で働いていた人には授与されないことを指摘した．

ヒルマンが受けるべき称賛を受けられなかった不満に加えて，ノーベル賞委員会は，ときどき全く受賞に値しない研究にも賞を与えている．1926 年，委員会はネズミに胃癌を生じる寄生虫を発見したヨハネス・フィビゲルにノーベル医学賞を授与している．ヒトの癌を生じる原因として重要で，革命的な発見だとされた．しかし，寄生虫はヒトに癌を生じさせなかった．ユリウス・ワーグナー・ヤウレックは，マラリア原虫が梅毒の治療に使用できることを発見して，1927 年にノーベル賞を受賞した．治療効果がないこともさることながら，危険ですらあった．最後に 1949 年に委員会は，ポルトガルのエガス・モニスの，ある種の精神疾患を治療するために脳の前頭葉を切除する前頭葉切除術の意義の発見に対してノーベル賞を授与した．20 世紀中頃，前頭葉切除術はよく施行された．外科医は前頭葉切除術をジョン・F・ケネディの妹のローズマリーにも施行した．作家ケン・キージーは，小説『カッコーの巣の上で』の登場人物ランドル・P・マックマーフィーにも前頭葉切除術を施行している（1975 年にジャック・ニコルソンが映画でマックマーフィー役を演じている）．ニューイングランド医学雑誌も新しい精神治療の誕生として，この治療を賞賛していた．しかし，のちにこの術式は意味がなく，人間性を否定するものとされた*3.

民衆，メディア，ノーベル賞委員会には評価されなかったが，ヒルマンは同僚から高く評価された．1983年にアルバート・ラスカー医学研究賞を受賞，1985年に国立科学アカデミーに選ばれ，1988年にロナルド・レーガン大統領から科学栄誉賞，1989年にロベルト・コッホ金賞，1996年に世界保健機関 World Health Organization（WHO）から特別功労賞，1997年にアルバート・B・セービン功労賞を受けている．「たまに業績のリストが光り輝き過ぎて，目が眩むような科学者に出会うことがある」NIHのトニー・ファウチは言った．「ほとんどの科学者は，モーリス・ヒルマンの業績の一つくらいの点数をとれたら，興奮するものさ」．モーリス・ヒルマンはノーベル賞をとれなかったが，彼のおかげで何億人もの子どもが，過去には障がいを残したり，命を奪ったりした感染症から解放され，人生を生きることができるようになった．最終的な結果として，どんな賞もそれには匹敵しないであろう．

＊3　手術を受けると無気力，人格を失うなどの合併症があった．薬剤療法の発達もあって，現在は精神疾患の治療としては行われない．ケネディ家はローズマリーに同意もなくこの手術を施行して，重度の知的障害を抱えたことを隠していた．メディアに暴かれたことで，ジョン・F・ケネディ大統領は精神疾患患者の待遇改善政策を推し進め，妹のユーニス・ケネディが知的障がい者のスペシャル・オリンピックスを創設した．映画の『カッコーの巣の上で』は，アメリカ・アカデミー賞を総なめにした名作で，日本でも劇団四季などで舞台化もされた．

エピローグ

“素晴らしい1頭馬車の話を覚えているかい.
そいつはとても驚くべき方法でつくられた.
今日まで100年間，壊れなかった.
だけど突然，壊れた．完全に老朽化して一気にね”

オリヴァー・ウェンデル・ホルムズ（アメリカの詩人，医師）*1
〔モーリス・ヒルマンは，亡くなったときの40ページの自伝の最初にこの詩を載せた〕

1984年，モーリス・ヒルマンが65歳になったとき，メルク社は会社の方針に従って，定年で退くように依頼した．彼は断った．数ヵ月の交渉の結果メルク社は折れて，会社の歴史上初めて定年後もヒルマンに新しいメルク社のワクチン研究施設の所長を任せた．それから20年間，ヒルマンは毎日出社して，しばしば遅くまで残った．そこで彼は，最新の科学論文をじっくり読み込んで，先駆的な総説やバイオテロリズム，生物兵器の歴史，パンデミックインフルエンザ，ワクチン企業，ワクチンの歴史，人間と微生物の果てしない闘いの持論を執筆した．ほとんどの科学者は80代半ばまで執筆することはない．定年後のヒルマンの著作は，科学者のワクチンと予防できる疾患の考え方を形成し続けた．最後の20年間，モーリスは社内だけでなく世界中から，彼の経験と知恵を授かろうとする科学者を歓迎した．

2005年1月26日，亡くなる3ヵ月前，科学と医学業界の仲間がモーリス・ヒルマンの人生と業績と栄誉を称えるためにフィラデルフィアのアメリ

*1 最初は永遠に続くと思われた物や既成概念でも，時がたてば，突然崩壊することを喩えている．

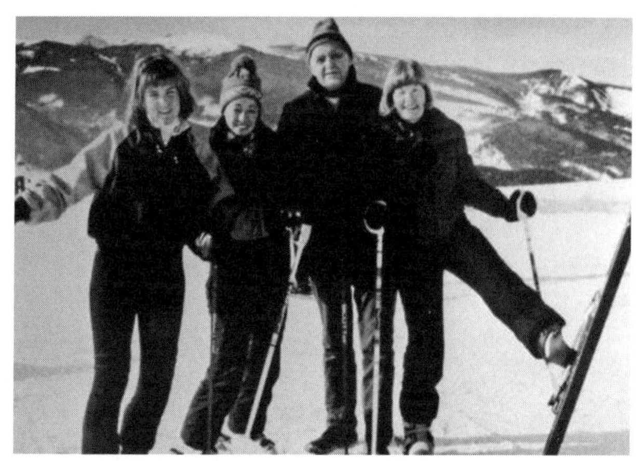

コロラド州のヴァイルでモーリス・ヒルマンと娘のカーステン（一番左）とジェリルと妻ロレイン．モーリスだけがスキーを履いていない（1982年12月）

カ哲学学会で集まった．

1743年にベンジャミン・フランクリンによって創設され，建物は農業工業銀行の白い大理石の正面の裏にあった．アメリカ哲学学会は，アメリカで生き残っている最も古い学術学会である（18世紀，自然哲学は自然科学の研究を意味した．もし今日創設されたら，アメリカ科学学会と命名されていたであろう）．学会員には，ジョージ・ワシントン（初代アメリカ大統領），アレクサンダー・ハミルトン（アメリカ憲法の起草者），ジョン・アダムス（第2代アメリカ大統領），トーマス・ジェファーソン（第3代アメリカ大統領），トーマス・ペイン（哲学者），ベンジャミン・ラッシュ（医師），ジェームズ・マディソン（第4代アメリカ大統領），ジョン・マーシャル（裁判所長官）がいて，科学者では，ジョン・オーデュボン（鳥類研究者），ロバート・フルトン（工学技術者），トーマス・エジソン（発明家），ルイ・パスツール（細菌学者），アルベルト・アインシュタイン（物理学者），ライナス・ポーリング（化学者），マーガレット・ミード（文化人類学者），マリ・キュリー（化学者，物理学者），チャールズ・ダーウィン（生物学者）がいた．学会の図書館には，ヒルマンが愛した『種の起源』の初版が所蔵されている．

20世紀の最高峰の科学者たちがヒルマンを称えるために集まった．ロバート・ガロ（HIVの共同発見者），アンソニー・ファウチ（国立アレルギー感染症研究所の所長），アーリング・ノルビー（ノーベル賞委員会の委員），ヒラリー・コプロウスキー（近代の狂犬病ワクチンの共同開発者），トーマス・スターズル（肝臓移植の先駆者），ロイ・ヴァジェロス（高脂血症治療薬の開発者），マーガレット・リウ（初期DNAワクチンの先駆者）の全員が，ヒルマンの業績がどのように導いてくれて，自身が小さく感じることを語り合った．その夜の最後に，ヒルマンは参加者に礼を述べた．静かな少し疲れた声で，友人，家族，巡り合えた幸運について語った．冬のようなフィラデルフィアの街で，ヒルマンは自分がどこからきたかを忘れていなかった．シンポジウムの最後で「モンタナ州は4℃を下回ったよ」と，彼は回想した．何人かの参加者は，並外れた天才の近づく最期を惜しんで涙をこぼした．

シンポジウムの間，ヒルマンは自分を簡単には妥協しない頑固者だと考えていた．「私のことを適切に言い表したのはロイ・ヴァジェロス（ヒルマンの上司）で，外側だけをみたら嫌な奴だけど，じっくりと深く内面をみても，やっぱり嫌な奴だと言ったよ」とヒルマンは言った．しかし，ヒルマンの荒っぽい外面は，内面にある寛大で優しい一面を隠していた．彼は人が大好きだから，人のためになるような仕事を選んだ．CDC財団の友人が乳癌と診断されたときも，彼女が必要な治療が受けられるようにヒルマンは手を尽くした．近所の子どもが理科の課題で彼にインタビューしたときも快く引き受けて，彼の仕事を丁寧に説明して何時間も割いていた．「彼ほど家族想いの心の温かい奴はいないよ」とヴァジェロスは言った．「彼は人に対して手厳しかった．だけどしっかりと意図を伝えて，誰かをこきおろすようなことはしなかった．彼は率直な物言いをするんだよ．誰かが率直でない意見をすると，彼は立ち上がるのをためらわずに，クソみたいなことを言うな，と言ったよ．彼は，愛すべき気難しがり屋なんだよ」とファウチは言った．彼の娘のカーステンも同意した．「よく父親としては，どんな感じだったかと聞かれるわ」彼女は言った．「父は素晴らしかった．小さかった頃，父は仕事中毒で，出張で何週間もいなかったのに，不思議だけど，長い間父がいなかったという記憶がないの．よく思い出すのは，モンタナ州で育った頃の面白い話をしてくれたことや，毎晩サウンド・オブ・ミュージックの『エーデルワイス』を歌って寝かしつけてくれたことね．長い時間，地下で科学実験

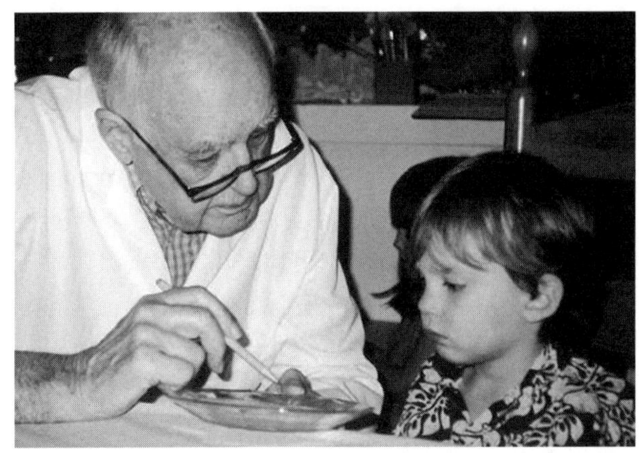

モーリス・ヒルマンは，孫のダッシイールのおむつから生えた細菌を本人に見せている（2004 年）

をしたり，模型をつくったりして一緒に過ごしたこともあるわ．心臓，足，手，眼球，骨格，トランジスタラジオ，T 型フォード（フォード社の世界的にヒットした乗用車）の模型まで組み立てたわ．父は，皮肉屋であることと，人生で多くを成し遂げたことに誇りをもっていた．父のワクチンは多くの人の命を救って，その気難しい性格の下深くには，常に変わらず何事にも楽観的な顔をもっていたんだわ」．「父は事実上，私の知っていることすべてを教えてくれたわ」と娘のジェリルが言った．「理解できないことが残されていても，論理と科学を信じることを学んだわ．父は人に与えることができるもので最高のものを私に残してくれた．私に対する信頼ね」

シンポジウムでは夫を称えるため，ロレインが 42 年の結婚生活を振り返った．「多くの方は私たちがどのように出会ったかご存じだと思います」彼女は言った．「麻疹とムンプスワクチンの臨床試験をフィラデルフィア小児病院でやるときに，研究を調整する人を採用するため，彼は私を面談しました．面談はとても上手くいって，彼も満足そうでした．そしたら突然，君，年いくつ？ と聞いてきたのです．私は 29 歳です，と答えました．なんだ，35 歳くらいかと思ったよ，と彼は言ってのけたのです．そんなことがあったにもかかわらず，私たちはほどなくして結婚しました．そしてあれからもう42年，夫は本当に素晴らしい人です．彼の妻であることを誇りに思います」

亡くなる1〜2ヵ月前，ヒルマンは，彼の選択に影響を与えた2人の男についてよく語った．彼の父であるグスターブと，叔父で育ての親であるロバートである．「父は悪い男ではなかった」ヒルマンは振り返った．「父は，母の死にショックを受けて，さらにそれによって生じた新しい責任感で変わってしまった．父は，新たに宗教に対する熱意が芽生え，家族が天国に行けるようにしなければいけない思いに駆られた．そのためには息子を全員司祭にして，娘を司祭に嫁がせることが最善であった．父は讃美歌を大きな声で歌い，教会の前列から8番めの座席で祈りを捧げて，どんなに逆境が訪れようとも主が助けてくださると，常に宣言していた．家族が医療ケアを受けられるように，カイロプラクティック療法士になるために学校に入ることを決めた．当時のカイロプラクティックの考えでは，すべての病気は脊柱を侵害することで生じると主張していた．それによって，感染症の細菌説とかその他のすべてを否定して，父にワクチンで予防することを禁じられたよ」(たぶんこれは，医学界で最も大きい皮肉な巡り合わせかもしれない)

ヒルマンの養父ロバートは違った．「彼はグスターブを毛嫌いする正反対の人だった．自由な考えをもち，進歩的で思いやり深く，それらに加えて高い知性を持ち合わせていた．彼の信仰は，良い行いをすることだった．彼は酪農団体の許可がなくても，州の外からマーガリンやその他の製品の注文を受けて，人々のために届けていた．必要経費だけで，利益はなかった．彼は家族に最低限必要なルター派の生命保険を販売した．また弁護士費用が払えない人のために，法的な補助や遺書の作成をしてあげていた」

迫りくる死に直面して，ヒルマンはこの2人についてよく考えを巡らせた．最終的には，父の望んだ宗教には向き合わなかった．むしろ人生を通して，叔父の自由な考えを拠り所にすることに安堵を覚えた．

最後に究極の実験として，ヒルマンは癌ワクチンのある特定の理論に効果があるかをみてみたかった．そこで自分に試してみた．

1940年代，研究者は，悪性腫瘍細胞をマウスから採取して別のマウスに注射すると，そのマウスにも癌が生じることを発見した．しかし，悪性腫瘍細胞を弱らせてからマウスに注射して，同じマウスに病原性のある悪性腫瘍細胞を注射しても癌にはならなかった．マウスは癌に対してワクチンを接種されたかのようだった．長い間，それがなぜ起きるのかがわからなかった．プラモド・スリヴァスタヴァという名前の大学院生で，のちのコネチカット大学の免疫学教授がこれを解明した．腫瘍細胞を取り出しバラバラに破砕して，細胞を異なる種類別に分けた．その中で熱ショックタンパク質と呼ばれるタンパク質のグループがマウスを癌から守ることを突き止めた．熱ショックタンパク質は，通常，熱や低温，酸素不足または癌によって生じるストレス下にある細胞で見つかった．スリヴァスタヴァは，癌タンパク質の小さな一部分から引き出される熱ショックタンパク質は，癌が大きくなることを免疫システムに警告しようとしていることを発見した．スリヴァスタヴァは，癌から取り出した癌タンパク質を含む熱ショックタンパク質を精製して，マウスに大量にこの混合物を注射すれば，癌を排除できるのではないかと考えた．たくさんの異なる種類の癌に取り組んでいる研究者は，これがマウスやネズミでは効果があることを発見した．しかしそれが人間で効果があるかはわからなかった．ヒルマンは，熱ショックタンパク質が自身の癌を排除できるかを試したいと考えていたとき，ヒトにおける試験が進行中であったが，どの試験も最後まで完遂しなかった．

ヒルマンは，肺と胸壁の間の胸腔から採取した自身の癌細胞を，熱ショックタンパク質の精製専門の会社に送った．彼は，4 週間，毎週 25 μg のこのタンパク質を注射する間だけでも命がもってくれればと願った．しかし，ヒルマンが最後の実験を終えることはなく，彼の癌は命を奪っていった．

……

2005 年 4 月 14 日，モーリス・ヒルマンは，ようやくペンシルベニア州のチェストナットヒルの自宅近くで，安らかな永遠の眠りについた．「モンタナ州では，何か祝福ごとがあると皆集まってきて，丸太の上に腰かけて，新鮮な水が入ったバケツをもってきて，コップをみんなに回したものだよ」ヒルマンは思い返した．ヒルマンは，この光景を何回も見ていた．しかしモーリス・ヒルマンは，休むことなく，祝福されることもなく，成し遂げたことを振り返って楽しむこともなかった．彼は常に次の発見に駆られていた．「もう一つのワクチンの認可が取れた」ヒルマンは振り返った．「だから何だ．立ち止まってお祝いでもするつもりか．次の新しいワクチンをつくらなければいけない．たくさんの登るべき山がある．一つ登ったら，次の山，さらにその次の山がある．一つの山の頂上にきたら，もうその山への興味はない．たくさんのやるべきことがあるからだ」

今から 100 年後，ビル・クリントンとヒラリー・クリントンが依頼した国立ミレニアムタイムカプセルが開けられる．モーリス・ヒルマンのワクチンが入った透明なプラスチックの箱が見つかるだろう．国の慈善メダルを受賞したペギー・プレンショーの遺物も見つけることになるであろう．プレンショーは，1950 年にノーベル文学賞を受賞した作家ウィリアム･ファウルクナーの言葉をカプセルの中に提出した．“人間は単に苦痛に耐えるだけでなく，打ち勝っていくと信じている．人間は不滅である．それは疲れることのない声をもつ生物だからではない．人間は，思いやりと犠牲と忍耐をもつことができる心と精神があるからだ”．モーリス･ヒルマンはこの精神を体現した．その男の業績は前例がなく，彼からの贈り物は永遠に，比類がないであろう．

注 釈

この本は，モーリス・R・ヒルマン博士に2004年11月12日，19日，30日，12月3日，10日，15日，17日，2005年1月6日，7日，2月17日，3月11日に行ったインタビューをもとにしている．

プロローグ　Prologue

The history of vaccine development is contained in Plotkin and Orenstein, *Vaccines*, and Plotkin and Fantini, *Vaccinia.*

タイムカプセル　The Time Capsule

xiii National Millennium Time Capsule: T. Stephens, "UCSC Researchers Produce Human Genome CD for the National Millennium Time Capsule," *UC Santa Cruz Currents Online*, January 22, 2001, www.ucsc.edu/currents; Press Release, National Archives and Records Administration, "National Millennium Time Capsule Exhibition to Open at the National Archives," Press release, December 4, 2000, www.archives.gov/mediadesk/pressreleases/nr01–20.html; CNN.com: "Nation's Time Capsule: Dog Tags, a Cell Phone and Dreams," December 6, 2000, http://archives.cnn.com/2000/US/12/06/timecapsule.ap; and "Clintons Busy with Duties before Dawn of 2000," December 31, 1999, http://archives.cnn.com/1999/ALLPOLITICS/stories.12/31.kickoff; White House Millennium Council: "National Millennium Time Capsule," http://clinton3.nara.gov/Initiatives/Millennium/capsule.html, and http://clinton4.nara.gov/Initiatives/Millennium/capsule/theme_medalist.html; "Take This Capsule, Call in 100 Years," *New York Times*, January 2, 2000.

xv Vaccine impact: J. P. Bunker, H. S. Frazier, and F. Mosteller, "Improving Health: Measuring Effects of Medical Care," *Milbank Quarterly* 72 (1994) : 225–58.

Chapter 1 "なんてことだ．これはパンデミックだ．ここまできた"　"My God: This Is the Pandemic. It's Here!"

The best single description of the origin of bird flu in Southeast Asia is contained in Kolata, *Flu.*

1 Bird flu: E. Check, "WHO Calls for Vaccine Boost to Prepare for Flu Pandemic," *Nature* 432 (2004) : 261; T. T. Hien, M. de Jong, and J. Farrar, "Avian Influenza: A Challenge to Global Health Care Structures," *New England Journal of Medicine* 351 (2004) : 2363–65; K. Stöhr, and M. Esveld, "Will Vaccines Be Available for the Next Influenza Pandemic?" *Science* 306 (2004) : 2195–96; R. S. Nolan, "Future Pandemic Most Likely Will Be Caused by Bird Flu," *AAP News*, January 2005; M. T. Osterholm, "Preparing for the Next Pandemic," *New England Journal of Medicine* 352 (2005) :

1839–42; K. Ungchusak, P. Auewarakul, S. Dowell, et al., "Probable Person-to-PersonTransmission of Avian Influenza A (H5N1)," *New England Journal of Medicine* 352 (2005) : 333–40; A. S. Monto, "The Threat of Avian Influenza Pandemic," *New England Journal of Medicine* 352 (2005) : 323–25; H. Chen, G. J. D. Smith, and S. Y. Zhang, "H5N1 Virus Outbreak in Migratory Waterfowl," *Nature* 436 (2005) : 191; J. Liu, H. Xiao, F. Lei, et al., "Highly Pathogenic H5N1 Influenza Virus Infection in Migratory Birds," *Science* 309 (2005) : 1206; T. R. Maines, X. H. Lu, S. M. Erb, et al., "Avian Influenza (H5N1) Viruses Isolated from Humans in Asia in 2004 Exhibit Increased Virulence in Mammals," *Journal of Virology* 79 (2005) : 11788–800; "The Next Killer Flu: Can We Stop It? *National Geographic*, October 2005; "Avian Flu: Ready for a Pandemic? *Nature*, May 26, 2005; D. Normile: "Outbreak in Northern Vietnam Baffles Experts," *Science* 308 (2005) : 477, and "Genetic Analyses Suggest Bird Flu Virus Is Evolving," *Science* 308 (2005) : 1234–35; D. Cyranoski, "Flu in Wild Birds Sparks Fears of Mutating Virus," *Nature* 435 (2005) : 542–43; D. Butler: "Bird Flu: Crossing Borders," *Nature* 436 (2005) : 310–11; "Flu Officials Pull Back from Raising Global Alert Level," *Nature* 436 (2005) : 6–7; "Alarms Ring over Bird Flu Mutations," *Nature* 439 (2006) : 248–49; "Doubts over Source of Bird Flu Spread," *Nature* 439 (2006) : 772; "Yes, But Will It Jump?" *Nature* 439 (2006) : 124–25; M. Enserink, "New Study Casts Doubt on Plans for Pandemic Containment," *Science* 311 (2006) : 1084.

3 1918 influenza pandemic: Barry, *Great Influenza*; Kolata, *Flu*; R. B. Belshe, "The Origins of Pandemic Influenza: Lessons from the 1918 Virus," *New England Journal of Medicine* 353 (2005) : 2209–11; J. S. Oxford, "Influenza A Pandemics of the 20th Century with Special Reference to 1918: Virology, Pathology and Epidemiology," *Reviews in Medical Virology* 10 (2000) : 110–33.

3 AIDS pandemic: "The Global HIV/AIDS Pandemic," *Morbidity and Mortality Weekly Report*, April 11, 2006.

6 Jeryl Hilleman quote: "The Vaccine Hunter," BBC Radio 4, producer Pauline Moffatt, June 21, 2006.

9 Ricketts: H. T. Ricketts, "The Transmission of Rocky Mountain Spotted Fever by the Bite of the Wood-Tick (*Dermacentor occidentalis*) ," *Journal of the American Medical Association* 47 (1906) : 358.

10 Lorraine Hilleman quote: "The Vaccine Hunter," BBC Radio 4, producer Pauline Moffatt, June 21, 2006.

12 Infection and wars: McNeill, *Plagues*.

13 *New York Times* article: "Hong Kong Battling Influenza Epidemic," *New York Times*, April 17, 1957.

15 1957 pandemic: S. F. Dowell, B. A. Kupronis, E. R. Zell, and D. K. Shay, "Mortality from Pneumonia in Children in the United States, 1939 through 1996," *New England Journal of Medicine* 342 (2000) : 1399–1407; J. R. Schäfer, Y. Kawaoka, W. J. Bean, et al., "Origin of the Pandemic 1957 H2 Influenza A Virus and the Persistence of Its Possible Progenitors in the Avian Reservoir, *Virology* 194 (1993) : 781–88; N. J. Cox, and K. Subbarao, "Global Epidemiology of Influenza: Past and Present," *Annual*

Reviews of Medicine 51 (2000) : 407–21; Y. Karaoka, S. Krauss, and R. G. Webster, "Avian-to-Human Transmission of the PB1 Gene of Influenza A Viruses in the 1957 and 1968 Pandemics," *Journal of Virology* 63 (1989) : 4603–8; L. Simonsen, M. J. Clarke, L. B. Schonberger, et al., "Pandemic versus Epidemic Influenza Mortality: A Pattern of Changing Age Distribution," *Journal of Infectious Diseases* 178 (1998) : 53–60; D. F. Hoft, and R. B. Belshe, "The Genetic Archaeology of Influenza," *New England Journal of Medicine* 351 (2004) : 2550–51.

18 Hilleman influenza studies: M. R. Hilleman, R. P. Mason, and N. G. Rogers, "Laboratory Studies on the 1950 Outbreak of Influenza," *Public Health Reports* 65 (1950) : 771–77; M. R. Hilleman, R. P. Mason, and E. L. Buesher, "Antigenic Pattern of Strains of Influenza A and B," *Proceedings of the Society for Experimental Biology and Medicine* 75 (1950) : 829–35; M. R. Hilleman, E. L. Buescher, and J. E. Smadel, "Preparation of Dried Antigen and Antiserum for the Agglutination-Inhibition Test for Influenza Virus," *Public Health Reports* 66 (1951) : 1195–1203; M .R. Hilleman, "System for Measuring and Designating Antigenic Components of Influenza Viruses with Analyses of Recently Isolated Strains," *Proceedings of the Society for Experimental Medicine and Biology* 78 (1951) : 208–15; M. R. Hilleman, "A Pattern of Antigen Variation," *Federation Proceedings* 11 (1952) : 798–803; M. R. Hilleman, and F. L. Horsfall, "Comparison of the Antigenic Patterns of Influenza A Virus Strains Determined by in ovo Neutralization and Hemagglutination-Inhibition," *Journal of Immunology* 69 (1952) : 343–56; M. R. Hilleman, and J. H. Werner, "Influence of Non-Specific Inhibitor of the Diagnostic Hemagglutination-Inhibition Test for Influenza," *Journal of Immunology* 71 (1953) : 110–17; M. R. Hilleman, J. H. Werner, and R. L. Gauld, "Influenza Antibodies in the Population in the USA," *Bulletin of the World Health Organization* 8 (1953) : 613–31; M. R. Hilleman, "Antigenic Variation of Influenza Viruses," *Annual Review of Microbiology* 8 (1954) : 311–32; H. M. Meyer, M. R. Hilleman, M. L. Miesse, et al., "New Antigenic Variant in Far East Influenza Epidemic, 1957," *Proceedings of the Society for Experimental Medicine and Biology* 95 (1957) : 609–16; M. R. Hilleman, "Asian Influenza: Initial Identification of Asiatic Virus and Antibody Response in Volunteers to Vaccination," *Proceedings of a Special Conference on Influenza*, U. S. Department of Health, Education, and Welfare, August 27–28, 1957; M. R. Hilleman, F. J. Flatley, S. A. Anderson, et al., "Antibody Response in Volunteers to Asian Influenza Vaccine," *Journal of the American Medical Association* 166 (1958) : 1134–40; M. R. Hilleman, F. J. Flatley, S. A. Anderson, et al., "Distribution and Significance of Asian and Other Influenza Antibodies in the Human Population," *New England Journal of Medicine* 258 (1958) : 969–74; C. C. Mascoli, M. B. Leagus, and M. R. Hilleman, "Influenza B in the Spring of 1965," *Proceedings of the Society for Experimental Biology and Medicine* 123 (1966) : 952–60; M. R. Hilleman, "The Roles of Early Alert and of Adjuvant in the Control of Hong Kong Influenza by Vaccines," *Bulletin of the World Health Organization* 41 (1969) : 623–28.

18 Hilleman prediction about bird flu: M. R. Hilleman, "Realities and Enigmas of Human Viral Influenza: Pathogenesis, Epidemiology and Control," *Vaccine* 20 (2002) : 3068–87.

Robert Weibel, Art Caplan, and Jeryl Lynn Hilleman were interviewed on January 6, 2005; March 10, 2005; and March 11, 2005, respectively.

21 Mumps disease: Plotkin and Orenstein, *Vaccines*.

22 Hilleman mumps vaccine studies: E. B. Buynak, and M. R. Hilleman, "Live Attenuated Mumps-Virus Vaccine, I: Vaccine Development," *Proceedings of the Society for Experimental Biology and Medicine* 123 (1966) : 768–75; J. Stokes Jr., R. E. Weibel, E. B. Buynak, and M. R. Hilleman, "Live Attenuated Mumps-Virus Vaccine. II: Early Clinical Studies," *New England Journal of Medicine* 39 (1967) : 363–71; R. W. Weibel, J. Stokes Jr., E. B. Buynak, J. E. Whitman, and M. R. Hilleman, "Live, Attenuated Mumps-Virus Vaccine; 3: Clinical and Serological Aspects in a Field Evaluation," *New England Journal of Medicine* 276 (1967) : 245–51; M. R. Hilleman, R. W. Weibel, E. B. Buynak, J. Stokes Jr., J. E. Whitman, "Live, Attenuated Mumps-Virus Vaccine; 4: Protective Efficacy as Measured in a Field Evaluation," *New England Journal of Medicine* 276 (1967) : 252–58; R. W. Weibel, E. B. Buynak, J. Stokes Jr., J. E. Whitman, and M. R. Hilleman, "Evaluation of Live Attenuated Mumps Virus Vaccine, Strain Jeryl Lynn," Pan American Health Organization, *Scientific Publication No. 147*, May 1967, 430–37; R. W. Weibel, J. Stokes Jr., E. B. Buynak, M. B. Leagus, and M. R. Hilleman, "Jeryl Lynn Strain Live Attenuated Mumps Virus Vaccine: Duration of Immunity Following Administration," *Journal of the American Medical Association* 203 (1968) : 14–18; R. W. Weibel, E. B. Buynak, J. E. Whitman, M. B. Leagus, J. Stokes Jr., and M. R. Hilleman, "Jeryl Lynn Strain Live Attenuated Mumps Virus Vaccine: Duration of Immunity for Three Years Following Vaccination," *Journal of the American Medical Association* 207 (1969) : 1667–70; R. W. Weibel, E. B. Buynak, J Stokes Jr., and M. R. Hilleman, "Persistence of Immunity Four Years Following Jeryl Lynn Strain of Live Mumps Virus Vaccine," *Pediatrics* 45 (1970) : 821–26.

24 Polio vaccine studies: Carter, *Breakthrough*; J. Smith, *Patenting the Sun*; Oshinsky, *Polio*; interview with Donna Salk, February 10, 1999; J. A. Kolmer, G. F. Klugh, and A. M. Rule, "A Successful Method for Vaccination against Acute Anterior Poliomyelitis," *Journal of the American Medical Association* 104 (1935) : 456–60; J. A. Kolmer, "Susceptibility and Immunity in Relation to Vaccination with Acute Anterior Poliomyelitis," *Journal of the American Medical Association* 105 (1935) : 1956–62.

26 Willowbrook studies: Rothman and Rothman, *Willowbrook*; G. Rivera, *Willowbrook: A Report on How It Is and Why It Doesn't Have to Be That Way* (New York: Vintage Books, 1972) ; S. Krugman, and R. Ward, "Clinical and Experimental Studies of Infectious Hepatitis," *Pediatrics* 22 (1958) : 1016–22; S. Krugman, "The Willowbrook Hepatitis Studies Revisited: Ethical Aspects," *Reviews of Infectious Diseases* 8 (1986) : 157–62.

28 Fernald studies: N. Fost, "America's Gulag Archipelago," *New England Journalof Medicine* 351 (2004) : 2369–70.

30 Impact of mumps vaccine: Plotkin and Orenstein, *Vaccines*.

30 Mumps versus Jeryl Lynn: A. Dove, "Maurice Hilleman," *Nature Medicine Supplement* 11 (2005) : 52.

Chapter 3　8つの扉 Eight Doors

An excellent summary of the history of vaccine development and of the historic events that influenced Hilleman's work can be found in the following: Plotkin and Fantini, *Vaccinia*; M. R. Hilleman: "Vaccines and the Vaccine Enterprise: Historic and Contemporary View of a Scientific Initiative of Complex Dimensions," *The Jordan Report* (2002) ; "Personal Reflections on Twentieth Century Vaccinology," *Southeast Asian Journal of Tropical Medicine and Public Health* 34 (2003) : 244– 48; and "Overview of Vaccinology in Historic and Future Perspective: The Whence and Whither of a Dynamic Science with Complex Dimensions," in *DNA Vaccines*, ed. H. C. J. Ertl (Plenum Publishers, London, 2003) .

32 Jenner and the smallpox vaccine: Tucker, *Scourge*; Radetsky, *Invaders*; Williams, *Virus Hunters*; B. Moss, "Vaccinia Virus: A Tool for Research and Vaccine Development," *Science* 252 (1991) : 1662–67; M. Radetsky, "Smallpox: A History of Its Rise and Fall, *Pediatric Infectious Disease Journal* 18 (1999) : 85–93.

34 Smallpox vaccine problems: Tucker, *Scourge*.

34 Pasteur: Radetsky, *Invaders*; Williams, *Virus Hunters*; Debré, *Pasteur*; Geison, *Private Science*.

37 Pasteur vaccine problems: Plotkin and Orenstein, *Vaccines*.

37 Beijerinck: van Iterson, De Jong, and Kluyver, *Beijerinck*; Radetsky, *Invaders*; Williams, *Virus Hunters*; "Beijerinck and His 'Filterable Principle,'" *Hospital Practice* 26 (1991) : 69–86.

39 Carrel: Williams, *Virus Hunters*; http://crishunt.8bit.co.uk/alexiscarrel.html; http://members.aol.com/amaccvpe/history.carrel.htm; http://www.whonamedit.com/doctor.cfm/445.html.

39 Goodpasture: Collins, *Goodpasture*; A. M. Woodruff, and E. W. Goodpasture, "The Susceptibility of the Chorio-Allantoic Membrance of Chick Embryos to Infection with Fowl-Pox Virus," *American Journal of Pathology* 7 (1931) : 209–22; M. Burnet, "The Influence of a Great Pathologist: A Tribute to Ernest Goodpasture," *Perspectives in Biology and Medicine* 16 (1973) : 333–47.

40 Theiler: Williams, *Virus Hunters*; Plotkin and Orenstein, *Vaccines*; H. H. Smith and M. Theiler, "The Adaptation of Unmodified Strains of Yellow Fever Virus to Cultivation in vitro," *Journal of Experimental Medicine* 65 (1937) : 801–8; M. Theiler and H. H. Smith, "The Effect of Prolonged Cultivation in vitro upon the Pathogenicity of Yellow Fever Virus," *Journal of Experimental Medicine* 65 (1937) : 767–86; T. N. Raju, "The Nobel Chronicles," *Lancet* 353 (1999) : 1450; M. A. Shampo, and R. A. Kyle, "Max Theiler: Nobel Laureate for Yellow Fever Vaccine," *Mayo Clinic Proceedings* 78 (2003) : 728.

40 Yellow fever vaccine and hepatitis: J. P. Fox, C. Manso, H. A. Penna, and M. Para, "Observations on the Occurrence of Icterus in Brazil Following Vaccination against Yellow Fever," *American Journal of Hygiene* 36 (1942) : 68–116; M. V. Hargett and H.

W. Burruss, "Aqueous-Based Yellow Fever Vaccine," *Public Health Reports* 58 (1943) : 505–12; W. A. Sawyer, K. F. Meyer, M. D. Eaton, et al., "Jaundice in Army Personnel in the Western Region of the United States and Its Relation to Vaccination against Yellow Fever," *American Journal of Hygiene* 40 (1944) : 35–107; L. B. Seeff, G. W. Beebe, J. H. Hoofnagle, et al., "A Serologic Follow-Up of the 1942 Epidemic of Post-Vaccination Hepatitis in the United States Army," *New England Journal of Medicine* 316 (1987) : 965–70.

41 Enders, Weller and Robbins: Williams, *Virus Hunters*; Radetsky, *Invaders*; Weller, *Growing Pathogens*; J. F. Enders, T. H. Weller, and F. C. Robbins, "Cultivation of the Lansing Strain of Poliomyelitis Virus in Cultures of Various Human Tissues," *Science* 109 (1949) : 85–87; T. H. Weller, F. C. Robbins, and J. F. Enders, "Cultivation of Poliomyelitis Virus in Cultures of Human Foreskin and Embryonic Tissues," *Proceedings of the Society of Experimental Biology and Medicine* 72 (1949) : 153–55; F. C. Robbins, J. F. Enders, and T. H. Weller, "Cytopathogenic Effect of Poliomyelitis Virus in vitro on Human Embryonic Tissues," *Proceedings of the Society of Experimental Biology and Medicine* 75 (1950) : 370–74.

43 Salk: J. Smith, *Patenting the Sun*; Carter, *Breakthrough*; Tony Gould, *A Summer Plague: Polio and its Survivors* (New Haven and London: Yale University Press, 1995).

43 The Cutter Incident: Offit, *Cutter*.

Chapter 4 破壊の天使 The Destroying Angel

Samuel Katz and Thomas Weller were interviewed on February 22, 2005, and November 10, 2005, respectively.

45 Measles: Plotkin and Orenstein, *Vaccines*; M. R. Hilleman, "Current Overview of the Pathogenesis and Prophylaxis of Measles with Focus on Practical Implications," *Vaccine* 20 (2002) : 651–65.

46 Peebles: Williams, *Virus Hunters*.

47 Enders's laboratory measles studies: J. F. Enders and T. C. Peebles, "Propagation in Tissue Cultures of Cytopathogenic Agents from Patients with Measles," *Proceedings of the Society for Experimental Biology and Medicine* 86 (1954) : 277–86; J. F. Enders, T. C. Peebles, K. McCarthy, M. Milovanovic, et al., "Measles Virus: A Summary of Experiments Concerned with Isolation, Properties, and Behavior," *American Journal of Public Health* 47 (1957) : 275–82; S. L. Katz, M. Milovanovic, and J. F. Enders, "Propagation of Measles Virus in Cultures of Chick Embryo Cells," *Proceedings of the Society of Experimental Biology and Medicine* 37 (1958) : 23–29; J. F. Enders, S. L. Katz, M. V. Milovanovic, and A. Holloway, "Studies on Attenuated Measles-Virus Vaccine, I: Development and Preparation of the Vaccine: Techniques for Assay of Effects of Vaccination," *New England Journal of Medicine* 263 (1960) : 153–69; S. L. Katz, J. F. Enders, and A. Holloway, "Studies on an Attenuated Measles-Virus Vaccines, II: Clinical, Virologic and Immunologic Effects of Vaccine in Institutionalized Children," *New England Journal of Medicine* 263 (1960) : 157–61; S. Krugman, J. P. Giles, and A. M. Jacobs, "Studies on Attenuated Measles-Virus

Vaccine; VI: Clinical, Antigenic and Prophylactic Effects of Vaccine in Institutionalized Children," *New England Journal of Medicine* 263 (1960) : 174–77; S. L. Katz, H. Kempe, F. L. Balck, et al., "Studies on Attenuated Measles-Virus Vaccine; VIII: General Summary and Evaluation of Results of Vaccination," *New England Journal of Medicine* 263 (1960) : 180–84.

49 Hilleman measles studies: J. Stokes Jr., C. M. Reilly, M. R. Hilleman, and E. B. Buynak, "Use of Living Attenuated Measles-Virus Vaccine in Early Infancy," *New England Journal of Medicine* 263 (1960) : 230–33; C. M. Reilly, J. Stokes Jr., E. B. Buynak, G. Goldner, and M. R. Hilleman, "Living Attenuated Measles-Virus Vaccine in Early Infancy: Studies of the Role of Passive Antibody in Immunization," *New England Journal of Medicine* 265 (1961) : 165–69; J. Stokes Jr., M. R. Hilleman, R. E. Weibel, et al., "Efficacy of Live, Attenuated Measles-Virus Vaccine Given with Human Immune Globulin: A Preliminary Report," *New England Journal of Medicine* 265 (1961) : 507–13; J. Stokes Jr., C. M. Reilly, E. B. Buynak, and M. R. Hilleman, "Immunologic Studies of Measles," *American Journal of Hygiene* 74 (1961) : 293–303; J. Stokes Jr., R. E. Weibel, R. Halenda, C. M. Reilly, and M. R. Hilleman, "Studies of Live Attenuated Measles-Virus Vaccine in Man, I: Clinical Aspects," *American Journal of Public Health* 52 (1962) : 29–43; M. R. Hilleman, J. Stokes Jr., E. B. Buynak, et al., "Studies of Live Attenuated Measles-Virus Vaccine in Man, II: Appraisal of Efficacy," *American Journal of Public Health* 52 (1962) : 44–56; J. Stokes Jr., R. Weibel, R. Halenda, C. M. Reilly, and M. R. Hilleman, "Enders Live Measles-Virus Vaccine with Human Immune Globulin, I: Clinical Reactions," *American Journal of Diseases of Children* 103 (1962) : 366–72; M. R. Hilleman, J. Stokes Jr., E. B. Buynak, et al., "Enders' Live Measles-Virus Vaccine with Human Immune Globulin," *American Journal of Diseases of Children* 103 (1962) : 373–79; M. R. Hilleman and H. Goldner, "Perspectives for Testing Safety of Live Measles Vaccine," *American Journal of Diseases of Children* 103 (1962) : 484–95; M. R. Hilleman, J. Stokes Jr., E. B. Buynak, et al., "Immunogenic Response to Killed Measles Vaccine," *American Journal of Diseases of Children* 103 (1962) : 445–51; J. Stokes Jr., M. R. Hilleman, R. E. Weibel, et al., "Persistent Immunity Following Enders Live, Attenuated Measles-Virus Vaccine Given with Human Immune Globulin," *New England Journal of Medicine* 267 (1962) : 222–24; R. E. Weibel, J. Stokes Jr., R. Halenda, E. B. Buynak, and M. R. Hilleman, "Durable Immunity Two Years after Administration of Enders's Live Measles-Virus Vaccine with Immune Globulin," *New England Journal of Medicine* 270 (1964) : 172–75; M. R. Hilleman, E. B. Buynak, R. E. Weibel, et al., "Development and Evaluation of the Moraten Measles Vaccine," *Journal of the American Medical Association* 206 (1968) : 587–90; E. B. Buynak, R. E. Weibel, A. A. McLean, and M. R. Hilleman, "Long-Term Persistence of Antibody Following Enders' Original and More Attenuated Live Measles Virus Vaccine," *Proceedings of the Society of Experimental Biology and Medicine* 153 (1976) : 441–43; M. R. Hilleman, "Current Overview of the Pathogenesis and Prophylaxis of Measles with Focus on Practical Implications," *Vaccine* 20 (2002) : 651–65.

49 Stokes and gamma globulin: A. M. Bongiovanni, "Joseph Stokes Jr.," *Pediatrics* 50 (1972) : 163–64.

50 Clinton Farms: J. Peet, "Edna Mahan Clung to Her Ideal," *Newark Star Ledger*, January 5, 2006.

51 Peyton Rous and cancer causing viruses: Williams, *Virus Hunters*; Radetsky, *Invaders*; Francis Peyton Rous, http://www.geocities.com/galenvagebn/RousFP.html; Britannica Nobel Prizes, http://www.britannica.com/nobel/micro/511_71.html; P. Rous, "Transmission of a Malignant New Growth by Means of a Cell-Free Filtrate," *Journal of the American Medical Association* January 21, 1911; G. Klein, "The Tale of the Great Cuckoo Egg," *Nature* 400 (1999) : 515.

52 Jackalopes: D. G. McNeill, "How a Vaccine Search Ended in Triumph," *New York Times*, August 29, 2006.

52 Chicken leukemia virus: W. F. Hughes, D. H. Watanabe, and H. Rubin, "The Development of a Chicken Flock Apparently Free of Leukosis Virus," *Avian Diseases* 7 (1963) : 154–65; P. K. Vogt, "Avian Tumor Viruses," *Advances in Virus Research* 11 (1965) : 293–385; T. Graf and H. Beug, "Avian Leukemia Viruses: Interaction with Their Target Cells in vivo and in vitro," *Biochemica et Biophysica Acta* 516 (1978) : 269–99; M. J. Hayman, "Transforming Proteins of Avian Retroviruses," *Journal of General Virology* 52 (1981) : 1–14; R. C. Gallo and F. Wong-Staal, "Retroviruses as Etiologic Agents of Some Animal and Human Leukemias and Lymphomas and as Tools for Elucidating the Molecular Mechanism of Leukemogenesis," *Blood* 60 (1982) : 545–57; M. J. Hayman, "Avian Acute Leukemia Viruses," *Current Topics in Microbiology and Immunology* 103 (1983) : 109–25; K. Blister and H. W. Jansen, "Oncogenes in Retroviruses and Cells: Biochemistry and Molecular Genetics," *Advances in Cancer Research* 47 (1986) : 99–188; H. Beug, A. Bauer, H. Dolznig, et al., "Avian Erythryopoiesis and Erythroleukemia: Towards Understanding the Role of the Biomolecules Involved," *Biochemica et Biophysica Acta* 1288 (1996) : M37–M47; A. M. Fadley, "Avian Retroviruses," *Veterinary Clinics of North America: Food and Animal Practice* 13 (1997) : 71–85.

53 Rubin test: H. Rubin: "A Virus in Chick Embryos Which Induces Resistance in vitro to Infection with Rous Sarcoma Virus," *Proceedings of the National Academy of Science USA* 46 (1960) : 1105–19," and "The Nature of a Virus-Induced Cellular Resistance to Rous Sarcoma Virus," *Virology* 13 (1961) : 200–6.

54 Kimber Farms: P. Smith and Daniel, *Chicken Book*; "Museum of Local History Exhibits Kimber Memorabilia," *Tri-City Voice*, December 21, 2004; Fremont's economy: http://www.geography.berkeley.edu/ProjectsResources/CommunityProfiles/FremontProject/WebPage.

57 Yellow fever vaccine and cancer: T. D. Waters, P. S. Anderson, G. W. Beebe, and R. W. Miller, "Yellow Fever Vaccination, Avian Leukosis Virus, and Cancer Risk in Man," *Science* 177 (1972) : 76–77.

Chapter 5 咳，感冒，癌，そしてニワトリ Coughs, Colds, Cancers, and Chickens

59 Marek's disease and vaccine: R. L. Witter, K. Nazerian, H. G. Purchase, and G. H. Burgoyne, "Isolation from Turkeys of a Cell-Associated Herpesvirus Antigenically Related to Marek's Disease Virus," *American Journal of Veterinary Research* 31 (1970) : 525–38; M. R. Hilleman, "Marek's Disease Vaccine: Its Implications in Biology and Medicine," Avian Diseases 16 (1972) : 191–99.

61 Hubbard Farms: "Tribute to Hubbard Farms on Their 75th Anniversary Celebration," http://thomas.loc.gov/cgi-bin/query/z?r104: S05SE6–1109; S. Aldag, "University of New Hampshire Will Honor Philanthropic Excellence on University Day," September 11, College of Life Sciences and Agriculture *Insight*, July 26, 2001, http://www.unh.edu/news/news_releases/2001/july%20/sa_20010726hubbard.html.

62 Penicillin: Lax, *Mold.*

62 Isaacs and Lindenmann: J. Lindenmann, "From Interference to Interferon: A Brief Historical Introduction," *Philosophical Transactions of the Royal Society of London* 299 (1982) : 3–6; A. Isaacs and J. Lindenmann, "Virus Interference, I: The Interferon," *Journal of Interferon Research* 7 (1987) : 429–38.

63 Hilleman's interferon studies: G. P. Lampson, A. A. Tytell, and M. R. Hilleman, "Purification and Characterization of Chick Embryo Interferon," *Proceedings of the Society for Experimental Biology and Medicine* 112 (1963) : 468–78; G. Lampson, A. A. Tytell, M. M. Nemes, and M. R. Hilleman, "Characterization of Chick Embryo Interferon Induced by a DNA Virus," *Proceedings of the Society for Experimental Biology and Medicine* 118 (1965) : 441–48; G. P. Lampson, A. A. Tytell, M. M. Nemes, and M. R. Hilleman, "Multiple Molecular Species of Interferons of Mouse and of Rabbit Origin," *Proceedings of the Society for Experimental Biology and Medicine* 121 (1966) : 377–84; G. P. Lampson, A. A. Tytell, A. K. Field, M. M. Nemes, and M. R. Hilleman, "Inducers of Interferon and Host Resistance, I: Double-Stranded RNA from Extracts of Penicillium funiculosum," *Proceedings of the National Academy of Sciences USA* 58 (1967) : 782–89; A. K. Field, A. A. Tytell, G. P. Lampson, and M. R. Hilleman, "Inducers of Interferon and Host Resistance, II: Multi-Stranded Synthetic Polynucleotide Complexes," *Proceedings of the National Academy of Sciences USA* 58 (1967) : 1004–10; A. A. Tytell, G. P. Lampson, A. K. Field, and M. R. Hilleman, "Inducers of Interferon and Host Resistance; III: Double-Stranded RNA from Reovirus Type 3 Virions (REO 3-RNA) ," *Proceedings of the National Academy of Sciences USA* 58 (1967) : 1719–22; A. K. Field, G. P. Lampson, A. A. Tytell, M. M. Nemes, and M. R. Hilleman, "Inducers of Interferon and Host Resistance; IV: Double-Stranded Replicative form RNA (MS2-RF-RNA) from E. coli Infected with MS2 Coliphage," *Proceedings of the National Academy of Sciences USA* 58 (1967) : 2102–8; A. K. Field, A. A. Tytell, G. P. Lampson, and M. R. Hilleman, "Inducers of Interferon and Host Resistance; V: In vitro Studies," *Proceedings of the National Academy of Sciences USA* 61 (1968) : 340–46; V. M. Larson, W. R. Clark, and M. R. Hilleman, "Influence of Synthetic (Poly I:C) and Viral Double-Stranded Ribonucleic Acids on Adenovirus 12 Oncogenesis in Hamsters," *Proceedings of the Society for Experimental Biology and*

Medicine 131 (1969) : 1002–11; V. M. Larson, W. R. Clark, G. E. Dagle, and M. R. Hilleman, "Influence of Synthetic Double-Stranded Ribonucleic Acid, Poly I:C, on Friend Leukemia Virus in Mice," *Proceedings of the Society for Experimental Biology and Medicine* 132 (1969) : 602–7; M. M. Nemes, A. A. Tytell, G. P. Lampson, A. K. Field, and M. R. Hilleman, "Inducers of Interferon and Host Resistance; VI: Antiviral Efficacy of Poly I:C in Animal Models," *Proceedings of the Society for Experimental Biology and Medicine* 132 (1969) : 776–83; M. M. Nemes, A. A. Tytell, G. P. Lampson, A. K. Field, and M. R. Hilleman, "Inducers of Interferon and Host Resistance; VII: Antiviral Efficacy of Double-Stranded RNA of Natural Origin," *Proceedings of the Society for Experimental Biology and Medicine* 132 (1969) : 784–89; G. P. Lampson, A. A. Tytell, A. K. Field, M. M. Nemes, and M. R. Hilleman, "Influence of Polyamines on Induction of Interferon and Resistance to Viruses by Synthetic Polynucleotides," *Proceedings of the Society for Experimental Biology and Medicine* 132 (1969) : 212–18; V. M. Larson, P. N. Panteleakis, and M. R. Hilleman, "Influence of Synthetic Double-Stranded Ribonucleic Acid (Poly I:C) on SV40 Viral Oncogenesis and Transplant Tumor in Hamsters," *Proceedings of the Society for Experimental Biology and Medicine* 133 (1970) : 14–19; M. R. Hilleman, "Some Preclinical Studies in Animal Models with Double-Stranded RNA's," *Annals of the New York Academy of Sciences* 173 (1970) : 623–28; G. P. Lampson, A. K. Field, A. A. Tytell, M. M. Nemes, and M. R. Hilleman, "Relationship of Molecular Size of rI_n:rC_n (Poly I:C) to Induction of Interferon and Host Resistance," *Proceedings of the Society for Experimental Biology and Medicine* 135 (1970) : 911–16; A. A. Tytell, G. P. Lampson, A. K. Field, M. M. Nemes, and M. R. Hilleman, "Influence of Size of Individual Homopolynucleotides on the Physical and Biological Properties of Complexed rI_n:rC_n (Poly I:C) ," *Proceedings of the Society for Experimental Biology and Medicine* 135 (1970) : 917–21; C. L. Baugh, A. A. Tytell, and M. R. Hilleman, "In vitro Safety Assessment of Double-Stranded Polynucleotides Poly I:C and Mu–9," *Proceedings of the Society for Experimental Biology and Medicine* 137 (1971) : 1194–98; A. K. Field, A. A. Tytell, G. P. Lampson, and M. R. Hilleman, "Antigenicity of Double-Stranded Ribonucleic Acids Including Poly I:C," *Proceedings of the Society for Experimental Biology and Medicine* 139 (1972) : 1113–19; A. K. Field, A. A. Tytell, G. P. Lampson, and M. R. Hilleman, "Cellular Control of Interferon Production and Release after Treatment with Poly I:C Inducer," *Proceedings of the Society for Experimental Biology and Medicine* 140 (1972) : 710–14; A. K. Field, G. P. Lampson, A. A. Tytell, and M. R. Hilleman, "Demonstration of Double-Stranded Ribonucleic Acid in Concentrates of RNA Viruses," *Proceedings of the Society for Experimental Biology and Medicine* 141 (1972) : 440–44; G. P. Lampson, M. M. Nemes, A. K. Field, A. A. Tytell, and M. R. Hilleman, "The Effect of Altering the Size of Poly C on the Toxicity and Antigenicity of Poly I:C," *Proceedings of the Society for Experimental Biology and Medicine* 141 (1972) : 1068–72; B. Mendlowski, A. K. Field, A. A. Tytell, and M. R. Hilleman, "Safety Assessment of Poly I:C in NZB/NZW Mice," *Proceedings of the Society for Experimental Biology and Medicine* 148 (1975) : 476–

83; G. P. Lampson, A. K. Field, A. A. Tytell, and M. R. Hilleman, "Poly I:C/Poly-L-Lysine: Potent Inducer of Interferons in Primates," *Journal of Interferon Research* 1 (1981) : 539–49.

64 Japanese Encephalitis Virus: Plotkin and Orenstein, *Vaccines*.

66 History of the common cold: Williams, *Virus Hunters*; R. B. Couch, "Rhinoviruses," in *Fields Virology*, ed. D. M. Knipe and P. H. Howley, 4th ed. (Philadelphia: Lippincott Williams and Wilkins, 2001) .

67 Winston Price studies: Williams, *Virus Hunters*; "Text of Dr. Price's Report on Development of Cold Vaccine," *New York Times*, September 19, 1957; "Vaccine for a Type of Cold Reported Success in Tests," *New York Times*, September 19, 1957; "New Study Set on Cold Vaccines," *New York Times*, September 20, 1957; "Vaccine Hailed in City," *New York Times*, September 20, 1957; D. G. Cooley, "Fighting the Common Cold," *New York Times*, September 22, 1957; "Visit to a Common Cold Laboratory," *New York Times*, November 3, 1957.

68 Hilleman's studies of the common cold: Williams, *Virus Hunters*; V. V. Hamparian, A. Ketler, and M. R. Hilleman, "Recovery of New Viruses (Coryzavirus) from Cases of Common Cold in Human Adults," *Proceedings of the Society for Experimental Biology and Medicine* 108 (1961) : 444–53; C. M. Reilly, S. M. Hoch, J. Stokes Jr., L. McClelland, V. V. Hamparian, A. Ketler, and M. R. Hilleman, "Clinical and Laboratory Findings in Cases of Respiratory Illness Caused by Coryzaviruses," *Annals of Internal Medicine* 57 (1962) : 515–25; A. Ketler, V. V. Hamparian, and M. R. Hilleman, "Characterization and Classification of ECHO 28-Rhinvovirus-Coryzavirus Agents," *Proceedings of the Society for Experimental Biology and Medicine* 110 (1962) : 821–31; C. M. Reilly, J. Stokes Jr., V. V. Hamparian, and M. R. Hilleman, "ECHO Virus, Type 25, in Respiratory Illness," *Journal of Pediatrics* 62 (1963) : 536–39; V. V. Hamparian, M. R. Hilleman, and A. Ketler, "Contributions to Characterization and Classification of Animal Viruses," *Proceedings of the Society for Experimental Biology and Medicine* 112 (1963) : 1040–50; V. V. Hamparian, A. Ketler, and M. R. Hilleman, "The ECHO 28-Rhinovirus-Coryzavirus (ERC) Group of Viruses," *American Review of Respiratory Diseases* 88 (1963) : 269–73; V. V. Hamparian, M. B. Leagus, M. R. Hilleman, and J. Stokes Jr., "Epidemiologic Investigations of Rhinovirus Infections," *Proceedings of the Society for Experimental Biology and Medicine* 117 (1964) : 469–76; V. V. Hamparian, M. B. Leagus, and M. R. Hilleman, "Additional Rhinovirus Serotypes," *Proceedings of the Society for Experimental Biology and Medicine* 116 (1964) : 976–84; C. C. Mascoli, M. B. Leagus, R. E. Weibel, H. Reinhart, and M. R. Hilleman, "Attempt at Immunization by Oral Feeding of Live Rhinovirus in Enteric-Coated Capsules," *Proceedings of the Society for Experimental Biology and Medicine* 121 (1966) : 1264–68; C. C. Mascoli, M. B. Leagus, M. R. Hilleman, R. E. Weibel, and J. Stokes Jr., "Rhinovirus Infection in Nursery and Kindergarten Children: New Rhinovirus Serotype 54," *Proceedings of the Society for Experimental Biology and Medicine* 124 (1967) : 845–50; M. R. Hilleman, C. M. Reilly, J. Stokes Jr., and V. V. Hamparian, "Clinical-Epidemiologic Findings in Coryzavirus Infections," *American*

Review of Respiratory Diseases 88 (1963) : 274–76; M. R. Hilleman, "Present Knowledge of the Rhinovirus Group of Viruses," *Ergebnisse der Mikrobiologie Immunitätsforschung und Experimentellen Therapie* 41 (1967) : 1–22.

Chapter 6 恐ろしいものをつくりしもの The Monster Maker

Stanley Plotkin was interviewed on February 15, 2005; Leonard Hayflick on November 6 and 7, 2006.

70 Rubella disease: Plotkin and Orenstein, *Vaccines*.

71 Gregg: N. M. Gregg, "Congenital Cataract Following German Measles in the Mother," *Transactions of the Ophthalmologic Society of Australia* 3 (1941) : 35–46; "Sir Norman McAlister Gregg, 1892–1966," *American Journal of Ophthalmology* 63 (1967) : 180–81.

71 Rubella epidemic, 1963–1964: Plotkin and Orenstein, *Vaccines*.

72 Vietnam war deaths: National Archives: http://www.archives.gov/research/vietnam-war/casualty-statistics.html.

73 Hilleman rubella vaccine studies: E. B. Buynak, M. R. Hilleman, R. E. Weibel, and J. Stokes Jr., "Live Attenuated Rubella Virus Vaccines Prepared in Duck Embryo Cell Culture," *Journal of the American Medical Association* 204 (1968) : 195–200; R. E. Weibel, J. Stokes Jr., E. B. Buynak, J. E. Whitman, M. B. Leagus, and M. R. Hilleman, "Live Attenuated Rubella Virus Vaccines Prepared in Duck Embryo Cell Culture, II: Clinical Tests in Families in an Institution," *Journal of the American Medical Association* 205 (1968) : 554–58; M. R. Hilleman, E. B. Buynak, R. E. Weibel, and J. Stokes Jr., "Live Attenuated Rubella Vaccine," *New England Journal of Medicine* 279 (1968) : 300–303; M. R. Hilleman, "Toward Prophylaxis of Prenatal Infection by Viruses," *Obstetrics and Gynecology* 33 (1969) : 461–69; M. R. Hilleman, E. B. Buynak, J. E. Whitman Jr., R. E. Weibel, and J. Stokes Jr., "Summary Report on Rubella Virus Vaccines Prepared in Duck Embryo Cell Culture," International Symposium on Rubella Vaccines, *Symposium Series on Immunobiological Standards* 11 (1969) : 349–56; M. R. Hilleman, E. B. Buynak, J. E. Whitman Jr., R. E. Weibel, and J. Stokes Jr., "Live Attenuated Rubella Virus Vaccines," *American Journal of Diseases in Children* 118 (1969) : 166–71; J. Stokes Jr., R. E. Weibel, E. B. Buynak, and M. R. Hilleman, "Clinical-Laboratory Findings in Adult Women Given HPV-77 Rubella Vaccine, International Symposium on Rubella Vaccines, *Symposium Series Immunobiological Standards* 11 (1969) : 415–22; R. E. Weibel, J. Stokes Jr., E. B. Buynak, and M. R. Hilleman, "Rubella Vaccination in Adult Females," *New England Journal of Medicine* 280 (1969) : 682–85; J. Stokes Jr., R. E. Weibel, E. B. Buynak, and M. R. Hilleman, "Protective Efficacy of Duck Embryo Rubella Vaccines," *Pediatrics* 44 (1969) : 217–24; R. E. Weibel, J. Stokes Jr., E. B. Buynak, and M. R. Hilleman, "Live Rubella Vaccines in Adults and Children," *American Journal of Diseases in Children* 118 (1969) : 226–29; E. B. Buynak, V. M. Larson, W. J. McAleer, C. C. Mascoli, and M. R. Hilleman, "Preparation and Testing of Duck Embryo Cell Culture Rubella Vaccine," *American Journal of Diseases of Children* 118 (1969) :

347–54; T. A. Swartz, W. Klingberg, R. A. Goldwasser, M. A. Klingberg, N. Goldblum, and M. R. Hilleman, "Clinical Manifestations, According to Age, among Females Given HPV–77 Duck Rubella Vaccine," *American Journal of Epidemiology* 94 (1971) : 246–51; R. E. Weibel, J. Stokes Jr., E. R. Buynak, and M. R. Hilleman, "Influence of Age on Clinical Response to HPV–77 Duck Rubella Vaccine," *Journal of the American Medical Association* 222 (1972) : 805–7; V. M. Villarejos, J. A. Arguedas, G. C. Hernandez, E. B. Buynak, and M. R. Hilleman, "Clinical Laboratory Evaluation of Rubella Vaccine Given to Postpartum Women without Pregnancy Preventive," *Obstetrics and Gynecology* 42 (1973) : 689–95; R. E. Weibel, V. M. Villarejos, E. B. Klein, E. B. Buynak, A. A. McLean, and M. R. Hilleman, "Clinical and Laboratory Studies of Live Attenuated RA27/3 and HPV77-DE Rubella Virus Vaccines," *Proceedings of the Society for Experimental Biology and Medicine* 165 (1980) : 44–49.

73 Mary Lasker: Mary Lasker Papers, 1940–1993. http://www.columbia.edu/cu/libraries/indiv/rare/guides/Lasker/main.html; Congressional Gold Medal Recipients, Mary Woodard Lasker (1900–1994) , http://www.congressionalgoldmedal.com/MaryLasker.htm; Mary Lasker's activism in the birth control movement, http://ourworld.compuserve.com/homepages/CarolASThompson/birthcon.html.

75 Max Tishler: Max Tishler: Biographical memoirs, http://www.nap.edu/readingroom/books/biomems/mtishler.html; Max Tishler: Professor of Chemistry, 1970–1987, http://wesleyan.edu/chem/Leermakers/max_tishler.html; National Inventors Hall of Fame: Max Tishler, http://www.invent.org/hall_of_fame/145.html.

77 Roy Vagelos quote: Symposium in honor of Maurice R. Hilleman, American Philosophical Society, January 26, 2005.

78 Meyer and Parkman rubella vaccine studies: P. D. Parkman, H. M. Meyer, R. L. Kirchstein, and H. E. Hopps, "Attenuated Rubella Virus, I: Development and Laboratory Characterization," *New England Journal of Medicine* 275 (1966) : 569–74; H. M. Meyer, P. D. Parkman, and T. C. Panos, "Attenuated Rubella Virus, II: Production of an Experimental Live-Virus Vaccine and Clinical Trial," *New England Journal of Medicine* 275 (1966) : 575–80.

80 Wistar Institute: The Wistar Institute, http://www.wistar.upenn.edu/about_wistar/history.html; Caspar Wistar Papers, American Philosophical Society, http://www.amphilsoc.org/library/mole/w/wistar.htm.

81 Koprowski and Sabin polio vaccines: Oshinsky, *Polio*; J. Smith, *Patenting the Sun*; Carter, *Breakthrough*.

82 Hippocratic Oath: Hippocratic Oath, classical version, http://www.pbs.org/wgbh/nova/doctors/oath_classical.html; Hippocratic Oath, modern version, http://www.pbs.org/wgbh/nova/doctors/oath_modern.html; "The Hippocratic Oath Today: Meaningless Relic or Invaluable Guide," http://www.pbs.org/wgbh/nova/doctors/oath_today.html.

84 Hayflick studies: Hall, *Merchants of Immortality*; J. W. Shay, and W. E. Wright, "Hayflick, His Limit, and Cellular Ageing," *Nature* 1 (2000) : 72–76; L. Hayflick, "The Limited in vitro Lifetime of Human Diploid Cell Strains," *Experimental Cell Research* 37 (1965) : 614–36.

86 Telomeres and aging: M. A. Blasco, "Telomeres and Human Disease: Aging, Cancer and Beyond," *Nature Reviews Genetics* 6 (2005) : 611–12; S, E, Artandi, "Telomeres, Telomerase, and Human Disease," *New England Journal of Medicine* 355 (2006) : 1195–97.

86 Anaconda movie: *Anacondas: The Hunt for the Blood Orchid*, Sony Pictures, 2004.

87 Plotkin rubella vaccine studies: S. A. Plotkin, D. Cornfeld, and T. H. Ingalls, "Studies of Immunization with Living Rubella Virus," *American Journal of Diseases of Children* 110 (1965) : 381–89; S. A. Plotkin, J. Farquhar, M. Katz, and T. H. Ingalls, "A New Attenuated Rubella Virus Grown in Human Fibroblasts: Evidence for Reduced Nasopharyngeal Excretion," *American Journal of Epidemiology* 86 (1967) : 468–77; S. Saidi and K. Naficy, "Subcutaneous and Intranasal Administration of RA27/3 Rubella Vaccine," *American Journal of Diseases of Children* 118 (1969) : 209–12; S. A. Plotkin, J. D. Farquhar, and M. Katz, "Attenuation of RA27/3 Rubella Virus in WI–38 Human Diploid Cells," *American Journal of Diseases of Children* 118 (1969) : 178–85; D. M. Horstmann, H. Liebhaber, G. L. Le Bouvier, D. A. Rosenberg, and S. B. Halstead, "Rubella: Reinfection of Vaccinated and Naturally Immune Persons Exposed in an Epidemic," *New England Journal of Medicine* 283 (1970) : 771–78; A. Fogel, A. Moshkowitz, L. Rannon, and C. B. Gerichter, "Comparative Trials of RA27/3 and Cendehill Rubella Vaccines in Adult and Adolescent Females," *American Journal of Epidemiology* 93 (1971) : 392–98; H. Liebhaber, T. H. Ingalls, G. L. Le Bouvier, and D. M. Horstmann, "Vaccination with RA27/3 Rubella Vaccine," *American Journal of Diseases of Children* 123 (1972) : 133–36; S. L. Spruance, L. E. Klock, A. Bailey, J. R. Ward, and C. B. Smith, "Recurrent Joint Symptoms in Children Vaccinated with HPV77DK12 Rubella Vaccine," *Journal of Pediatrics* 80 (1972) : 413–17; S. A. Plotkin, J. D. Farquhar, and P. L. Ogra, "Immunologic Properties of RA27/3 Rubella Virus Vaccine: A Comparison with Strains Presently Licensed in the United States," *Journal of the American Medical Association* 225 (1973) : 585–90; S. L. Spruance, R. Metcalf, C. B. Smith, M. M. Griffiths, and J. R. Ward, "Chronic Arthropathy Associated with Rubella Vaccination," *Arthritis and Rheumatism* 20 (1977) : 741–77; B. F. Polk, J. F. Modlin, J. A. White, and P. C. DeGirolami, "A Controlled Comparison of Joint Reactions among Women Receiving One of Two Rubella Vaccines," *American Journal of Epidemiology* 115 (1982) : 19–25; H. L. Nakhasi, D. Thomas, D. Zheng, and T.-Y. Liu, "Nucleotide Sequence of Capsid, E2, and E1 Protein Genes of Rubella Virus Vaccine Strain RA27/3," *Nucleic Acids Research* 17 (1989) : 4393–94.

89 Studies of rubella vaccine in pregnant women: Plotkin and Orenstein, *Vaccines*; W. F. Fleet, E. W. Benz, D. T. Karzon, L. B. Lefkowitz, and K. L. Herrmann, "Fetal Consequences of Maternal Rubella Immunization," *Journal of the American Medical Association* 227 (1974) : 621–27.

89 Gerberding announcement: "CDC Announces Rubella, Once a Major Cause of Birth Defects, Is No Longer a Health Threat in the U.S.," telebriefing transcript, March 21, 2005.

Chapter 7 政治が絡む科学 Political Science

Phil Provost was interviewed on May 15, 2006; Stanley Plotkin on February 15, 2005, and September 15, 2006; Keerti Shah on May 22, 2006, and Leonard Hayflick on November 6 and 7, 2006.

91 Debi Vinnedge and the Catholic Church: Catholic Exchange, "Vaccines and Abortion: What's the Right Choice," http://www.catholicexchange.com/vm/index.asp?art_id=31229; American Life League, "Activism: Vaccines and the Catholic Doctrine," http://www.vaclib.org/basic/activism.htm; C. Glatz, "Vatican Says Refusing Vaccines Must Be Weighed against Health Threats," Catholic News Service, http://www.catholicnews.com/data/stories/cns/0504240.htm; "Vatican Statement on Vaccines Derived from Aborted Human Fetuses," Pontifica Academia Pro Vita, http://www.immunize.org/concerns/vaticandocument.htm; Debi Vinnedge and Children of God for Life, http://www.prolifepac.com/html/who19vinnedge.htm; "Vaccines and Fetuses," The Millennium Project, http://www.ratbags.com/rsoles/vaxliars/foeti.htm; "Vaccines Originating in Abortion," *Ethics and Medics* 24 (1999) : 3–4; "Moral Reflection on Vaccines Prepared from Cells Derived from Aborted Human Foetuses," Pontifical Academy for Life, Congregation for the Doctrine of Faith, http://www.consciencelaws.org/Conscience-Policies-Papers/PPPCatholic03.html; D. Vinnedge: "Responding to the Call: Is Anyone Listening?" http://www.cogforlife.org/responding.htm, and "Vaccines from Abortion: The Truth," http://www.all.org/celebrate_life/c10107c.htm; National Network for Immunization Information, "Vaccine Components: Human Fetal Links with Some Vaccines," http://www.immunizationinfo.org/vaccine_ components_detail.cfv?id=32.

96 Hilleman SV40 studies: B. H. Sweet and M. R. Hilleman, "Detection of a 'Non-Detectable' Simian Virus (Vacuolating Agent) Present in Rhesus and Cynomolgus Monkey-Kidney Cells Culture Material: A Preliminary Report," Second International Conference on Live Poliovirus Vaccines, Pan American Health Organization and World Health Organization, Washington, D.C., June 1960; B. H. Sweet and M. R. Hilleman, "The Vacuolating Virus, SV40," *Proceedings of the Society for Experimental Biology and Medicine* 105 (1960) : 420–27; A. J. Girardi, B. H. Sweet, V. B. Slotnick, and M. R. Hilleman, "Development of Tumors in Hamsters Inoculated in the Neonatal Period with Vacuolating Virus, SV40," *Proceedings of the Society for Experimental Biology and Medicine* 109 (1962) : 649–60; A. J. Girardi, B. H. Sweet, and M. R. Hilleman, "Factors Influencing Tumor Induction in Hamsters by Vacuolating Virus, SV40," *Proceedings of the Society for Experimental Biology and Medicine* 112 (1963) : 662–67; A. J. Girardi, and M. R. Hilleman, "Host-Virus Relationships in Hamsters Inoculated with SV40 Virus during the Neonatal Period," *Proceedings of the Society for Experimental Biology and Medicine* 116 (1964) : 723–28; H. Goldner, A. J. Girardi, V. M. Larson, and M. R. Hilleman, "Interruption of SV40 Virus Tumorigenesis Using Irradiated Homologous Tumor Antigen," *Proceedings of the Society for Experimental Biology and Medicine* 117 (1964) : 851–57; H. Goldner, A. J. Girardi, and M. R. Hilleman, "Enhancement in Hamsters of Virus Oncogenesis Attending Vaccination

Procedures," *Virology* 27 (1965) : 225–27; J. H. Coggin, V. M. Larson, and M. R. Hilleman, "Prevention of SV40 Virus Tumorigenesis by Irradiated, Disrupted and Iododeoxyuridine-Treated Tumor Cell Antigens," *Proceedings of the Society for Experimental Biology and Medicine* 124 (1967) : 774–84; V. M. Larson, W. G. Raupp, and M. R. Hilleman, "Prevention of SV40 Virus Tumorigenesis in Newborn Hamsters by Maternal Immunization," *Proceedings of the Society for Experimental Biology and Medicine* 126 (1967) : 674–77; V. M. Larson, W. R. Clark, and M. R. Hilleman, "Cryosurgical Treatment of Primary SV40 Viral and Adenovirus 7 Transplant Tumors in Hamsters," *Proceedings of the Society for Experimental Biology and Medicine* 128 (1968) : 983–88; P. N. Panteleakis, V. M. Larson, E. S. Glenn, and M. R. Hilleman, "Prevention of Viral and Transplant Tumors in Hamsters Employing Killed and Fragmented Homologous Tumor Cell Vaccines," *Proceedings of the Society for Experimental Biology and Medicine* 129 (1968) : 50–57; V. M. Larson, W. R. Clark, and M. R. Hilleman, "Comparative Studies of SV40 and Adenovirus Oncogenesis in Random Bred and Inbred Hamsters," *Proceedings of the Society for Experimental Biology and Medicine* 137 (1971) : 607–13.

97 SV40 and cancer: M. D. Innis, "Oncogenesis and Poliomyelitis Vaccine," *Nature* 219 (1968) : 972–73; J. F. Fraumeni Jr., C. R. Stark, E. Gold, and M. L. Lepow, "Simian Virus 40 in Polio Vaccine: Follow-Up of Newborn Recipients," *Science* 167 (1970) : 59–60; K. V. Shah, H. L. Ozer, H. S. Pond, et al., "SV40 Neutralizing Antibodies in Sera of U.S. Residents without History of Polio Immunization," *Nature* 231 (1971) : 448–49; K. Shah and N. Nathanson, "Human Exposure to SV40: Review and Comment," *American Journal of Epidemiology* 103 (1976) : 1–12; E. A. Mortimer, M. L. Lepow, E. Gold, et al., "Long-Term Follow-Up of Persons Inadvertently Inoculated with SV40 as Neonates," *New England Journal of Medicine* 305 (1981) : 1517–18; B. Kuska, "SV40: Working the Bugs out of the Polio Vaccine," *Journal of the National Cancer Institute* 89 (1997) : 283–84; M. Carbone, P. Rizzo, and H. I. Pass, "Simian Virus 40, Polio Vaccines and Human Tumors: A Review of Recent Developments," *Oncogene* 15 (1997) : 1877–88; L. Hayflick, "SV40 and Human Cancer," *Science* 276 (1997) : 337–38; A. Procopio, R. Marinacci, M. R. Marinetti, et al., "SV40 Expression in Human Neoplastic and Non-Neoplastic Tissues: Perspectives on Diagnosis, Prognosis and Therapy of Human Malignant Melanoma," *Development of Biological Standards* 94 (1998) : 361–67; P. Olin and J. Giesecke, "Potential Exposure to SV40 in Polio Vaccines Used in Sweden during 1957: No Impact on Cancer Incidence Rates 1960 to 1993," *Development of Biological Standards* 94 (1998) : 227–33; H. D. Strickler and J. J. Goedert, "Exposure to SV40-Contaminated Poliovirus Vaccine and the Risk of Cancer: A Review of the Epidemiologic Evidence," *Development of Biological Standards* 94 (1998) : 235–44; S. C. Stenton, "Simian Virus 40 and Human Malignancy," *British Medical Journal* 316 (1998) : 877; H. D. Strickler, P. S. Rosenberg, S. S. Devesa, et al., "Contamination of Poliovirus Vaccines with Simian Virus 40 (1955–1963) and Subsequent Cancer Rates," *Journal of the American Medical Association* 279 (1998) : 292–95; H. D. Strickler, P. S. Rosenberg, S. S.

Devesa, et al., "Contamination of Poliovirus Vaccine with SV40 and the Incidence of Medulloblastoma," *Medical and Pediatric Oncology* 32 (1999) : 77–78; S. G. Fisher, L. Weber, and M. Carbone, "Cancer Risk Associated with Simian Virus 40 Contaminated Polio Vaccine," *Anticancer Research* 19 (1999) : 2173–80; D. Sangar, P. A. Pipkin, D. J. Wood, and P. D. Minor, "Examination of Poliovirus Vaccine Preparations for SV40 Sequences," *Biologicals* 27 (1999) : 1–10; M. R. Goldman and M. J. Brock, "Contaminated Polio Vaccines: Will the Next Shot Be Fired in the Courtroom?" *Journal of Legal Medicine* 20 (1999) : 223–49; J. S. Butel, "Simian Virus 40, Poliovirus Vaccines, and Human Cancer: Research Progress versus Media and Public Interests," *Bulletin of the World Health Organization* 78 (2000) : 195–98; H. Ohgaki, H. Huang, M. Haltia, et al., "More about Cell and Molecular Biology of Simian Virus 40: Implications for Human Infection and Disease," *Journal of the National Cancer Institute* 92 (2000) : 495–96; C. Carroll-Pankhurst, E. A. Engels, H. D. Strickler, et al., "Thirty-five Year Mortality Following Receipt of SV40-Contaminated Polio Vaccine during the Neonatal Period," *British Journal of Cancer* 85 (2001) : 1295–97; D. Ferber, "Creeping Consensus on SV40 and Polio Vaccine," *Science* 298 (2002) : 725–27; M. Carbone, H. I. Pass, L. Miele, and M. Bocchetta, "New Developments about the Association of SV40 with Human Mesothelioma," *Oncogene* 22 (2003) : 5173–80; P. Minor, P. Pipkin, Z. Jarzebek, and W. Knowles, "Studies of Neutralizing Antibodies to SV40 in Human Sera," *Journal of Medical Virology* 70 (2003) : 490–95; E. A. Engels, L. H. Rodman, M. Frisch, et al., "Childhood Exposure to Simian Virus 40-Contaminated Poliovirus Vaccine and Risk of AIDS-Associated Non-Hodgkin's Lymphoma," *International Journal of Cancer* 106 (2003) : 283–87; R. A. Vilchez, A. S. Arrington, and J. S. Butel, "Cancer Incidence in Denmark Following Exposure to Poliovirus Vaccine Contaminated with Simian Virus 40," *Journal of the National Cancer Institute* 95 (2003) : 1249; H. D. Strickler, J. J. Goedert, S. S. Devesa, et al., "Trends in U.S. Pleural Mesothelioma Incidence Rates Following Simian Virus 40 Contamination of Early Poliovirus Vaccines," *Journal of the National Cancer Institute* 95 (2003) : 38–45; E. A. Engels, H. A. Katki, N. M. Nielson, et al., "Cancer Incidence in Denmark Following Exposure to Poliovirus Vaccine Contaminated with Simian Virus 40," *Journal of the National Cancer Institute* 95 (2003) : 532–39; F. Mayall, K. Barratt, and J. Shanks, "The Detection of Simian Virus 40 in Mesotheliomas from New Zealand and England Using Real Time FRET Probe PCR Protocols," *Journal of Clinical Pathology* 56 (2003) : 728–30; M. Carbone, and M. A. Rkzanek, "Pathogenesis of Malignant Mesothelioma," *Clinical Lung Cancer* 5 (2004) : S46–S50; G. Barbanti-Brodano, S. Sabbioni, F. Martini, et al., "Simian Virus 40 Infection in Humans and Association with Human Diseases: Results and Hypotheses," *Virology* 318 (2004) : 1–9; K. V. Shah, "Simian Virus 40 and Human Disease," *Journal of Infectious Diseases* 190 (2004) : 2061–64; M. Jin, H. Sawa, T. Suzuki, et al., "Investigation of Simian Virus 40 Large T Antigen in 18 Autopsied Malignant Mesothelioma Patients in Japan," *Journal of Medical Virology* 74 (2004) : 668–76; D. E. M. Rollison, W. F. Page, H. Crawford, et al., "Case-Control Study of

Cancer among U.S. Army Veterans Exposed to Simian Virus 40-Contaminated Adenovirus Vaccine," *American Journal of Epidemiology* 160 (2004) : 317–24; E. A. Engels, J. Chen, R. P. Viscidi, et al., "Poliovirus Vaccination during Pregnancy, Maternal Seroconversion to Simian Virus 40, and Risk of Childhood Cancer," *American Journal of Epidemiology* 160 (2004) : 306–16.

100 Polio vaccine as the source of AIDS: E. Hooper, *The River: A Journey to the Source of HIV and AIDS* (Boston: Little, Brown, 1999) ; S. A. Plotkin and H. Koprowski, "No Evidence to Link Polio Vaccine with HIV," *Nature* 407 (2000) : 941; S. A. Plotkin, D. E. Teuwen, A. Prinzie, and J. Desmyter, "Postscript Relating to New Allegations Made by Edward Hooper at the Royal Society Discussion Meeting on 11 September 2000," *Philosophical Transactions of the Royal Society of London* 356 (2001) : 825–29; S. A. Plotkin, "Untruths and Consequences: The False Hypothesis Linking CHAT Type 1 Polio Vaccination to the Origin of Human Immunodeficiency Virus," *Philosophical Transactions of the Royal Society of London* 356 (2001) : 815–23; S. A. Plotkin, "Chimpanzees and Journalists," *Vaccine* 22 (2004) : 1829–30.

101 Source of HIV: L. Neergaard, "Scientists Trace AIDS Origin to Wild Chimps: Gene Tests Match Virus to Primates in Cameroon to First Known Human Case," Associated Press, May 25, 2006; L. Roberts, "Polio Eradication: Is It Time to Give Up?" *Science* 312 (2006) : 832–35.

101 Wistar rabies vaccine studies: T. J. Wiktor, F. Sokol, E. Kuwert, and H. Koprowski, "Immunogenicity of Concentrated and Purified Rabies Vaccine of Tissue Culture Origin," *Proceedings of the Society of Experimental Biology and Medicine* 131 (1969) : 799–805; T. J. Wiktor, S. A. Plotkin, and D. W. Grella, "Human Cell Culture Rabies Vaccine," *Journal of the American Medical Association* 224 (1973) : 1170–71.

103 Chickenpox disease: Plotkin and Orenstein, *Vaccines*.

103 Weller and chickenpox virus: Weller, *Growing Pathogens*.

103 Takahashi and chickenpox vaccine: M. Takahashi, T. Otsuka, Y. Okuno, et al., "Live Vaccine Used to Prevent the Spread of Varicella in Children in Hospital," *Lancet* 2 (1974) : 1288–90; M. Takahashi, Y. Okuno, T. Otsuka, et al., "Development of a Live Attenuated Varicella Vaccine," *Biken Journal* 18 (1975) : 25–33.

103 Hilleman and chickenpox vaccine: R. E. Weibel, B. J. Neff, B. J. Kuter, et al., "Live Attenuated Varicella Virus Vaccine: Efficacy Trial in Healthy Children," *New England Journal of Medicine* 310 (1984) : 1409–15.

104 Hepatitis A virus outbreak at Chi-Chi's: "Officials Link Chi-Chi's Hepatitis Outbreak to Green Onions," *USA Today*, November 21, 2003; S. Waite, "Thousands at Risk of Hepatitis," *Beaver County Times*, November 5, 2003; C. Snowbeck, writing in *Pittsburgh Post-Gazette*: "Hepatitis Outbreak in Beaver County Reaches 130," November 7, 2003; "Hepatitis Outbreak Claims First Fatality," November 8, 2003; "240 Cases of Hepatitis Listed in Beaver," November 11, 2003; "Hepatitis Outbreak Reaches 300," November 11, 2003; "How Hepatitis A Was Spread Remains a Mystery in Beaver County," November 12, 2003; "Beaver County Hepatitis Probe Changes Focus," November 13, 2003; "Second Death in Hepatitis Outbreak," November 14,

2003; "Hepatitis Probe Following Pattern," November 16, 2003; "Investigation Lets Chi-Chi's Staff off Hook," November 19, 2003; "FDA Stops Green Onions from 3 Mexican Suppliers," November 21, 2003; "Mexico Closes 4 Green Onion Exporters," November 25, 2003; "'Smoking Gun' in Outbreak Will Be Hard to Find," November 27, 2003; "How Going Out For a 'Decent Meal' Led to Transplant for Beaver Man," December 2, 2003; "Hepatitis Cases Rise to 635 in Beaver County," December 4, 2003; C. Sheehan, "PA. Hepatitis A Outbreak Kills 3rd Victim," Associated Press, November 14, 2003; L. Polgreen, "Community Is Reeling from Hepatitis Outbreak," *New York Times*, November 17, 2003; B. Bauder, "Hepatitis Cause Eludes Officials," *Beaver County Times*, November 18, 2003; B. Batz, "Hepatitis News Affecting Beaver County Residents in Different Ways," *Pittsburgh Post-Gazette*, November 18, 2003; A. Manning and E. Weise, "Hepatitis A Outbreak Tied to Imported Food," *USA Today*, November 19, 2003; "U.S. Bars Mexican Onions Due to Hepatitis Outbreak," Reuters, November 19, 2003; "Onions Blamed for Deadly Virus," CBS/AP, November 21, 2003; "Toll of Hepatitis A Outbreak Climbing," *Pittsburgh News-Leader*, November 21, 2003; J. Mandak, "Chi-Chi's Exec Calls Restaurants Safe," Associated Press, November 22, 2003; K. Roebuck, "Hepatitis Victims Describe Ordeals," *Tribune-Review*, April 25, 2004; C. Wheeler, T. M. Vogt, G. L. Armstrong, et al., "An Outbreak of Hepatitis A Associated with Green Onions, *New England Journal of Medicine* 353 (2005) : 890–97.

106 Shanghai outbreak: G. Yao, "Clinical Spectrum and Natural History of Viral Hepatitis A in a 1988 Shanghai Epidemic," in *Viral Hepatitis and Liver Diseases* (Baltimore: Williams and Wilkins, 1991) , 76–77.

106 Deinhardt studies: R. Deinhardt, A. W. Holmes, R. B. Capps, and H. Popper, "Studies on the Transmission of Human Viral Hepatitis to Marmoset Monkeys, I: Transmission of Disease, Serial Passages, and Description of Liver Lesions," *Journal of Experimental Medicine* 125 (1967) : 673–88.

107 Deinhardt obituary: M. R. Hilleman, "A Tribute to Dr. Friedrich W. Deinhardt MD: 1926–1992," *Journal of Hepatology* 18 (1993) : S2–S4.

107 Hilleman hepatitis A vaccine studies: C. C. Mascoli, O. L. Ittensohn, V. M. Villarejos, J. A. Arguedas, P. J. Provost, and M. R. Hilleman, "Recovery of Hepatitis Agents in the Marmoset from Human Cases Occurring in Costa Rica," *Proceedings of the Society for Experimental Biology and Medicine* 142 (1973) : 276–82; P. J. Provost, O. L. Ittensohn, V. M. Villarejos, J. A. Arguedas, and M. R. Hilleman, "Etiologic Relationship of Marmoset-Propagated CR326 Hepatitis A Virus to Hepatitis in Man," *Proceedings of the Society for Experimental Biology and Medicine* 142 (1973) : 1257–67; P. J. Provost, O. L. Ittensohn, V. M. Villarejos, and M. R. Hilleman, "A Specific Complement-Fixation Test for Human Hepatitis A Employing CR326 Virus Antigen: Diagnosis and Epidemiology," *Proceedings of the Society for Experimental Biology and Medicine* 148 (1975) : 962–69; P. J. Provost, B. S. Wolanski, W. J. Miller, O. L. Ittensohn, W. J. McAleer, and M. R. Hilleman, "Physical, Chemical and Morphologic Dimensions of Human Hepatitis A Virus Strain CR326," *Proceedings of the Society for*

Experimental Biology and Medicine 148 (1975) : 532–39; M. R. Hilleman, P. J. Provost, W. J. Miller, et al., "Immune Adherence and Complement-Fixation Tests for Human Hepatitis A: Diagnostic and Epidemiologic Investigations," *Development of Biological Standards* 30 (1975) : 383–89; M. R. Hilleman, P. J. Provost, B. S. Wolanski, et al., "Characterization of CR326 Human Hepatitis A Virus, a Probable Enterovirus," *Development of Biological Standards* 30 (1975) : 418–24; W. J. Miller, P. J. Provost, W. J. McAleer, O. L. Ittensohn, V. M. Villarejos, and M. R. Hilleman, "Specific Immune Adherence Assay for Human Hepatitis A Antibody: Application to Diagnostic and Epidemiologic Investigations," *Proceedings of the Society for Experimental Biology and Medicine* 149 (1975) : 254–61; P. J. Provost, B. S. Wolanski, W. J. Miller, O. L. Ittensohn, W. J. McAleer, and M. R. Hilleman, "Biophysical and Biochemical Properties of CR326 Human Hepatitis A Virus," *American Journal of Medical Sciences* 270 (1975) : 87–91; M. R. Hilleman, P. J. Provost, W. J. Miller, et al., "Development and Utilization of Complement-Fixation and Immune Adherence Tests for Human Hepatitis A Virus and Antibody," *American Journal of Medical Sciences* 270 (1975) : 93–98; V. M. Villarejos, A. Gutierrez-Diermissen, K. Anderson-Visona, A. Rodriguez-Aragones, P. J. Provost, and M. R. Hilleman, "Development of Immunity against Hepatitis A Virus by Subclinical Infection," *Proceedings of the Society for Experimental Biology and Medicine* 153 (1976) : 205–8; P. J. Provost, V. M. Villarejos, and M. R. Hilleman, "Suitability of the Rufiventer Marmoset as a Host Animal for Human Hepatitis A Virus," *Proceedings of the Society for Experimental Biology and Medicine* 155 (1977) : 283–86; P. J. Provost, V. M. Villarejos, and M. R. Hilleman, "Tests in Rufiventer and Other Marmosets of Susceptibility to Human Hepatitis A Virus," *Primates in Medicine* 10 (1978) : 288–94; P. J. Provost and M. R. Hilleman, "An Inactivated Hepatitis A Vaccine Virus Prepared from Infected Marmoset Liver," *Proceedings of the Society for Experimental Biology and Medicine* 159 (1978) : 201–3; P. J. Provost and M. R. Hilleman, "Propagation of Human Hepatitis A Virus in Cell Culture in vitro," *Proceedings of the Society for Experimental Biology and Medicine* 160 (1979) : 213–21; P. J. Provost, P. A. Giesa, W. J. McAleer, and M. R. Hilleman, "Isolation of Hepatitis A Virus in vitro in Cell Culture Directly from Human Specimens," *Proceedings of the Society for Experimental Biology and Medicine* 167 (1981) : 201–6; P. J. Provost, F. S. Banker, P. A. Giesa, W. J. McAleer, E. B. Buynak, and M. R. Hilleman, "Progress Toward a Live, Attenuated Human Hepatitis A Vaccine," *Proceedings of the Society for Experimental Biology and Medicine* 170 (1982) : 8–14; P. J. Provost, P. A. Conti, P. A. Giesa, F. S. Banker, E. B. Buynak, W. J. McAleer, and M. R. Hilleman, "Studies in Chimps of Live, Attenuated Hepatitis A Vaccine Candidates," *Proceedings of the Society for Experimental Biology and Medicine* 172 (1983) : 357–63; W. M. Hurmi, W. J. Miller, W. J. McAleer, P. J. Provost, and M. R. Hilleman, "Viral Enhancement and Interference Induced in Cell Culture by Hepatitis A Virus: Application to Quantitative Assays for Hepatitis A Virus," *Proceedings of the Society for Experimental Biology and Medicine* 175 (1984) : 84–87.

108 Kiryas Joel: M. Hill, "Hasidic Enclave Has Growing Pains in Suburbia," Associated

Press, September 11, 2004.

109 Werzberger hepatitis A vaccine study: A. Werzberger, B. Mensch, B. Kuter, L. Brown, J. Lewis, R. Sitrin, W. Miller, D. Shouval, B. Wiens, G. Calandra, J. Ryan, P. Provost, and D. Nalin, "A Controlled Trial of a Formalin-Inactivated Hepatitis A Vaccine in Healthy Children," *New England Journal of Medicine* 327 (1992) : 453–57.

111 Leonard Hayflick persecution: P. M. Boffey, "The Fall and Rise of Leonard Hayflick," *New York Times*, January 19, 1982; L. Hayflick, "WI–38: From Purloined Cells to National Policy," *Current Contents*, January 15, 1990; N. Wade, "Hayflick's Tragedy: The Rise and Fall of a Human Cell Line," *Science* 192 (1976) : 125–27; C. Holden, "Hayflick Case Settled," *Science* 215 (1982) : 271; B. L. Strehler, "Hayflick-NIH Settlement," *Science* 215 (1982) : 240–42.

Chapter 8 血 液 Blood

Joan Staub and Bert Peltier were interviewed on May 15, 2006, and January 11, 2005, respectively.

114 AIDS cluster: D. M. Auerbach, W. W. Darrow, H. W. Jaffe, and J. W. Curran, "Cluster of Cases of Acquired Immune Deficiency Syndrome: Patients Linked by Sexual Contact," *American Journal of Medicine* 76 (1984) : 4 87–92.

115 Gaetan Dugas: R. Shilts, *And the Band Played On* (New York: St. Martin's Press, 1987) .

116 Hepatitis B disease: Plotkin and Orenstein, *Vaccines*.

118 Blumberg background: B. S. Blumberg, "The Discovery of the Hepatitis B Virus and the Invention of the Vaccine: A Scientific Memoir," *Journal of Gastroenterology and Hepatology* 17 (2002) : S502; Hall of Fame, Inventor Profile, "Vaccine against Viral Hepatitis and Process: Process of Viral Diagnosis and Reagent Vaccine for Hepatitis B," http://www.invent.org.hall_of_fame/17.html; P. Wortsman, "Profile: Baruch Blumberg '51," *P & S Journal* 16, no. 1 (Winter 1996) ; F. Blank, "76 Revolutionary Minds," phillymag. com, http://www.phillymag.com/Archives/ 2001Nov/smart_2. html; "Baruch S. Blumberg," http://britannica.com/nobel/micro/74_63.html; "Baruch S. Blumberg: Autobiography," http://nobelprize.org/medicine/laureates/1976/Blumberg-autobio.html; "The Hepatitis B Story," http://www.beyonddiscovery.org.

119 Blumberg hepatitis studies: B. S. Blumberg, "Polymorphisms of the Serum Proteins and the Development of Iso-Precipitins in Transfused Patients," *Bulletin of the New York Academy of Medicine* 40 (1964) : 377–86; B. S. Blumberg, J. S. Gerstley, D. A. Hungerford, et al., "A Serum Antigen (Australia Antigen) in Down's Syndrome, Leukemia, and Hepatitis," *Annals of Internal Medicine* 66 (1967) : 924–31; B. S. Blumberg, A. I. Sutnick, and W. T. London, "Hepatitis and Leukemia: Their Relation to Australia Antigen," *Bulletin of the New York Academy of Medicine* 44 (1968) : 1566–86; B. S. Blumberg, "Australia Antigen and the Biology of Hepatitis B: Nobel Lecture," December 13, 1976.

120 Prince hepatitis study: A. M. Prince, "An Antigen Detected in the Blood During the Incubation Period of Serum Hepatitis," *Proceedings of the National Academy of*

Sciences 60 (1968) : 814–21.

120 Krugman background: Saul Krugman: Physician, scientist, teacher, 1911–1995, http://library.med.nyu.edu/library/eresources/featuredcollections/krugman/html.

121 Krugman Willowbrook studies: S. Krugman and R. Ward, "Clinical and Experimental Studies of Infectious Hepatitis," *Pediatrics* 22 (1958) : 1016–22; S. Krugman, J. P. Giles, and J. Hammond, "Viral Hepatitis, Type B (MS–2 Strain) : Studies on Active Immunization," *Journal of the American Medical Association* 217 (1971) : 41–45; S. Krugman, J. P. Giles, and J. Hammond, "Hepatitis Virus: Effect of Heat on the Infectivity and Antigenicity of the MS–1 and MS–2 Strains," *Journal of Infectious Diseases* 122 (1970) : 432–36; S. Krugman, "The Willowbrook Hepatitis Studies Revisited: Ethical Aspects," *Reviews of Infectious Diseases* 8 (1986) : 157–62.

122 Seymour Thaler: Radetsky, *Invaders*.

123 Hilleman blood-derived hepatitis B vaccine studies: M. R. Hilleman, E. B. Buynak, R. R. Roehm, et al., "Purified and Inactivated Human Hepatitis B Vaccine," *American Journal of the Medical Sciences* 270 (1975) : 401–4; E. B. Buynak, R. R. Roehm, A. A. Tytell, A. U. Bertland, G. P. Lampson, and M. R. Hilleman, "Development and Chimpanzee Testing of a Vaccine against Human Hepatitis B," *Proceedings of the Society for Experimental Biology and Medicine* 151 (1976) : 694–700; E. B. Buynak, R. R. Roehm, A. A. Tytell, A. U. Bertland, G. P. Lampson, and M. R. Hilleman, "Vaccine against Human Hepatitis B," *Journal of the American Medical Association* 235 (1976) : 2832–34; E. Tabor, E. Buynak, L. A. Smallwood, P. Snoy, M. Hilleman, and R. Gerety, "Inactivation of Hepatitis B Virus by Three Methods: Treatment with Pepsin, Urea, or Formalin," *Journal of Medical Virology* 11 (1983) : 1–9.

126 Alter quote: Radetsky, *Invaders*.

129 Vagelos quote: Symposium in honor of Maurice R. Hilleman, American Philosophical Society, January 26, 2005.

129 Jeryl Hilleman quote: Ibid.

132 Wolf Szmuness: Radetsky, *Invaders*.

133 Szmuness hepatitis B vaccine study: W. Szmuness, C. E. Stevens, E. J. Harley, E. A. Zang, W. R. Oleszko, D. C. William, R. Sadovsky, J. M. Morrison, and A. Kellner, "Hepatitis B Vaccine: Demonstration of Efficacy in a Controlled Clinical Trial in a High-Risk Population in the United States," *New England Journal of Medicine* 303 (1980) : 833–41.

133 Cantwell: A. Cantwell Jr., *AIDS and the Doctors of Death* (Los Angeles: Aries Rising Press, 1988) .

134 Relationship between hepatitis B vaccine and AIDS: "Current Trends in Hepatitis B Vaccine: Evidence Confirming Lack of AIDS Transmission," *Morbidity and Mortality Weekly Report* 33 (1984) : 685–87.

137 Boyer and Cohen: "Biotechnology at 25: The Founders," http://bancroft.berkeley.Edu/Exhibits/Biotech/25.html; "Robert Swanson and Herbert Boyer: Giving Birth to Biotech," *BusinessWeek Online*, http://www.businessweek.com/magazine/content/04_42/b3904017_mz072.htm; "A Historical Timeline: Cracking the Code of

Life," http://www.jgi.doe.gov/education/timeline_3.html; "Who Made America?: Herbert Boyer: Biotechnology," http://www.pbs.org/wgbh/theymadeamerica/whomade/boyer_hi.html; 1973, "Herbert Boyer (1936–) and Stanley Cohen (1936–) Develop Recombinant DNA Technology, Showing That Genetically Engineered DNA Molecules May Be Cloned in Foreign Cells," *Genome News Network*, http://www.genomenewsnetwork.org/resources/timeline/1973_Boyer.php; "Shaping Life in the Lab: The Boom in Genetic Engineering," *Time*, March 9, 1981; "Herbert Boyer (1936–)," http://www.accessexcellence.org/RC/AB/BC/Herbert_ Boyer.html; "The Birth of Biotech," *Technology Review.com*; http://www.technologyreview.com/articles/00/07/trailing0700.asp; "Stanley Cohen and Herbert Boyer," http://www.nobel-prize-winners.com/cohen/cohen.html; "Herbert W. Boyer, PhD," Forbes.com; Inventor of the Week Archive, "Cloning of Genetically Engineered Molecules," http://web.mit.edu/invent/iow/boyercohen.html.

140 Hilleman recombinant hepatitis B vaccine studies: P. Valenzuela, A. Medina, W. J. Rutter, G. Ammerer, and B. D. Hall, "Synthesis and Assembly of Hepatitis B Virus Surface Antigen Particles in Yeast," *Nature* 298 (1982) : 347–50; W. J. McAleer, E. B. Buynak, R. Z. Maigetter, D. E. Wampler, W. J. Miller, and M. R. Hilleman, "Human Hepatitis B Vaccine from Recombinant Yeast," *Nature* 307 (1984) : 178–80; M. R. Hilleman, R. E. Weibel, and E. M. Scolnick, "Recombinant Yeast Human Hepatitis B Vaccine," *Journal of the Hong Kong Medical Association* 37 (1985) : 75–85; M. R. Hilleman, R. E. Weibel, and E. M. Scolnick, "Research on Hepatitis B Vaccine Continues Unabated," *Medical Progress*, August 1985: 49–51; M. R. Hilleman, "Recombinant Yeast Hepatitis B Vaccine," *Development of Biological Standards* 63 (1986) : 57–62; M. R. Hilleman and R. Ellis, "Vaccines Made from Recombinant Yeast Cells," *Vaccine* 4 (1986) : 75–76; M. R. Hilleman, "Present and Future Control of Human Hepatitis B by Vaccination, in *Modern Biotechnology and Health: Perspectives for the Year 2000* (New York: Academic Press, 1987) ; M. R. Hilleman, "Present Status of Recombinant Hepatitis B Vaccine," *Acta Paediatrica Scandinavica* 29 (1988) : 8B–15B; M. R. Hilleman, "Vaccines in Perspective: Human Hepatitis B Vaccines, the First Subunit Recombinant Viral Vaccines," in *Current Topics in Biomedical Research*, ed. R. Kurth and W. K. Schwerdtfeger (Berlin and Heidelberg: Springer-Verlag, 1992) , 145–61; M. R. Hilleman, "Vaccine Perspectives from the Vantage of Hepatitis B," *Vaccine Research* 1 (1992) : 1–15; M. R. Hilleman, "Three Decades of Hepatitis Vaccinology in Historic Perspective: A Paradigm for Successful Pursuits," in Plotkin and Fantini, *Vaccinia*; M. R. Hilleman, "Critical Overview and Outlook: Pathogenesis, Prevention, and Treatment of Hepatitis and Hepatocellular Carcinoma caused by Hepatitis B virus," *Vaccine* 21 (2003) : 4626–49.

140 Impact of hepatitis B vaccine: Plotkin and Orenstein, *Vaccines*; "Hepatitis B Vaccination Coverage among Adults: United States, 2004," *Morbidity and Mortality Weekly Report* 55 (2006) : 509–11.

140 Starzl quote: Symposium in honor of Maurice R. Hilleman, American Philosophical Society, January 26, 2005.

Chapter 9 微小動物 Animalcules

Robert Austrian was interviewed on February 18, 2005, and September 14, 2006. Much of the information about pneumococcus and pneumococcal vaccine can be found in Austrian, *Pneumococcus*.

142 Discovery of gold in South Africa: "Three Georges Strike Paydirt," http://www.joburg.org.za/facts/georges.stm; "Joburg's Hidden History," http://www.goldreefcity.co.za/theme_park/joburgs_hidden_history.asp; "Johannesburg: History," http://www.southafrica-travel.net/north/a1johb01.htm.

142 Krüger: "Stephanus Johannes Paulus Kruger," http://en.wikipedia.org/wiki/President_Kruger.

143 Pneumococcal pneumonia in gold miners: Austrian, *Pneumococcus*.

144 Robert Koch: D. S. Burke, "Of Postulates and Peccadilloes: Robert Koch and Vaccine (Tuberculin) Therapy for Tuberculosis," *Vaccine* 11 (1993) : 795–804; "Robert Koch," http://www.historylearningsite.co.uk/robert_koch.htm; "Robert Koch: Biography," Nobelprize.org, http://nobelprize.org/medicine/laureates/1905/koch-bio.html.

145 Roux, Yersin, Behring, and Ramon: Plotkin and Orenstein, *Vaccines*; Plotkin and Fantini, *Vaccinia*.

147 Thalidomide: R. Brynner and T. Stephens, *Dark Remedy: The Impact of Thalidomide and Its Revival as a Vital Medicine* (New York: Perseus Publishing, 2001) .

147 Food, Drug and Cosmetic Act amendments: "The Story of the Laws behind the Labels: Part II. 1938—The Federal Food, Drug, and Cosmetic Act, Part III. 1962 Drug Amendments," *FDA Consumer*, June 1981.

147 Almroth Wright: M. Dunhill, *The Plato of Praed Street: The Life and Times of Almroth Wright* (London: Royal Society of Medicine Press, 2002) ; "The Life and Times of Almroth Wright," *Biomedical Scientist*, March 2002.

149 Gerhard Domagk: "Gerhard Domagk," NobelPrize.org, http://nobelprize.org.medicine/laureates/1939/domagk-bio.html.

149 Perrin Long: J. F. Worthington, "The Guys and Us," *Hopkins Medicine Magazine*, Spring/Summer 2005.

151 Colin MacLeod pneumococcal vaccine studies: C. M. MacLeod, R. G. Hodges, M. Heidelberger, and W. G. Bernhard, "Prevention of Pneumococcal Pneumonia by Immunization with Specific Capsular Polysaccharides," *Journal of Experimental Medicine* 82 (1945) : 445–65.

Chapter 10 不確かな未来 An Uncertain Future

Adel Mahmoud and Art Caplan were interviewed on May 26, 2006, and March 10, 2005, respectively. An excellent summary of Andrew Wakefield, the MMR vaccine, and autism can be found in Fitzpatrick, *MMR and Autism*.

156 HPV vaccine: R. Steinbrook, "The Potential of Human Papillomavirus Vaccines," *New England Journal of Medicine* 354 (2006) : 1109–12; M. Schiffman and P. E. Castle, "The Promise of Global Cervical-Cancer Prevention," *New England Journal of Medicine* 353 (2005) : 2101–4; C. P. Crum, "The Beginning of the End for Cervical

Cancer?" *New England Journal of Medicine* 34 (2002) : 1703–5; L. A. Koutsky, K. A. Ault, C. M. Wheeler, et al., "A Controlled Trial of a Human Papillomavirus Type 16 Vaccine," *New England Journal of Medicine* 347 (2002) : 1645–51.

158 "Fry on the tarmac" : Interview with senior executive at Merck, 2004.

158 Bill and Melinda Gates Foundation: S. Okie, "Global Health: The Gates-Buffett Effect," *New England Journal of Medicine* 355 (2006) : 1084–88.

159 Hilleman MMR studies: E. B. Buynak, R. E. Weibel, J. E. Whitman, J. Stokes Jr., and M. R. Hilleman, "Combined Live Measles, Mumps, and Rubella Vaccines," *Journal of the American Medical Association* 207 (1969) : 2259–62; R. E. Weibel, J. Stokes Jr., V. M. Villarejos, J. A. Arguedas, E. B. Buynak, and M. R. Hilleman, "Combined Live Rubella-Mumps Virus Vaccine: Findings in Clinical-Laboratory Studies," *Journal of the American Medical Association* 216 (1971) : 983–86; J. Stokes Jr., R. E. Weibel, V. M. Villarejos, J. A. Arguedas, E. B. Buynak, and M. R. Hilleman, "Trivalent Combined Measles-Mumps-Rubella Vaccine: Findings in Clinical-LaboratoryStudies," *Journal of the American Medical Association* 218 (1971) : 57–61; V. M. Villarejos, J. A. Arguedas, E. B. Buynak, R. E. Weibel, J. Stokes Jr., and M. R. Hilleman, "Combined Live Measles-Rubella Vaccine: Findings in Clinical-Laboratory Studies," *Journal of Pediatrics* 79 (1971) : 599–604; R. E. Weibel, E. B. Buynak, J. Stokes Jr., and M. R. Hilleman, "Measurement of Immunity Following Live Mumps (5 Years) , Measles (3 Years) , and Rubella (2 ½ Years) Virus Vaccines," *Pediatrics* 49 (1972) : 334–41; J. M. Borgoño, R. Greiber, G. Solari, F. Concha, B. Carrillo, and M. R. Hilleman, "A Field Trial of Combined Measles-Mumps-Rubella Vaccine: Satisfactory Immunization with 188 Children in Chile," *Clinical Pediatrics* 12 (1973) : 170–72; R. E. Weibel, V. M. Villarejos, G. Hernández, J. Stokes Jr., E. B. Buynak, and M. R. Hilleman, "Combined Live Measles-Mumps Virus Vaccine," *Archives of Disease in Childhood* 48 (1973) : 532–36; R. E. Weibel, E. B. Buynak, J. Stokes Jr., and M. R. Hilleman, "Persistence of Immunity Following Monovalent and Combined Live Measles, Mumps, and Rubella Virus Vaccines," *Pediatrics* 51 (1973) : 467–75; R. E. Weibel, E. B. Buynak, A. A. McLean, and M. R. Hilleman, "Long-Term Follow-Up for Immunity after Monovalent or Combined Measles, Mumps, and Rubella Virus Vaccines," *Pediatrics* 56 (1975) : 380–87; R. E. Weibel, E. B. Buynak, A. A. McLean, and M. R. Hilleman, "Persistence of Antibody after Administration of Monovalent and Combined Live Attenuated Measles, Mumps, and Rubella Virus Vaccines," *Pediatrics* 61 (1978) : 5–11; R. E. Weibel, E. B. Buynak, A. A. McLean, and M. R. Hilleman, "Follow-Up Surveillance for Antibody in Human Subjects Following Live Attenuated Measles, Mumps, and Rubella Virus Vaccines," *Proceedings of the Society for Experimental Biology and Medicine* 162 (1979) : 328–32; W. J. McAleer, H. Z. Markus, A. A. McLean, E. B. Buynak, and M. R. Hilleman, "Stability on Storage at Various Temperatures of Live Measles, Mumps, and Rubella Virus Vaccines in New Stabilizer," *Journal of Biological Standardization* 8 (1980) : 281–87; R. E. Weibel, E. B. Buynak, A. A. McLean, R. R. Roehm, and M. R. Hilleman, "Persistence of Antibody in Human Subjects for 7 to 10 Years Following Administration of Combined Live Attenuated

Measles, Mumps, and Rubella Virus Vaccines," *Proceedings of the Society for Experimental Biology and Medicine* 165 (1980) : 260–63; R. E. Weibel, A. J. Carlson, V. M. Villarejos, E. B. Buynak, A. A. McLean, and M. R. Hilleman, "Clinical and Laboratory Studies of Combined Live Measles, Mumps, and Rubella Vaccines Using the RA27/3 Rubella Virus," *Proceedings of the Society for Experimental Biology and Medicine* 165 (1980) : 323–26.

159 Wakefield study in *Lancet*: A. J. Wakefield, S. H. Murch, A. Anthony, et al., "Ileal-Lymphoid-Nodular Hyperplasia, Non-Specific Colitis, and Pervasive Developmental Disorder in Children," *Lancet* 351 (1998) : 637–41.

160 Wakefield description: Fitzpatrick, *MMR and Autism.*

160 Shermer quote: Shermer, *Weird Things.*

161 Four-month-old child with seizures prior to vaccine: Interview with nurse practitioner at Kids First-Haverford pediatric practice, 2004.

163 Deaths from measles following Wakefield report: Public Health Laboratory Service, "Measles Outbreak in London," *Communicable Disease Report CDR Weekly* 12 (2002) : 1; T. Peterkin, "Alert over 60 Percent Rise in Measles," *London Daily Telegraph*, May 12, 2003; B. Lavery, "As Vaccination Rates Decline in Ireland, Cases of Measles Soar," *New York Times*, February 8, 2003; *Fragile Immunity*, video produced by PATH, narrated by Ian Holm, 2004.

163 Burton hearings: *Autism: Present Challenges, Future Needs: Why the Increased Rates?* Hearing before the Committee on Government Reform, House of Representatives, 106th Congress, 2d Session (Washington, D.C.: U.S. Government Printing Office, 2001) .

167 MMR-autism studies: R. T. Chen and F. De Stefano, "Vaccine Adverse Events: Causal of Coincidental?" *Lancet* 351 (1968) : 611–12; B. Taylor, E. Miller, C. P. Farrington, et al., "Autism and Measles, Mumps, and Rubella Vaccine: No Epidemiological Evidence for a Causal Association," *Lancet* 353 (1999) : 2026–29; C. P. Farrington, E. Miller, and B. Taylor, "MMR and Autism: Further Evidence against a Causal Association," *Vaccine* 19 (2001) : 3632–35; R. L. Davis, P. Kramarz, K. Bohlke, et al., "Measles-Mumps-Rubellaand Other Measles-Containing Vaccines Do Not Increase the Risk for Inflammatory Bowel Disease: A Case-Control Study from the Vaccine Safety Datalink Project," *Archives of Pediatric and Adolescent Medicine* 155 (2001) : 354–59; J. A. Kaye, M. Melero-Montes, and H. Jick, "Mumps, Measles, and Rubella Vaccine and the Incidence of Autism Recorded by General Practitioners: A Time Trend Analysis," *British Medical Journal* 322 (2001) : 460–63; L. Dales, S. J. Hammer, and N. J. Smith, "Time Trends in Autism and in MMR Immunization Coverage in California," *Journal of the American Medical Association* 285 (2001) : 1183–85; E. Fombonne and S. Chakrabarti, "No Evidence for a New Variant of Measles-Mumps-Rubella-Induced Autism," *Pediatrics* 108 (2001) : E58; K. Stratton, A. Gable, and P. M. M. Shetty, ed. *Measles-Mumps-Rubella Vaccine and Autism, in Immunization Safety Review*, Institute of Medicine, Immunization Safety Review Committee (Washington, D.C.: National Academy Press, 2001) ; B. Taylor, E. Miller, R. Lingam, et al., "Measles, Mumps, and

Rubella Vaccination and Bowel Problems or Developmental Regression in Children with Autism: Population Study," *British Medical Journal* 324 (2002) : 393–96; K. Wilson, E. Mills, C. Ross, et al., "Association of Autistic Spectrum Disorder and the Measles, Mumps, and Rubella Vaccine: A Systematic Review of Current Epidemiological Evidence," *Archives of Pediatric and Adolescent Medicine* 157 (2003) : 628–34; E. Miller, "Measles-Mumps-Rubella Vaccine and the Development of Autism," *Seminars in Pediatric Infectious Diseases* 14 (2003) : 199–206; K. M. Madsen and M. Vestergaard, "MMR Vaccination and Autism: What Is the Evidence for a Causal Association?" *Drug Safety* 27 (2004) : 831–40; F. DeStefano and W. W. Thompson, "MMR Vaccine and Autism: An Update of the Scientific Evidence," *Expert Reviews in Vaccines* 3 (2004) : 19–22; F. DeStefano, T. K. Bhasin, W. W. Thompson, et al., "Age at First Measles-Mumps-Rubella Vaccination in Children with Autism and School-Matched Control Subjects: A Population-Based Study in Metropolitan Atlanta," *Pediatrics* 113 (2004) : 259–66; H. Honda, Y. Shimizu, and M. Rutter, "No Effect of MMR Withdrawal on the Incidence of Autism: A Total Population Study," *Journal of Child Psychology and Psychiatric Allied Disciplines* 46 (2005) : 572–79.

167 Brian Deer and the press: Fitzpatrick, *MMR and Autism*; B. Deer, "MMR Scare Doctor Faces List of Charges," www.timesonline.co.uk/article/0.,2087–1774388,00.html; K. Birmingham and M. Cimons, "Reactions to MMR Immunization Scare," *Nature Medicine Vaccine Supplement* 4 (1998) : 478–79; G. Crowley and G. Brownwell, "Parents Wonder: Is It Safe to Vaccinate?" *Newsweek*, July 31, 2000; K. Seroussi, "We Cured Our Son's Autism," *Parents*, February 2000; D. Brown, "Autism's New Face," *Washington Post*, March 26, 2000; "Rash Worries," *The Economist*, April 11, 1998; A. Manning, "Vaccine-Autism Link Feared," *USA Today*, August 19, 1999; P. Anderson, "Another Media Scare about MMR Vaccine Hits Britain," *British Medical Journal*, June 12, 1999; B. Vastag, "Congressional Autism Hearings Continue: No Evidence MMR Vaccine Causes Disorder," *Journal of the American Medical Association* 285 (2001) : 2567–69; "Does the MMR Vaccine Cause Autism?" *Mothering*, September/October 1998; S. Ramsey, "UK Starts Campaign to Reassure Parents about MMR-Vaccine Safety," *Lancet* 357 (2001) : 290; N. Bragg, M. Ramsay, J. White, and Z. Bozoky, "Media Dents Confidence in MMR Vaccine," *British Medical Journal* 316 (1998) : 561; J. Fischman, "Vaccine Worries Get Shot Down but Parents Still Fret," *U.S. News and World Report*, March 19, 2001.

170 Mercury and autism: Excellent summary of current studies in the Institute of Medicine's *Immunization Safety Review: Vaccines and Autism* (Washington, D.C.: National Academy Press, May 17, 2004) , and *Immunization Safety Review: Thimerosal-Containing Vaccines and Neurodevelopmental Disorders* (Washington, D.C.: National Academy Press, October 1, 2001) .

172 AAP-PHS statement on thimerosal: American Academy of Pediatrics. Committee on Infectious Diseases and Committee on Environmental Health, "Thimerosal in Vaccines: An Interim Report to Clinicians," *Pediatrics* 104 (1999) : 570–74.

173 Kennedy *Rolling Stone* article: R. F. Kennedy Jr., "Deadly Immunity," *Rolling Stone*,

June 20, 2005.

173 Schwarzenegger bans thimerosal: J. S. Lyon, "Dearth of Vaccines for Infants and Experts Urge Use for First Time," *San Jose Mercury News*, November 1, 2004.

174 Evidence of Harm: D. Kirby, *Evidence of Harm: Mercury in Vaccines and the Autism Epidemic: A Medical Controversy* (New York: St. Martin's Press, 2005) .

174 Chelation death: K. Kane and V. Linn, "Boy Dies During Autism Treatment," *Pittsburgh Post-Gazette*, August 25, 2005.

175 Hilleman memo: M. Levin, "'91 Memo Warned of Mercury in Shots," *Los Angeles Times*, February 8, 2005.

176 Thimerosal-autism studies: A. Hviid, M. Stellfeld, J. Wohlfahrt, and M. Melbye, "Association between Thimerosal-Containing Vaccine and Autism," *Journal of the American Medical Association* 290 (2003) : 1763–66; T. Verstraeten, R. L. Davis, F. DeStefano, et al., "Safety of Thimerosal-Containing Vaccines: A Two-Phased Study of Computerized Health Maintenance Organization Databases," *Pediatrics* 112 (2003) : 1039–48; J. Heron, J. Golding, and ALSPAC Study Team, "Thimerosal Exposure in Infants and Developmental Disorders: A Prospective Cohort Study in the United Kingdom Does Not Show a Causal Association," *Pediatrics* 114 (2004) : 577–83; N. Andrews, E. Miller, A. Grant, et al., "Thimerosal Exposure in Infants and Developmental Disorders: A Retrospective Cohort Study in the United Kingdom Does Not Show a Causal Association," *Pediatrics*, 114 (2004) : 584–91; S. Parker, B. Schwartz, J. Todd, and L. K. Pickering, "Thimerosal-Containing Vaccines and Autistic Spectrum Disorder: A Critical Review of Published Original Data," *Pediatrics* 114 (2004) : 793–804; E. Fombonne, R. Zakarian, A. Bennett, et al., "Pervasive Developmental Disorders in Montreal, Quebec, Canada: Prevalence and Links with Immunization," *Pediatrics* 118 (2006) : 139–50.

177 Choosing not to afford vaccines: J. Cohen, "U.S. Vaccine Supply Falls Seriously Short," *Science* 295 (2002) : 1998–2001; National Vaccine Advisory Committee, "Strengthening the Supply of Routinely Recommended Vaccines in the United States: Recommendations of the National Vaccine Advisory Committee," *Journal of the American Medical Association* 290 (2003) : 3122–28; Committee on the Evaluation of Vaccine Purchase Financing in the United States, Institute of Medicine, *Financing Vaccines in the 21st Century: Assuring Access and Availability* (Washington, D.C.: National Academy Press, 2004) ; S. Stokley, K. M. Shaw, L. Barker, J. M. Santoli, and A. Shefer, "Impact of State Vaccine Financing Policy on Uptake of Heptavalent Pneumococcal Conjugate Vaccine," *American Journal of Public Health* 96 (2006) : 1308–13.

178 *John Q*: New Line Cinema, 2002

179 HPV vaccine controversy: J. Guyton, The coming storm over a cancer vaccine, *Fortune*, October 31, 2005.

180 Vaccine profitability: S. Garber, *Product Liability and the Economics of Pharmaceuticals and Medical Devices* (Santa Monica: RAND, Institute for Civil Justice, 1993) ; R. Manning: "Economic Impact of Product Liability in U.S.

Prescription Drug Markets," *International Business Lawyer* March 2001, and "Changing Rules in Tort Law and the Market for Childhood Vaccines," *Journal of Law and Economics* 37 (1994) : 247–75; Institute of Medicine, *Financing Vaccines in the 21st Century: Assuring Access and Availability* (Washington, D.C.: National Academy Press, 2004) ; J. M. Wood, "Litigation Could Make Vaccines Extinct," *The Scientist*, January 19, 2004; T. Ginsberg, "Making Vaccines Worth It," *Philadelphia Inquirer*, September 24, 2006.

181 Measles outbreak in John Hancock Tower: R. Know, "Measles Outbreak Shows Even Vaccinated at Risk," *National Public Radio*, June 21, 2006.

182 Mumps epidemic in Midwest: Centers for Disease Control and Prevention, "Mumps Epidemic: Iowa, 2006," *Morbidity and Mortality Weekly Report 55* (2006) : 366–68.

183 Polio outbreak in The Netherlands: P. M. Oostvogel, J. K. van Wijngaarden, H. G. van der Avoort, et al., "Poliomyelitis Outbreak in an Unvaccinated Community in The Netherlands: 1992–93," *Lancet* 344 (1994) : 665–70; Centers for Disease Control and Prevention, "Follow-Up on Poliomyelitis— UnitedStates, Canada, Netherlands: 1979," *Morbidity and Mortality Weekly Report* 46 (1997) : 1195–99; H. C. Rumke, P. M. Oostvogel, G. Van Steenis, and A. M. Van Loon, "Poliomyelitis in The Netherlands: A Review of Population Immunity and Exposure between the Epidemics in 1978 and 1992," *Epidemiology and Infection* 115 (1995) : 289–98; H. Bijkerk, "Poliomyelitis Epidemic in the Netherlands: 1978," *Developments in Biological Standardization* 43 (1979) : 195–206.

183 Diphtheria outbreak in the former Soviet Union: Centers for Disease Control and Prevention, "Update: Diphtheria Epidemic—New Independent States of the Former Soviet Union, January 1995–March 1996," *Morbidity and Mortality Weekly Report* 45 (1996) : 693–97.

Chapter 11 評価されなかった天才 Unrecognized Genius

185 Strauss quote: Walter Strauss, personal communication, September 20, 2006.

187 Leningrad and Urabe strains of mumps vaccine: Plotkin and Orenstein, *Vaccines*.

187 Hilleman obituary: L. Altman, "Maurice Hilleman, Master in Creating Vaccines, Dies at 85," *New York Times*, April 12, 2005.

188 Fauci quote: "The Vaccine Hunter," Bbc Radio 4, producer Pauline Moffatt, June 21, 2006.

188 Strauss quote: Walter Strauss, personal communication, September 20, 2006.

189 Röntgen: B. Goldsmith, *Obsessive Genius: The Inner World of Marie Curie* (New York: W.W. Norton, 2005) .

189 Sam Katz correction of *Rolling Stone* article: Salon.com, July 21, 2005.

190 Salk and patent: J. Smith, *Patenting the Sun*.

190 *Twister*: Warner Brothers, 1996.

190 Robert Gallo quote: "The Vaccine Hunter," Bbc Radio 4, producer Pauline Moffatt, June 21, 2006.

190 Lorraine Hilleman quote: Interview, September 14, 2006.

191 Jeryl Hilleman regarding photograph: Interview, March 11, 2005.

191 Szmuness paper: W. Szmuness, C. D. Stevens, E. J. Harley, E. A. Zang, W. R. Oleszko, D. C. William, R. Sadovsky, J. M. Morrison, and A. Kellner, "Hepatitis B Vaccine: Demonstration of Efficacy in a Controlled Clinical Trial in a High-Risk Population in the United States," *New England Journal of Medicine* 303 (1980) : 833–41.

192 Measles outbreak, 1989–1991: Centers for Disease Control, "Public-SectorVaccination Efforts in Response to the Resurgence of Measles among Preschool-Aged Children: United States, 1989–1991," *Morbidity and Mortality Weekly Report* 41 (1992) : 522–25.

193 Alfred Nobel and the Nobel Prize: "Alfred Nobel: The Man," http://www.britannica.com/nobel/micro/427_33.html; "Excerpt from the Will of Alfred Nobel," Nobelprize.org, http://nobelprize.org.nobel/alfred-nobel/biographical/will/ index.html; "Alfred Nobel," http://en.wikipedia.irg/wiki/Alfred_Nobel.

194 Salk and Eisenhower: J. Smith, *Patenting the Sun*.

194 Salk obituary: R. Dulbecco, "Jonas Salk," *Nature* 376 (1995) : 216.

196 Undeserving Nobel Prizes: L. K. Altman, "Alfred Nobel and the Prize That Almost Didn't Happen," *New York Times*, September 26, 2006.

197 Fauci quote: "The Vaccine Hunter," BBC Radio 4, producer Pauline Moffatt, June 21, 2006.

エピローグ Epilogue

Roy Vagelos, Anthony Fauci, Lorraine Hilleman, Jeryl Hilleman, and Kirsten Hilleman all spoke at the symposium in Hilleman's honor at the American Philosophical Society, January 26, 2005.

199 American Philosophical Society: American Philosophical Society, http://www.amphilsoc.org; American Philosophical Society Library and Museum, http://www.ushistory.org/tour/tour_philo.htm.

203 Heat-shock proteins: E. Gilboa, "The Promise of Cancer Vaccines," *Nature Reviews* 4 (2004) : 401–11; R. Suto and P. K. Srivastava, "A Mechanism for the Specific Immunogenicity of Heat-Shock Protein–Chaperoned Peptides," *Science* 269 (1995) : 1585–88; A. Hoos and D. L. Levey, "Vaccination with Heat-Shock Protein-Peptide Complexes: From Basic Science to Clinical Applications," *Expert Reviews of Vaccines* 2 (2003) : 369–79; P. K. Srivastava and M. R. Das, "Serologically Unique Surface Antigen of a Rat Hepatoma Is Also Its Tumor-Associated Transplant Antigen," *International Journal of Cancer* 33 (1984) : 417–22.

203 "Pass around a cup" quote: H. Collins, "The Man Who Changed Your Life," *Philadelphia Inquirer*, August 29, 1999.

204 Faulkner quote: "William Faulkner, Nobel Prize Acceptance Speech, Stockholm, Sweden, December 10, 1950," http://www.rjgeib.com/thoughts/faulkner/faulkner.html.

参考文献

Angell, Marsha. *Science on Trial: The Clash of Medical Evidence and the Law in the Breast Implant Case*. New York: W. W. Norton and Company, 1996.

Austrian, Robert. *Life with the Pneumococcus: Notes from the Bedside, Laboratory, and Library*. Philadelphia: University of Pennsylvania Press, 1985.

Barry, John. *The Great Influenza: The Epic Story of the Deadliest Plague in History*. New York: Viking, 2004.

Blumberg, Baruch. *Hepatitis B: The Hunt for a Killer Virus*. Princeton: Princeton University Press, 2002.

Bookchin, Debbie, and Jim Schumacher. *The Virus and the Vaccine: The True Story of a Cancer-Causing Monkey Virus, Contaminated Polio Vaccine, and the Millions of Americans Exposed*. New York: St. Martin's Press, 2004.

Carter, Richard. *Breakthrough: The Saga of Jonas Salk*. New York: Trident Press, 1966.

Collins, Robert. *Ernest William Goodpasture: Scientist, Scholar, Gentleman*. Franklin, TN: Hillsboro Press, 2002.

Debré, Patrice. *Louis Pasteur*. Baltimore and London: Johns Hopkins University Press, 1998.

De Kruif, Paul. *Microbe Hunters*. New York: Harcourt, Brace, and Company, 1926.

Etheridge, Elizabeth. *Sentinel for Health: A History of the Centers for Disease Control*. Berkeley: University of California Press, 1992.

Fitzpatrick, Michael. *MMR and Autism: What Parents Need to Know*. London and New York: Routledge, 2004.

Galambos, Louis, and Jane Eliot Sewell. *Networks of Innovation: Vaccine Development at Merck, Sharpe & Dohme, and Mulford, 1895–1995*. Cambridge: Cambridge University Press, 1995.

Geison, Gerald. *The Private Science of Louis Pasteur*. Princeton: Princeton University Press, 1995.

Hall, Stephen. *Merchants of Immortality: Chasing the Dream of Human Life Extension*. Boston: Houghton Mifflin, 2003.

Hayflick, Leonard. *How and Why We Age*. New York: Ballantine Books, 1994.

Hilts, Philip. *Protecting America's Health: The FDA, Business, and One Hundred Years of Regulation*. New York: Alfred A. Knopf, 2003.

Hilts, Philip. *Rx for Survival: Why We Must Rise to the Global Health Challenge*. New York: Penguin Press, 2005.

Holton, Gerald, ed. *The Twentieth Century Sciences: Studies in the Biography of Ideas*. New York: W. W. Norton and Company, 1972.

Huber, Peter. *Galileo's Revenge: Junk Science in the Courtroom*. New York: Basic Books, 1991.

Huber, Peter. *Liability: The Legal Revolution and Its Consequences*. New York: Basic Books,

1988.

Kolata, Gina. *Flu: The Story of the Great Influenza Pandemic of 1918 and the Search for the Virus That Caused It*. New York: Touchstone, 1999.

Koprowski, Hilary, and Michael B.A. Oldstone, eds. *Microbe Hunters: Then and Now*. Bloomington, IL: Medi-Ed Press, 1996.

Lax, Eric. *The Mold in Dr. Florey's Coat: The Story of the Penicillin Miracle*. New York: Henry Holt and Company, 2004.

Leuchtenburg, William. *A Troubled Feast: American Society since 1945*. Boston: Little, Brown and Company, 1973.

Marks, Harry. *The Progress of Experiment: Science and Therapeutic Reform in the United States, 1900–1990*. Cambridge: Cambridge University Press, 1997.

McNeill, William. *Plagues and Peoples*. New York: Anchor Books, 1976.

Offit, Paul. *The Cutter Incident: How America's First Polio Vaccine Led to the Growing Vaccine Crisis*. New Haven and London: Yale University Press, 2005

Oshinsky, *David. Polio: An American Story*. Oxford and New York: Oxford University Press, 2005

Park, Robert. *Voodoo Science: The Road from Foolishness to Fraud*. Oxford: Oxford University Press, 2000.

Plotkin, Stanley A., and Bernardino Fantini, eds. *Vaccinia, Vaccination, Vaccinology: Jenner, Pasteur and Their Successors*. Paris: Elsevier, 1996.

Plotkin, Stanley A., and Walter A. Orenstein, eds. *Vaccines*, 4th ed. Philadelphia: Saunders, 2004.

Radetsky, Peter. *The Invisible Invaders: The Story of the Emerging Age of Viruses*. Boston: Little, Brown and Company, 1991.

Rothman, David, and Sheila Rothman. *The Willowbrook Wars: Bringing the Mentally Disabled into the Community*. New Brunswick, NJ, and London: Transaction, 2005.

Schreibman, Laura. *The Science and Fiction of Autism*. Cambridge, MA, and London: Harvard University Press, 2005.

Shermer, Michael. *Why People Believe Weird Things: Pseudo-Science, Superstition, and Bogus Notions of Our Time*. New York: MJF Books, 1997.

Shorter, Edward. *The Health Century*. New York: Doubleday, 1987.

Smith, Jane. *Patenting the Sun: Polio and the Salk Vaccine*. New York: William Morrow and Company, 1990.

Smith, Page, and Charles Daniel. *The Chicken Book*. Athens: University of Georgia Press, 2000.

Tucker, Jonathan. *Scourge: The Once and Future Threat of Smallpox*. New York: Atlantic Monthly Press, 2001.

van Iterson, G., L.E. Den Dooren De Jong, and A. J. Kluyver. *Martinus Willem Beijerinck: His Life and His Work*. Madison: Science Tech, 1940.

Weller, Thomas. *Growing Pathogens in Tissue Cultures: Fifty Years in Academic Tropical Medicine, Pediatrics, and Virology*. Canton, MA: Scientific History Publications, 2004.

Williams, Greer. *Virus Hunters*. New York: Alfred A. Knopf, 1960.

原著者の謝辞

スミソニアン書房の主任編集者トーマス・J・ケレハーには最高の編集，ユーモア，そして忍耐に，アンドリュー・ザックにはこのプロジェクトが失敗しないという信念とその補助に，ボジャナ・リスティッチには型，形式，理論の教えに，ニーナ・ロングにはウィスター研究所の所蔵品を通しての導きに，デビッド・ローズにはマーチ・オブ・ダイムス先天性欠損財団の保管品の知識に，そしてアラン・コーヘン，ブライアン・フィッシャー，ペギー・フリン，フランク・ホーク，ジェイソン・キム，ケニヤッタ・マクドナルド，ペギー・マックグラティ，ドナルド・ミシェル，ボニー・オフィット，ジェイソン・シュワルツ，マイケル・スミス，カーステン・シスル，エイミー・ウィレン，アリソン・ワール，テオ・ザオウティスには原稿を注意深く読んでくれて，有用な助言と批判をいただけたことに，この場を借りてお礼を申し上げます．

またアーサー・アレン，ロバート・オーストリアン，アート・カプラン，マーク・フェインバーグ，ペニー・ヒートン，レオナード・ヘイフリック，ジェリル・ヒルマン，カーステン・ヒルマン，ロレイン・ヒルマン，サム・カッツ，バーバラ・カター，マーガレット・リゥ，アデル・マーモウド，シャルロット・モザー，ウォルター・オレンスタイン，バート・ペルティエ，ジョージス・ピーター，アミー・ピサーニ，スーザン・プロトキン，スタンリー・プロトキン，フィル・プロヴォスト，アダム・ラトナー，ランス・ロデワルド，ウィリアム・シェーファー，アン・シュチャット，キールティ・シャー，ジョアン・スタウブ，ウォルター・ストラウス，ロイ・ヴァジェロス，ロバート・ウィーベル，デビッド・ワイナー，ジェフリー・ワイザー，デボラ・ウェクスラーには，モーリス・ヒルマンについての記憶，または科学やワクチンの歴史に関する専門知識について助言をいただけたことに，あわせてお礼を申し上げます．

一般索引

General Index

日本語索引

あ

か

さ

た

ま

や

ら

わ

外国語索引

人名索引

Personal Name Index

原著者・翻訳者紹介

About The Author

［原著者］Paul A. Offit, M.D.

フィラデルフィア小児病院感染症科のワクチン教育センター長であり，ペンシルベニア大学の教授である．ロタウイルスワクチンの共同開発者でもある．

［翻訳者］堀越裕歩

世界保健機関（WHO）西太平洋地域事務所 疫学コンサルタント/小児科医
東京都立小児総合医療センター感染症科・免疫科 非常勤

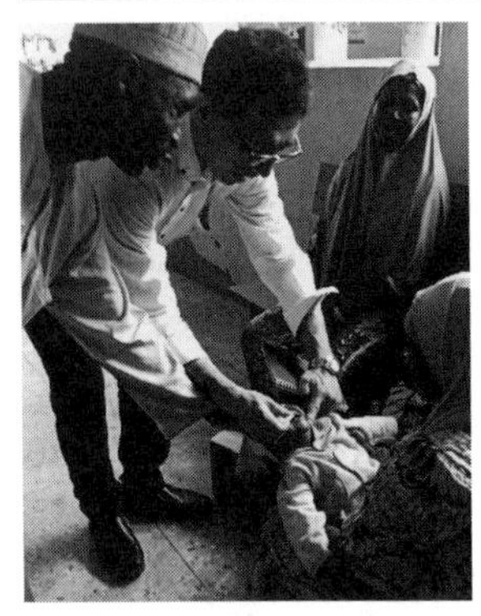

ポリオワクチンを投与する翻訳者

2001年昭和大学医学部卒業．沖縄県立中部病院，アンコール小児病院（カンボジア），昭和大学病院小児科，国立成育医療研究センター総合診療部，トロント小児病院感染症科（カナダ）を経て，2010年に東京都立小児総合医療センター感染症科・免疫科を立ち上げた．多くの育てた後進が全国の小児病院，大学病院，基幹病院などで小児感染症専門家として活躍している．2019年よりWHOに異動し，ナイジェリアにてポリオウイルスを中心としたワクチンで予防できる疾患の予防接種プログラム，サーベイランス，アウトブレイク対応の技術援助に携わる．専門分野は，小児感染症，抗微生物薬の適正使用推進プログラム，国際保健，ワクチンである．

＊本書で述べた訳者の意見は，訳者個人の考えであり，
所属する団体の考えを示すものではありません．

恐ろしい感染症からたくさんの命を救った
現代ワクチンの父の物語

2020 年 9 月 1 日　1 版 1 刷　©2020

原著者
Paul A. Offit, M.D.

翻訳者
堀越裕歩

発行者
株式会社 南山堂　代表者 鈴木幹太
〒113-0034　東京都文京区湯島 4-1-11
TEL 代表 03-5689-7850　www.nanzando.com

ISBN 978-4-525-23551-2　定価（本体 2,000 円＋税）